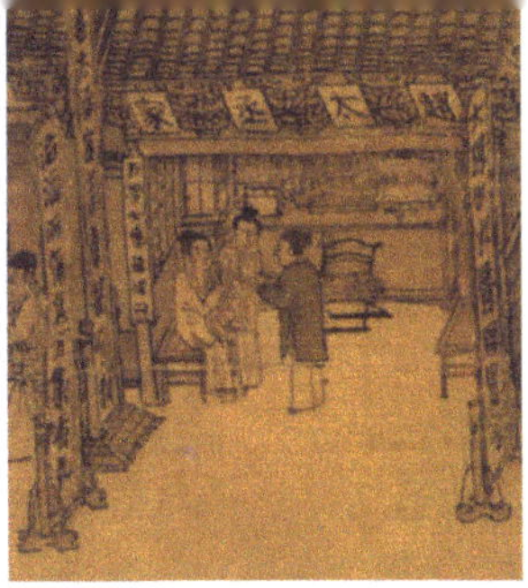

何立人膏方十五讲

主编
何立人

HELIREN
GAOFANG
SHIWUJIANG

上海科学技术出版社

图书在版编目(CIP)数据

何立人膏方十五讲/何立人主编. —上海：上海科学技术出版社，2018.1
ISBN 978-7-5478-3824-2

Ⅰ.①何… Ⅱ.①何… Ⅲ.①膏剂—方书—中国
Ⅳ.①R289.6

中国版本图书馆CIP数据核字(2017)第288380号

何立人膏方十五讲

主编 何立人

上海世纪出版(集团)有限公司
上海科学技术出版社 出版、发行
(上海钦州南路71号 邮政编码200235 www.sstp.cn)

印张18
字数320千字 插页2
2018年1月第1版 2018年1月第1次印刷
ISBN 978-7-5478-3824-2/R·1511
定价：198.00元

内容提要

本书系何立人全国名中医药专家传承工作室整理出版，由上、下两篇组成，上篇整理何立人教授日常授课及临床带教中关于膏方临床运用的观点和经验；下篇选取何立人教授临床膏方验案，主要涉及内、外、妇、儿疾病，其中由于学科及膏方应用人群的关系，以心血管病、重病手术瘥后及亚健康人群的膏方应用最具特色；病例均来源于工作室日常收集整理，其连续复诊记录及何氏手书方笺资料珍贵程度较高，书中脉案书写、病史陈述、处方用药最大程度保持原始形式，以期较为具体地展现何氏对膏滋处方的理解和诊疗特色。

本书旨在更好地传承上海市名中医何立人教授学术思想及膏方临床经验，为中医临床提供经典理论与临床相结合的依据，为医学同道、中医临床工作者、中医继承者提供参考。

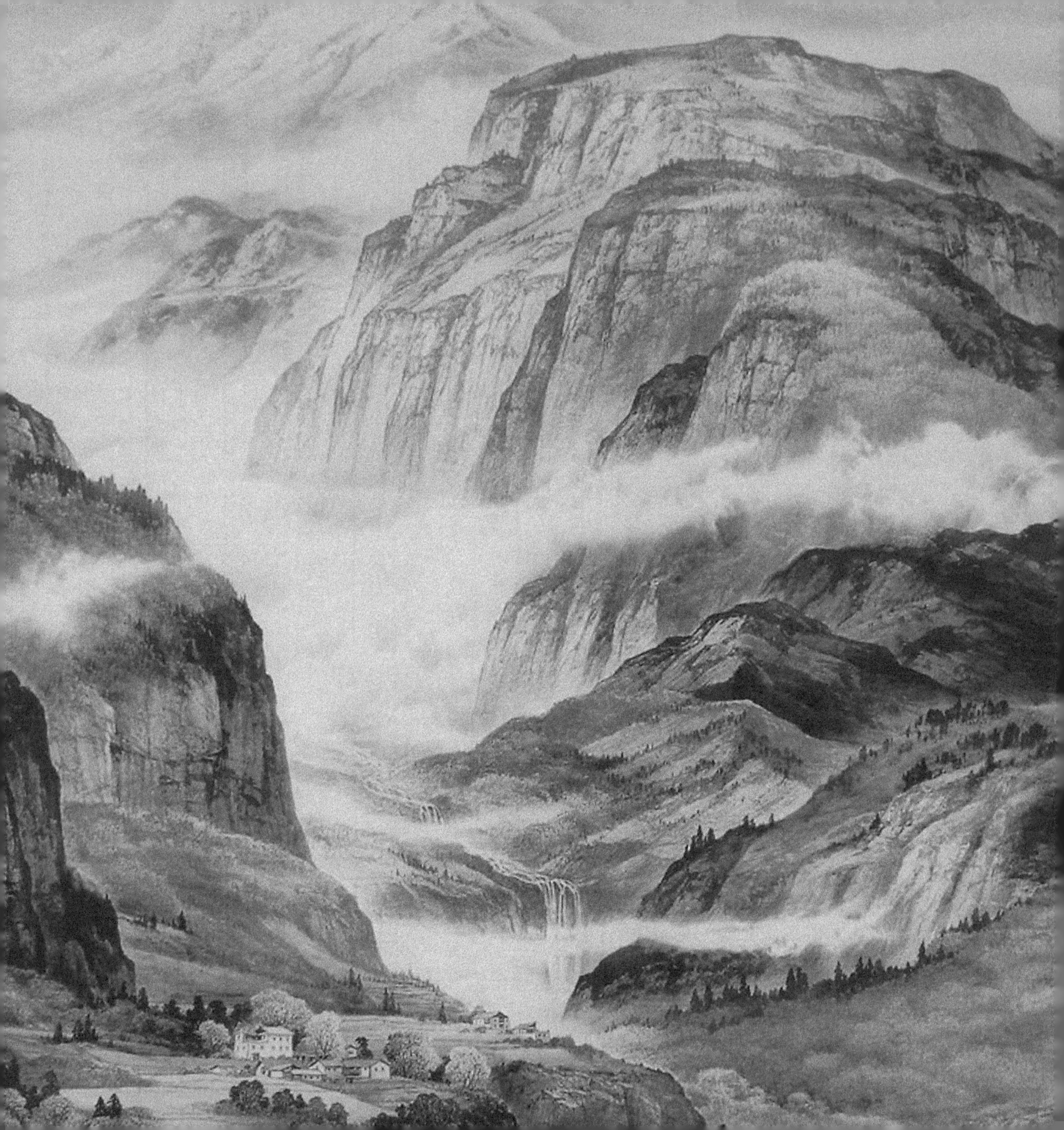

编委会名单

主 编

何立人

编 委

钱义明 何 欣 沈梦雯 张 焱

编写者

何立人 钱义明 何 欣 沈梦雯
张 焱 张 炜 崔 松 翁诗婷
金 涛 姜明全 夏一春 徐立思
刘 萍 赵 雷 钱风华 朱 亮
郭 健 丁纯蕾 胡冠宇

何立人简介

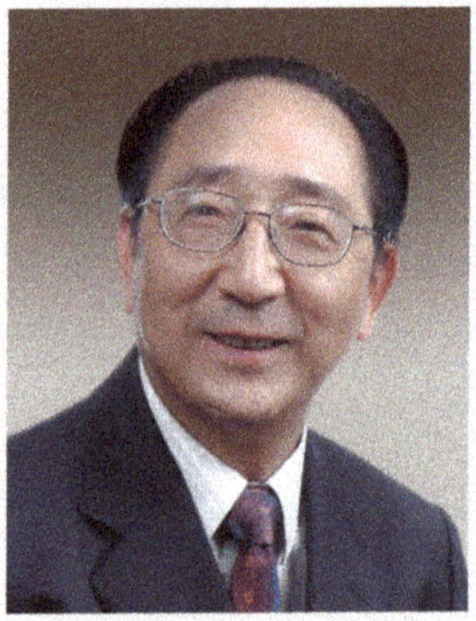

何立人

1942年出生，祖籍江苏仪征。上海市名中医，上海中医药大学教授、博士生导师、主任医师，任全国第四、第五、第六批名老中医药专家学术经验继承工作项目、全国优秀中医临床人才研修项目、全国名中医药专家传承工作室、上海中医药领军人才、海上名医经验传承高级研修班项目、上海近代中医流派临床传承中心指导老师。历任中华中医药学会上海分会心病专业委员会主任委员，上海市中医药学会理事，上海中医药大学专家委员会委员、教学专业组组长。曾担任中华中医药学会络病分会副主任委员，中华中医药学会上海分会内科专业学会常务委员，上海市中西医结合心律失常协作中心副主任，全国高等医药教育学会教学管理分会副主任委员，全国高等中医药教育学会教学管理研究会理事长，国家中医药管理局“十二五”重点专科急诊医学科学术顾问。

何氏1965年毕业于上海中医学院中医学六年制本科专业，业医五十余年，曾先后师承江南名医张伯臾、朱锡祺；细研《内经》《难经》等经旨，精究临证，对中医临床病证，尤其是心系疾病的辨治有其独到的辨证思维及特色治疗。继承孟河学派“轻，清，效，廉”的特色，主张“以和为贵，以平为期”，以“精充、气顺、神安，天人得应”为上，提出“治心不唯心，治病先治‘心’”的观点。从“血浊”“血泣”认识心系疾病的发生发展，提出“土湿侮木”“湿浊内结”在高血压发生发展中的作用，对于情绪诱因的高血压主张采用“佐金平木”之法；从“脉痹”认识冠心病的病因病机并指导临床治疗；对于心律失常，提出阳和汤为基础辨证加减，温补营血，通经复脉；对慢性心力衰竭提出温振运理，临床皆得良效。

何氏曾完成部、局级课题9项，发表论文著作30余篇（部）。自1978年以来，培养中医内科硕、博士研究生30余名，任职遍及祖国多地，曾获上海市优秀教学成果二等奖，上海市育才奖。

序

何医生的又一本新书《何立人膏方十五讲》杀青，我有缘先睹为快。

我不是杏林中人，不懂医，对书中阐述的医道不敢信口雌黄。但是作为一个普通读者，而且是一个多年来受惠于中医、一向对中医感兴趣的读者，这本书却使我对膏方其理、其史、其材、其料、其配伍之道、其炮制方法及其沿革发展有了一个清晰的了解。书的上篇为“膏滋刍荛”，既研究了膏方的理论，探究了膏方的历史，又阐释了自己的膏方思想，足可命之为《膏方学》。其下篇“膏滋决疑”，是何医生三十余年来处膏方之经典案例。所谓“决疑”，乃其多年来针对不同病证、不同个人用膏治病，以膏养生的心得之结晶。有趣的是书中刊布了一些何医生的亲笔处方，字体端庄，一丝不苟，俨然一幅幅艺术品。何医生说：书写膏方“不但要体现临床和学术观点，遣词造句还应有良好的文学修养。许多老先生会用毛笔或者硬笔书法来书写膏方，这就更加是一份融合技术与艺术的作品了”。他说，当然不能要求现在的医生个个都是书法家，但是“至少能做到字迹清晰，认真书写”，这样才能让患者感到医生的“温度”，而不是给患者一张冰冷的“制膏通知”。看何医生的处方，你可以感受到他的“温度”，药还没有吃，病已好了大半。以前，何医生的处方都是手写的，我喜欢收藏（我也看过别的中医，凡是手写的处方我都会收藏，我认为那就是艺术品）。可惜现在都是用电脑了，再也看不到医家的书法艺术了。

诚如何医生的大作中所言，膏方的起源很早，现有的文献证明，它的出现甚至比《黄帝内经》还早。中药的剂型有丸、散、膏、丹、汤、酒、露、锭等八种，膏剂、煎膏、膏方就是膏。中医的剂型呈现出与西医的巨大反差，这不仅表现在中医的剂型之多，更表现在它的内涵（药材的纷繁复杂、配伍的锱铢必较、炮制工艺的出神入化）之深刻。其中膏就是一个典型的代表。膏，可以是成药，比如我们常见的“十全大补膏”，但是，膏又可以是只适用于某个特定个人的“专用药”。现在每到秋冬之交，人们趋之若鹜地去中医院“开膏方”，就是膏这种剂型深受欢迎的明证。膏之所以受欢迎，因为他既可以治病，又可以治未病，更可以养生。这样的东西，在西医里是闻所未闻的。

我研究儒学，我说过，儒学在中国的命运坎坷多舛，甚至到过命悬一线的危境。其实，和儒学一样的还有中医。中医在中国的命运也是坎坷多舛啊！何医生在书中回忆当年读书的时候，有些同学别校徽竟然要把“中”字藏起来，而只露出“医学院”三个字。可见在中医学院的学生眼中，中医也根本不是学，何谈“学院”？儒学与中医的例子告诉我们，我们曾经经历过那么荒唐、那么自卑的时代。中国人被人打怕了，被欺负怕了，被穷怕了，怕到怀疑起自己的祖宗和自己的文化来。好在中医顽强地熬了过来，熬到了春暖花开的季节。但是，在春天里人们看到的只是花，却没有看到花在万木萧瑟的时节它是如何坚持的。何医生及其医道，就是在寒冬中始终如一地坚守和默默无闻地探求的那一朵花。如今它终于鲜艳夺目地绽放了。在那个时代，想学中医的人很少，进入了中医学院，要么是为了求得一个谋生的手段，要么是为了改变自己的身份从而另谋高就。真正为了中医事业而为之献身的青年人，可谓凤毛麟角。何医生应该是这一类中的自觉者。我一直在问自己，支撑着他在严寒和清贫中艰难跋涉的理由是什么呢？读了他的书，我才明白，那是对中国文化、对中医的自信。

读何医生的书，我有两个特别深的感受：一是他对中医的典籍非常熟悉而精通，对历代名医的医案博览而深思。二是他对西医不排斥，但绝不迷信。

无论是读《何立人医论医案选》还是读《何立人膏方十五讲》，随处可见他对我国古代中医学经典的随手拈来、旁征博引。毫无疑问，这是建立在对经典的烂熟于心与心得独到的基础之上的。另外，何医生在论医、处方时，经常会出入先人，旁涉古贤。这是他经常研究和借鉴前人医案、医例的证明。而这一切离不开对中医学理论与实践的自信。我相信，他从来就没有怀疑过中医是不是科学，也从来就没有相信过中医是迷信、糟粕。所以，他能走到今天，名满天下，也就不足为怪了。

在本书中何医生有这样一句话：“要跳出西医病名的约束，局限于病名的约束进行处方和科研，思维就局限了。”这是他文化自信的又一个例证。我和他是多年的朋友，他不像我的一些西医朋友（当然不是全部西医）对中医很排斥，我发现，他对西医并不排斥，对西医的学术进展一直很关注。但难能可贵的是，他对西医也不迷信。他清楚地知道中医和西医是两个完全不同的理论与实践体系，可以互相借鉴而不可互相取代。以冠心病为例，他说：“冠心病的治疗并非治冠心病，而是从气血阴阳的调平去理解，这样途径和方法就多了。”西医不讲“气血阴阳”，但中医却从“气血阴阳”中抓到了冠心病的根。从这一点来讲，西医是治“术”，而中医是治“道”了。他还说：“合理运用现代科技手段来阐释我们的中医内涵，这样我们才能谈发展、创新和辉煌，切不可轻易否定，亦不可绝对割裂，更不可没有理由地看不起自己。”是的，自己看不起自己，还谈什么中医，谈什么复兴中华文化呢？

一个医学的门外汉读一本中医学的专著，除了读出中医膏方的基本知识和道理，更读出了当下的热门话题——文化自信，这是始料未及的。我想，这恐怕是这本书最特别的地方：医者可以从中获取医道，外行人可以从中读取人道。见仁见智，可以各取所需，当然也可以鱼与熊掌兼而得之，岂不快哉！

新书付梓前何医生要我写几个字，这就算是序吧。

朱杰人

二〇一七年十一月二十九日于海上桑榆匪晚斋

前言

膏，为中医制药的一种剂型，中医膏方又称为膏滋、膏剂，是中华民族灿烂文化的又一朵奇葩。膏方历史悠久，但在古代，因其组方复杂、药材昂贵、熬制工艺精细，多为宫廷或富庶人家调补之用。时至今日，随着社会的发展、人民生活水平的提高，熬制工艺的提升，个体化施治的膏方成为百姓都可以消受的滋补佳品，尤其随着中医养生保健热潮的兴起，“治未病”观念的深入人心，中医“膏方北渐西行”趋势的形成，膏方不仅成了全国各地冬令调补的首选，并且不乏海外侨胞如候鸟般应时回归寻医觅药。

何立人教授是上海市名中医、全国名老中医药专家学术经验继承工作项目指导老师，从事中医临床医、教、研工作五十余载，膏方处方经验丰富。自2006年成立何立人全国名中医药专家传承工作室起，工作室始终以何立人教授中医内科、急危重症及临床疑难杂症诊疗经验为主要传承内容，同时在临床、科研、教学等多个方面开展学习探讨和继承工作。传承工作模式主要以门诊跟师抄方、医案资料收集整理、业务学习、小组讨论、教学查房、验案数据挖掘等形式开展，膏方的跟踪随访和原始资料保存，即是工作室一项重点工作，在学习的过程中也使学术继承人受益匪浅，为现代临床输送了大量中医诊疗新思路和中医学临床人才。

为了让更多有志于中医临床的医师亲身感受名中医临床风采，聆听专家观点，汲取诊疗经验，我们整理编撰了《何立人膏方十五讲》一书。本书是在何立人全国名中医药专家传承工作室成员多年的临床侍诊、资料收集基础上进行整理编撰的，编写者均为对何立人教授的学术思想和临床经验有较深体悟和研究的学术继承人，书中尽可能保留何氏膏滋处方的原始状态，资料珍贵程度高。

本书观点鲜明、内容丰富，其普遍理论直面中医膏方处方的关键问题；上篇主要阐述何立人教授对于膏方处方运用的观点和学术思想；下篇通过对代表性医案的展示和分析，为中医临床工作者、中医院校医学生拓展临床诊疗的辨证新思路。

由于工作室成员学识、经验等原因，可能尚有学艺不精或不尽如人意之处，恳请读者指正交流，以便我们进一步完善修订。

何立人工作室

2017年秋于申城

膏方十五讲　何立人

目录

下篇·膏滋决疑 033

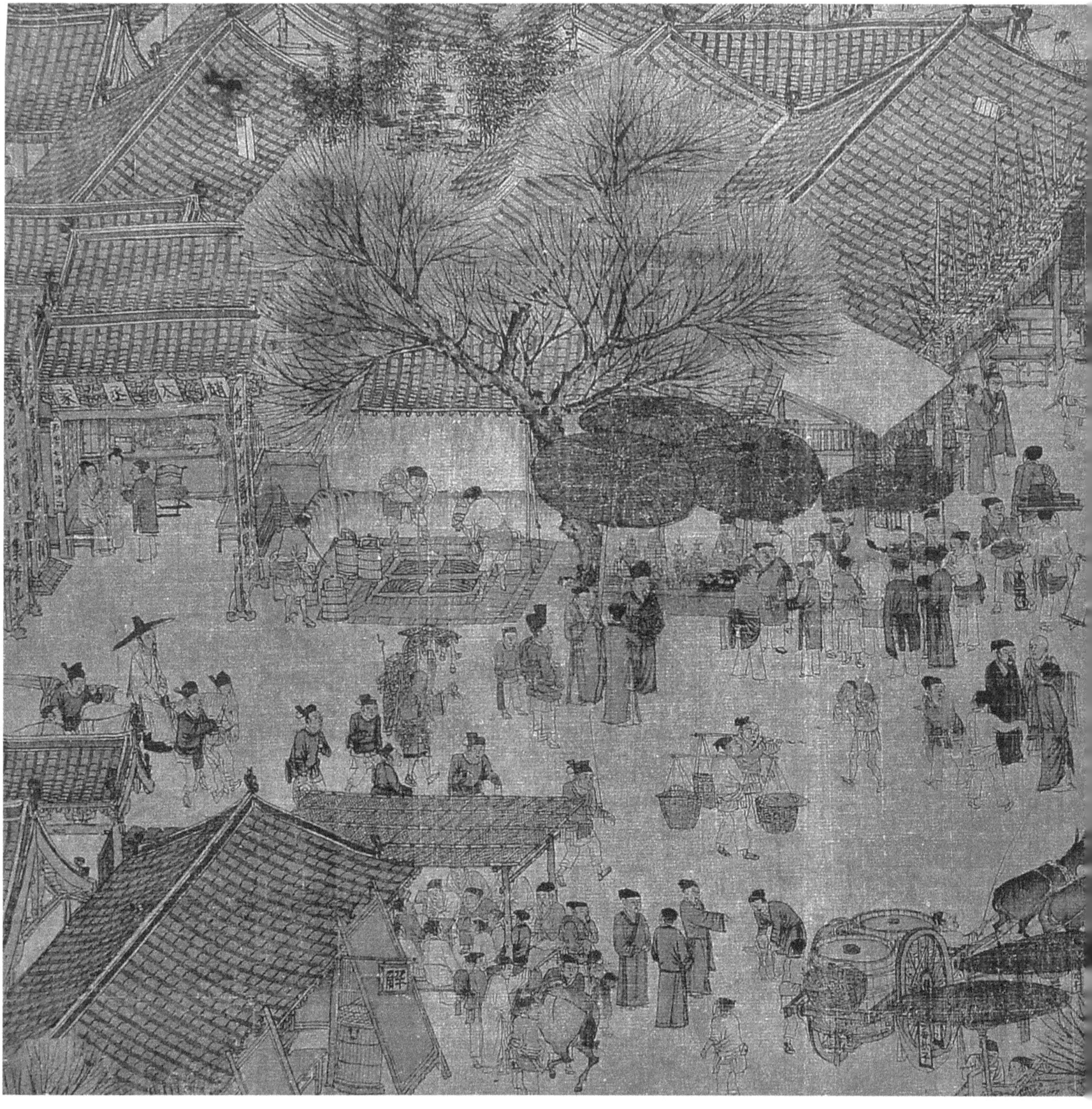
解

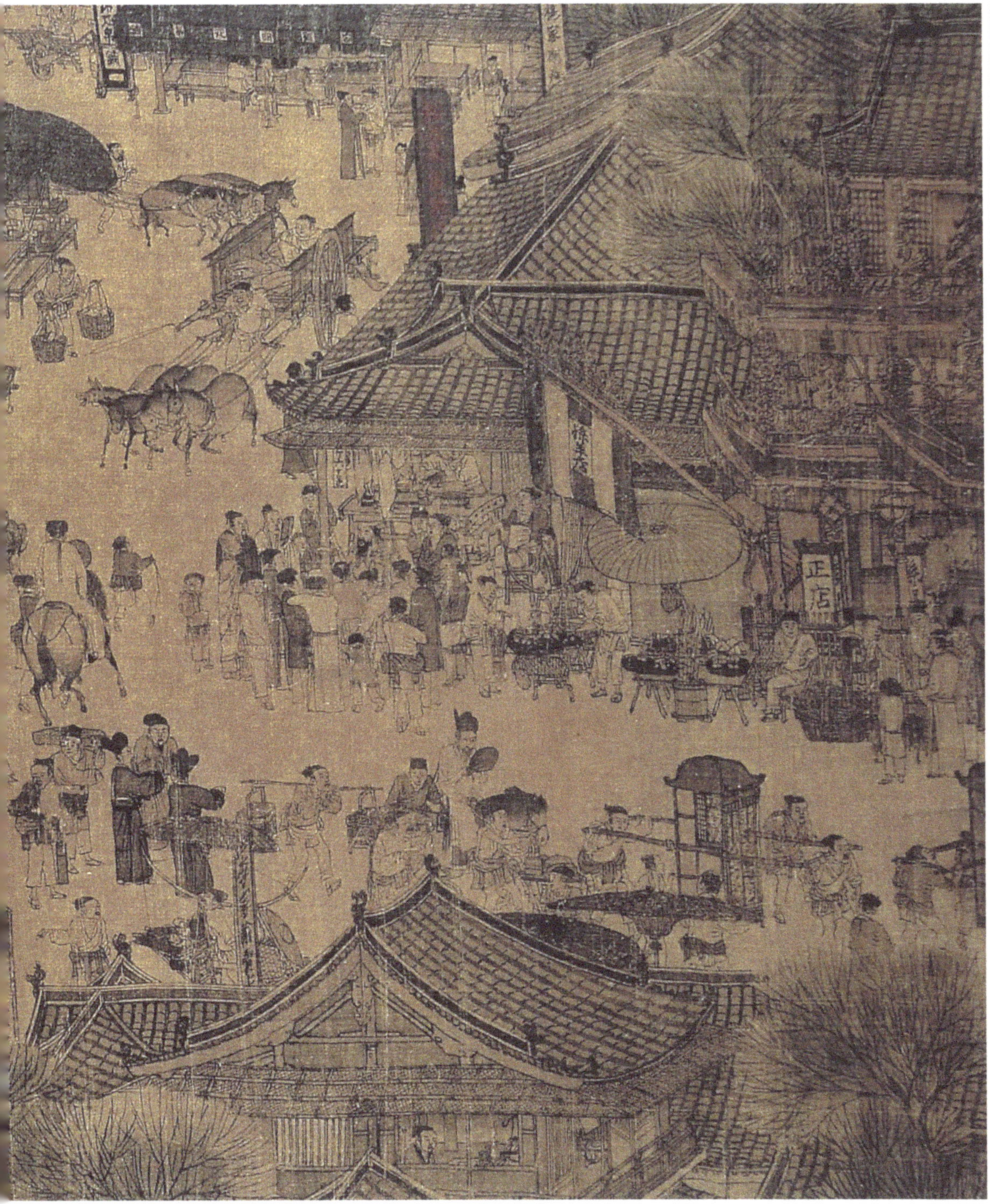

上篇·膏滋刍荛

绪言

医海遨游阴阳道，
杏林信步五行间。
传承创新众生愿，
兴古达今向未来。

阴阳者，天地之道也；天道者，日月、阴晴、寒暑、宇宙；地道者，山水、洪荒、鸟兽、禽虫；天人自有相应，人道者，善恶、美丑、是非、黑白、真假，亦如天时隽永终不得永恒、一季繁华亦不可亘古，美人朱颜易改，少年韶华易逝，秦皇汉武千秋霸业，终不可令时间不前，此所以代代训诫，不可虚度，不可辜负，然人食五谷，总有不测风云，何以捍卫？采撷太极阴阳之理，传承上古先贤之哲，中国传统医学应运而生，回眸五千，浩浩汤汤，尺树寸泓，渐见杏林春满。余行医五秩，谨谨慎慎，悬壶济民，唯恐有负于先辈。临证常记反思，每有窃得一二便及时记录，迩来体悟自觉仍未得医道之全形，不禁慨然中医之博大精深，其博大者，因其包容纳括世间之理，医理，哲理，情理，理理相通；其精深者，谓其深谙因人而异之事，人事，世事，医事，事事相连。

膏滋由来已久，余处方亦逾三十载，连续复诊二十三料者有之，一料后未再复诊者亦有之，是以效验与否，皆求了然于心。读先贤方，不勤何获，日自省传不习乎？读自拟方，不匡何进，常自审不遗巨细。此搦管著述分享心得点滴，或有一家之言，若能得探讨共勉为学，定不甚欢喜。

第一讲 膏滋旨意理念

艺术技术，相得益彰；
『跳一步』，见海阔天空。
树高千丈，叶落归根；
不识庐山，缘身在其中。

膏滋给药，承中医药辨证论治之精髓，一人一方，是以处方技巧自有独到之处，其有代代相传之原则，亦有医派医门之不同，名家方笺是吾辈学习之最爱，然学其方、学其药、学其形皆为下医之所为，中医学其理，悟而得上医之境。余在膏方行医之际，悟得旨意四条，细细掂量，自觉其理亦不止于膏滋。

一、艺术与技术的结合

北宋风俗画《清明上河图》中，有一家店铺名曰“赵太丞家”，所谓太丞，即太医丞，相当于中央医学院副院长，官拜从八品，而此“赵太丞家”其实就是一家医馆，也是园区的医务室。画面中一位医者在为妇人怀中小儿诊脉，婢女立侍在旁，柜台上的算珠、座椅上的毛毡清晰可见，人物表情形态栩栩如生，隔着画面仿佛能听到小孩不适的哭闹和医生关切的询问。画面反映了北宋时期生活一隅，然而我们得以在900多年后见到这位医者施治的画面，得益于精美的绘画技巧将其定格成了艺术品的一部分。

膏滋其实也是艺术与技术的结合，一张好的膏方的形成

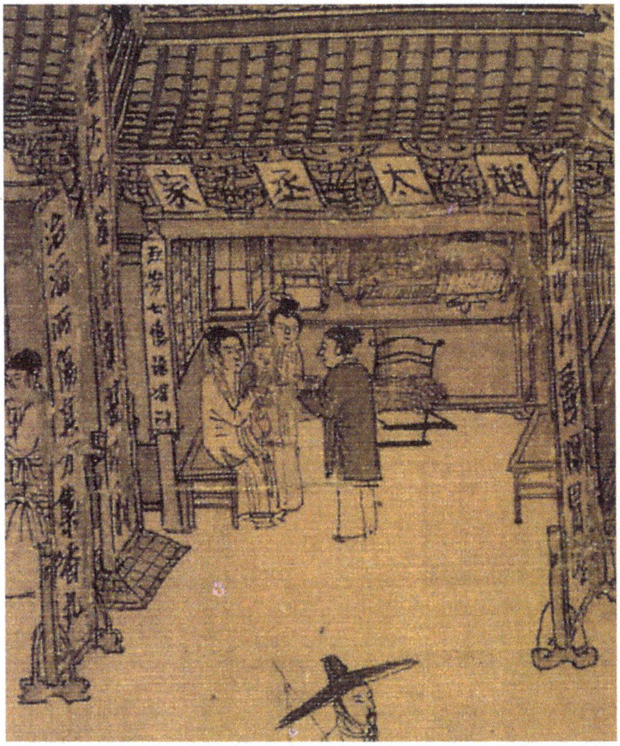

一定需要精湛的技巧和技术，采集病史的技术、辨证分析的技术、处方选药的技术、煎煮制膏的技术，所以一坛膏方之所以名贵，不仅仅是因为药材，其成品的每一个过程，都需要年份的积累、经验的沉淀。同时，中医学是中国传统文化的艺术表现形式。就膏方来看，许多老先生的膏方处方字迹或工整清晰，或行云流水，谋篇布局构思缜密，脉案朗朗上口，押韵排比，甚至还有引经据典，无论饮片处方还是膏方处方，无论药味多少，无论处方大小，甚至于单方，铺陈开来皆令人赏心悦目，其有深厚底蕴的内容，亦有美观大方的形式，所以看到的不仅仅是一张处方、一坛名贵滋补品，这其中有中医人严谨、热爱和执拗的态度。

孔圣曰："与善人居，如入芝兰之室，久而不闻其香，即与之化矣。"但我要说，在中医的领域里学习，时间久了，是"久居兰室，益知其馨"。艺术与技术相结合的特点是中医学所特有的，中药的命名、用药的剂量、处方的书写，这里面既有技术含量，又有艺术内涵，一如中国国画，提笔、凝神，画面早已成形于胸中，落笔轻重、墨色淡浓、水晕与神韵，其成效与水平高低立现，此正所谓因人而异，因时而异，因病而异，淡妆浓抹总相宜。

二、"跳一步"，海阔天空

《增广贤文》曰："退一步，天高地阔。"劝诫人放宽心，静坐常思己过，闲谈莫论人非，能受苦乃为志士，肯吃亏不是痴人。而在我们中医来说呢，应当要"跳"一步，这个"跳"，首先，要跳出一些圈圈，跳出一些门户之见。其次，要跳出西医病名的约束，若局限于病名的约束进行处方和科研，则思维就局限了，如冠心病的治疗并非治冠心病，而是从气血阴阳的调平去理解，这样途径和方法就多了。第三，要跳出一些固有的东西，合理运用现代科技手段来阐释我们的中医内涵，这样我们才能谈发展、创新和辉煌，切不可轻易否定，亦不可绝对割裂，更不可没有理由地看不起自己。

三、不识庐山真面目，只缘身在此山中

曾记得，尚在上海中医学院学习时，我们有些同学的校徽是斜着佩戴的，上面只露出"医学院"三个字，"上海中"斜在中山装的左胸口袋里藏着，仿佛是有"宝贝"不愿露出来，其实是自己看不起自己。

随着国家政策的扶持，中医得到越来越多人的重视和认可，尤其在屠呦呦先生获得诺贝尔奖之后，社会各界又纷纷开始重新审视"中医"这个本就属于自己的宝藏。然而即使如此，仍有反面的声音，国人不信中医者，亦有人在，之所以有这句"越来越多"，就说明还有好多人识不得这宝贝，识不得其真正的内涵，但正因为这样，我们更要肩负起保护和传承的使命。

且看青蒿素可是新知？其疗效其实历有记载，清代杨庚

《回生集》中便有著名的青蒿截疟丸主治疟疾。中医临床治疗疟疾均有用到，然而身在中医中药的故乡，仿佛“养在深闺人未识”，唯有“一朝选在君王侧”了，才知道其“回眸一笑百媚生”。身在其中，不知其面目巍峨壮丽，似乎只能等站得高、站得远了才能看得清楚。其实不然，很多东西，我们不需要等到外国人认可了，才反过来认识他的弥足珍贵，中医学本身就是我们珍贵的宝藏，包括我们的膏方、我们的饮片处方、我们的先人留下来的著作，真正的热爱他、保护他、学习他，我们自然能看到、得到更多的好东西。

四、树高千丈，叶落归根

现在有个很有趣的现象，国内有些专家专注于搬运国外的新知新技，却又拿着中医药技术走向世界。反过来，又对中医质疑，认为中医中药疗效没有可比性，不可复制。首先，这不是一个坏现象，恰恰这正是我们中医辨证论治、三因制宜、同病异治最好的解释，人也是不可复制的，不同的病毒、细菌在不同的人身上反应也会不同，又怎么可以让疗效都要完全复制呢。其次，这个现象也向我们揭示了：无论你的科研造诣有多高、无论“出走”多少年，作为一名中国人，最终都要回到中医的根上来，无论出于寻根、还是寻利、还是寻康健，中医是我们每一个中国人的后盾和底线，这也正应了那句古话：“树高千丈，叶落归根。”其实，正如同年轻时张狂不羁的少年，随着年龄和历练，最终都会渐渐走向中庸和成熟，无论如何枝繁叶茂，都离不开树根的扎实、树皮的坚韧，最终一季轮回，落叶飘零化作春泥，融入土壤之中。

至于我们膏方，无论价格、无论方的大小、无论医者的名气，一切都根植于中医学理论的指导，违背了这些基础，方开不好，疗效出不了。而在现代，我们即便是中医医生也是一定要掌握好西医知识和技术的，这是我们中医发展的又一个崭新的阶段。然而时时刻刻，不要忘记自己中医的初心，方能达到悬壶济世的始终，对于自己从事的中医事业，务必充满信心，务必充满自豪。

第二讲 膏滋的定义内涵

膏方之奇，奇在益寿。
膏方之常，常在疗疾。

膏，系中医常用八种剂型丸、散、膏、丹、汤、酒、露、锭之一，“膏”者，一解为脂油，又有《洪武正韵》注膏为“泽”，所谓春雨如膏，即指膏又有“滋润”之意。膏方则是在中医学理论指导下，将处方经过专门的煎煮，收提成凝而成不固之状，用以补虚疗疾、祛病延年之剂，亦被称为膏滋、煎膏、膏剂等，是一种具有营养滋补和治疗预防等综合作用的中药内服制剂。秦伯未曾言：“膏方者，盖煎熬药汁成脂液，而所以营养五脏六腑之枯燥虚弱者也，故俗亦称膏滋药。”《中国药典》定义膏方为饮片用水煎煮，取煎煮浓缩液，加炼蜜或糖（或转化糖）制成的半流体制剂。它是在汤剂的基础上，根据人的不同体质倾向、不同临床表现，在中医药理学理论指导下确立方药所制成，具有药物浓度高、药效稳定、体积小、服用方便、便于携带和长期服用等优点。

一、膏方之奇，奇在益寿

中国有着历史悠久的“寿文化”，早在甲骨文中便已有“寿”字，书法中又以“寿”的写法变化最为繁多，在其演变的过程中，“寿”字被不断地理念化、图案化、象征化，

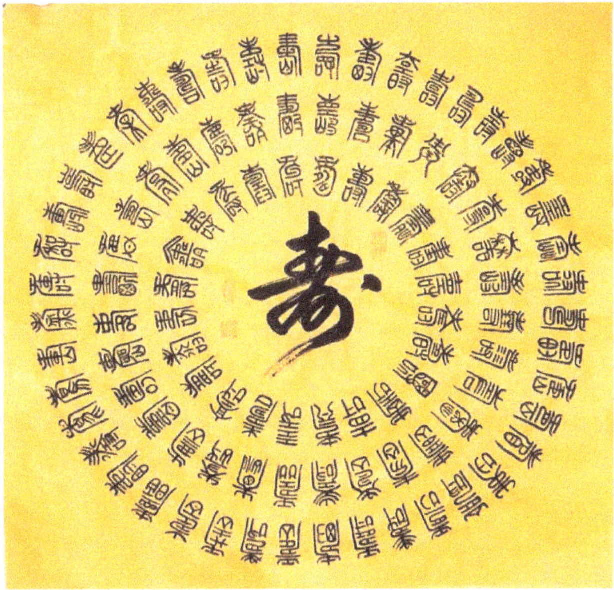

成为一个人类恭祝、赞美和希冀生命常青的图腾，其字态多样、字意吉祥的特点是世界上任何一种文字都无法达到的，许多以“寿”字为题材的书法作品更是有道不尽的意韵。其实，长寿历来是人类的美好愿景，膏方最吸引人之处莫过于益寿延年，而膏方并非仙丹，何以具有延年的效果？实际其核心是通过补虚疗疾，达到“却病”延年的作用。

余处方膏滋三十余年，连续十余二十诊的病患不在少数，人之长寿与否和生活环境、心态习惯、先天禀赋等都密切相关，无法考证如果这些病患不服膏方会有什么后果，亦不能说他们的健康长寿与膏方绝对相关，更没有人因为服用膏方不老长生，总还是遵从一个自然规律的，但是若膏方无效，病患也定不会如此坚持。余有一蔡姓患者，连续复诊二十三载，先前两年自己勉强来诊，后卧床不起嘱家属代诊，后一家六口陆陆续续常年于我门诊邀方，2013年家属代诊时诉老先生身体已羸弱不行，余尝建议避免不能尽剂而

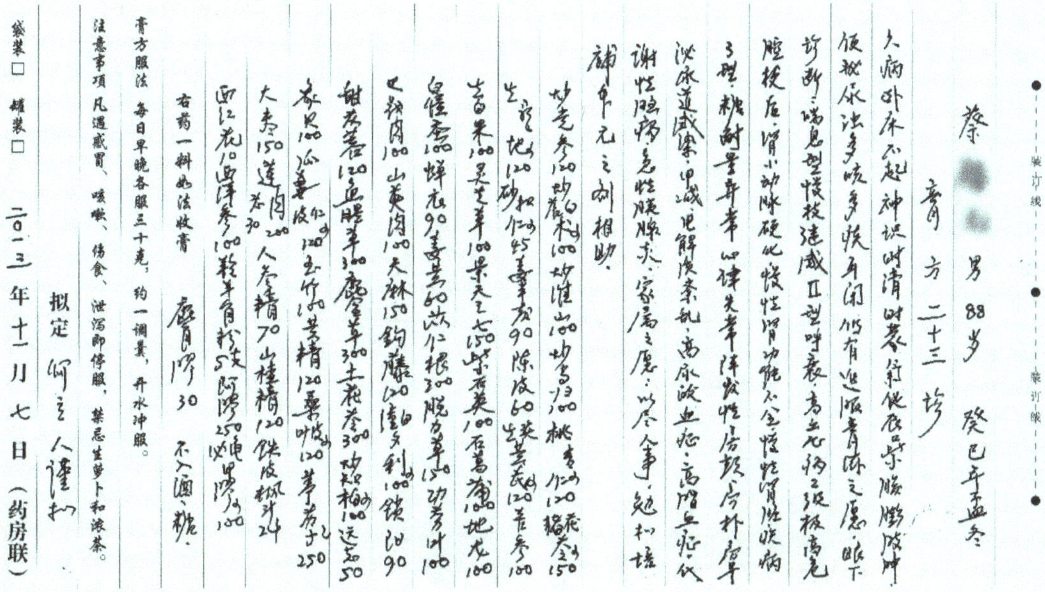

蔡[redacted] 男 88岁 癸巳年孟冬

膏方 二十三诊

装订线

久病卧床不起，神识时清时昏，舒张压[illegible]，
便秘尿少，咳多痰声，闭仍有迎脉青紫之虑，眼下
诊断：喘息型慢性支气管炎Ⅱ型呼衰，高血压病之级极高危
脑梗后，肾小动脉硬化，慢性肾功能不全，慢性肾脏疾病
3期，糖耐量异常，心律失常，阵发性房颤，房扑，房早
泌尿道感染，电解质紊乱，高尿酸血症，高脂血症，代
谢性酸中毒，急性肺脓肿，家属之虑，以尽人事，勉拟填
补本元之剂相助。

炒党参120 炒白术100 炒淮山100 炒当归100 桃仁120 猪苓150
生地120 砂仁45 姜半夏90 陈皮60 生黄芪120 苦参100
苍术100 灵芝草100 景天三七150 紫石英100 石菖蒲100 地龙100
白僵蚕100 蝉衣90 姜黄60 苡仁根300 脱力草150 功劳叶100
[illegible]肉100 山萸肉100 天麻150 钩藤120 炒白[illegible]100 锁阳90
甜苁蓉120 益母草300 鹿衔草300 土茯苓300 炒知柏100 远志50
枸杞100 冬瓜皮仁各120 玉竹120 黄精120 桑叶皮各120 葶苈子250
大枣150 莲肉[illegible]各200 人参精70 山楂精120 铁皮枫斗24
西红花10 西洋参100 羚羊角粉5 阿胶250 龟甲胶100
右药一料如法收膏
鹿角胶30 不入酒、糖。

膏方服法 每日早晚各服三十克，约一调羹，开水冲服。
注意事项 凡遇感冒、咳嗽、伤食、泄泻即停服，禁忌生萝卜和浓茶。

袋装□ 罐装□

拟定 何立人谨拟

二〇一三年十一月七日（药房联）

伤财，家人坚持为老先生完成弥留之愿，那一年冬季膏滋尽剂，次年老先生安然离世。

不得不说，膏方与中国寿文化有着密切的联系，膏滋易于保存存放时间久，谓为“物存久”；服用膏方能达到祛病延年的作用，谓为“天寿长”；子女为父母健康求药或圆父辈之愿，此可谓“尽孝仁”；而老人的幸福长寿是国家、社会安宁祥和的一个重要标志，其可谓“国永固”，此为膏方之奇。

然膏方之奇，亦不能夸大，作为有专业知识的医生若过分强调补虚，容易把百姓引入歧途，认为到了冬天就应该进食补品，且越多越好、越贵越好。其实不然，钱再多不宜浪费，进补太过反而有毒，按需索取才是最好的。

二、膏方之常，常在疗疾

膏方根据加工途径的不同，有成品膏方和个体施治膏方之分。根据其应用方式，又有外用膏方和内服膏方之分，外用膏方尤以外科、伤科常见，一年四季皆有使用。现在冬病夏治的敷贴治疗，其实也是一种膏方的运用。若从膏的形态来说，范围就更广，西医皮肤科的各类膏药，美容用的面霜其实都是。与西医不同的是，中医膏方是在中医学理论指导下选用中药材制成的，是以中医的方药为渊源基础的，哪怕是单味药做成的膏方，也有其理法方药的辨证基础。

比如夏枯草膏，一味夏枯草收膏，作用却不容小觑，记得我1964年毕业实习内科门诊实习阶段，曾接诊过一个患者，甲状腺肿，老百姓俗称的“大脖子病”，当时余给她处方的即是夏枯草膏。第二次来诊时，她要求当时带教我们老师将她的卡分到“这个小医生”这里，开心地告诉我中式上衣脖颈部的盘扣可以扣起来了，此事给予我个人很大的鼓舞。曾经的分科确实也没现在那么细致，中医内科什么内科病都看，所以时至今日，我还是主张作为一个小医生，或者刚刚开始学习中医，或者刚刚毕业的前几年，一定要多看，多接触，各种类型的病都要看，才能建立一个比较丰富的整体观念。

又如呼吸系统的最有名的枇杷膏，后来又衍生出了各种枇杷膏，用这些膏的时候，都不是从滋补的角度来看的，而是从治病的角度来看的。再如，全国第一个成立的中医门诊部——上海公费医疗第五门诊部研制的养肺膏，主治支气管炎咳嗽，一味百部收膏，疗效令人啧啧称赞，渐而声誉鹊起，就有些患者因为这个名字，误将他当做是滋补药来配，实则贻笑大方。

此外，妇科给产后恶露不尽患者服用的益母草膏，具有祛瘀生新的作用；妇科泰斗朱小南先生曾带领了一些老先生研制出了一个膏，叫补力膏，这个影响了得，凡是到第五门诊部的患者，都要求开补力膏。其成分就是仙鹤草（脱力草），故补力膏实则为仙鹤草补力膏，具有一定的补力作用的，用于脱力劳伤。所以，我到现在的处方里面，对于脱力劳伤、神疲乏力，需要补气补血的，还是喜欢用这味中药。

以上均为成品膏方，而个体施治膏方是医生针对患者的情况辨证处方，因人而异，一人一方，针对性强，故又被称为“定制膏方”。诚如吴尚先著《理瀹骈文》指出的：“膏方取法，不外于汤丸，凡汤丸之有效者皆可熬膏。不仅香苏、神术、黄连解毒、木香导滞、竹沥化痰，以及理中、建中、调中、平胃、六君、六味、养心、归脾、补中益气等，为常用之方也。”故切不可误以为膏方就是滋补的，膏方的根本还是以治病为主的，关键是要对这些方剂、中药的分类了然于心，才会让膏方开得稳。而若要让膏方内容丰富而周全，还有一个不可逾越的前提，那便是辨证论治。

第三讲 膏滋的古今之变

历史悠久，外用内服。
中西并见，剂型之一。
成药膏方，个体施治。

膏方伴随着中医药的历史发展，源远流长，自先秦时期以来，从外用到内服，从治病到防病，各个阶段的作用都有着独特鲜明的变化，治疗范围越来越多样化，用于提高人们身体的健康水平。膏方是中医药学的重要组成部分，是建立在辨证论治基础上的一种治疗手段，也是中医药的一朵奇葩。

一、膏方之源流

1. 先秦时期

膏方的运用历史悠久，最早可追溯至先秦时期。膏方运用起源于外用膏剂，先秦古籍《山海经》就有记载，《山海经·山经·西山经》云："有兽焉，其状如羊而马尾，名曰羬羊，其脂可以已腊。"意思是有一种叫羬羊的动物，其羊脂可以用来涂擦皮肤防治皲裂，这可以说是早期膏药的雏形，而当时膏药的构成是单用动物的脂肪用以外敷或者涂擦。现代研究证明，羊脂具有滋润、温煦作用，涂于皮肤能形成封闭性油膜，促进皮肤水合作用，对皮肤有保护和软化作用。从现有医书的记载，膏方外用最早可追溯至我国现存最早的古医方书、长沙西汉马王堆出土的《五十二病方》，书中记载的中医学理论和治病方药，要早于《黄帝内经》，其中就已经有膏方的应用记载。用膏命名的方药就有肪膏、脂膏、久膏、彘膏等，所治病多为外伤，单纯用动物脂肪或以动物脂肪加热提取药物外敷，如："治伤痉：冶黄黔（芩）、甘草相半，即以彘膏财足以煎之。煎之潰（沸），即以布足（捉）之，予（抒）其汁，□傅□。"治疗外科诸伤、痈疽、疮疡、皮肤疥癣等。又如《五十二病方·诸伤》："令伤毋般（瘢），取彘膏、□衍并冶，傅之。"《五十二病方·加》："治乌家（喙），炙羖脂弁，热傅之。"均是用动物的油脂直接或加热后涂在瘢痕处，可以避免瘢痕结痂产生。可见早在《黄帝内经》以前的时期，就有医家用动物类油脂制成膏剂，涂抹在皮肤上，用于治疗疾病。成书于先秦时期的《五十二病方》中，所用的调膏油脂类已有羊油、猪油、牛油等多种动物的脂肪，并已有"以清煮胶"，这种熬煮主要是让水分蒸发而使药汁变稠的炮制方法，可以说是如今膏滋药制作的雏形。但那时主要是将药和油脂调和成膏剂，以外用为主，尚未见到含药的脂肪膏内服的记载。

《黄帝内经》成书于秦汉时期，仅提出313首方剂，其中包括2个膏方。《灵枢·痈疽》云："发于腋下赤坚者，名曰米疽。治之以砭石，欲细而长，疏砭之，涂以豕膏，六日已，勿裹之。"即用豕膏治疗米疽。又如《灵枢·经筋》云："颊筋有寒，则急引颊移口，有热则筋弛纵缓不胜收，故僻。治之以马膏，膏其急者，以白酒和桂，以涂其缓者，以桑钩钩之，即以生桑灰置之坎中，高下以坐等，以膏熨急颊，且饮美酒，噉美炙肉，不饮酒者，自强也，为之三拊而已。"用马膏治疗筋脉弛纵。从此看出，豕膏、马膏也都是外用涂膏。

2. 汉代

《后汉书·方术传下·华佗》："若在肠胃，则断截湔洗，除去疾秽，既而缝合，傅以神膏，四五日创愈，一月之间皆平复。"可以说，膏方最早起源于外用制剂。

最早以“膏药”命名，并有完整组方及服用方法的膏方，见于1972年11月在甘肃武威旱滩坡出土的《武威汉代医简》，里面有3个相对完整的膏方，即百病膏药方、千金膏药方、妇人膏药方。其中，百病膏药方用猪脂煎蜀椒、附子，去渣为丸内服。记载较为详细的是千金膏药方，包括药物的组成、炮制的方法以及服用方法和注意事项，较《五十二病方》和《黄帝内经》中的膏方有明显的进步。

东汉张仲景所著《伤寒杂病论》中，剂型丰富，膏丹丸散，无一不备，大乌头煎和猪膏发煎就是仲景运用膏方治疗内科疾病的例子。《金匮要略·腹满寒疝宿食病脉证治》云：“腹痛，脉弦而紧，弦则卫气不行，即恶寒，紧则不欲食，邪正相搏，即为寒疝。绕脐痛，若发则白汗出，手足厥冷，其脉沉弦者，大乌头煎主之。”方用“乌头（大者五枚，熬，去皮，不㕮咀），以水三升，煮取一升，去滓，内蜜二升，煎令水气尽，取二升。强人服七合，弱人服五合。不差，明日更服，不可一日再服。”又如《金匮要略·黄疸病脉证并治》云：“诸黄，猪膏发煎主之。”方用“猪膏（半斤），乱发（如鸡子大三枚），上二味，和膏中煎之，发消药成。分再服，病从小便出。”方中的猪膏可润燥解热，乱发可消瘀利水。晋代葛洪《肘后备急方》中的膏方制剂有用苦酒（醋）与猪油作溶剂的特点，药制成后，既可外用以摩病处，又可内服。

到了晋代，《肘后备急方》记载的黑膏即为外用膏剂的一种；另记载裴氏五毒神膏，又名雄黄膏，温酒服，如枣核一枚，主治中恶，暴百病。《肘后百一方》载“莽草膏”，耳鼻病可以绵裹塞之。南北朝时期《小品方》地黄煎（生地黄），单独一味作为滋补膏方。此时的膏方运用，已由皮肤外敷，逐步发展到五官科外塞和内服并用以治疗疾病。

陶弘景《本草经集注》中对膏药的制作做了详尽的说明，提出以治病的需要来确定剂型和给药途径的理论，《本草经集注·序录》指出：“又疾有宜服丸者，宜服散者，宜服汤者，宜服酒者，宜服膏煎者，亦兼参用，察病之源，以为其制耳。”又曰：“凡合膏，初以苦酒渍取，令淹，溲浃后，不用多汁，密覆勿泄。云时者，周时也，从今旦至明旦。亦有止一宿者。煮膏，当三上三下，以泄其焦势，令药味得出。上之使迎迎沸仍下之，下之取沸静乃上，宁欲小生。其中有薤白者，以两头微焦黄为候。有白芷、附子者，亦令小黄色也。猪肪勿令经水，腊月弥佳。绞膏亦以新布绞之。若是可服之膏，膏滓亦堪酒煮稍饮之。可摩之膏，膏滓即宜以薄病上，此盖贫野人欲兼尽其力。凡膏中有雄黄、朱砂辈，皆别捣细研如面，须绞膏竟乃投中，以物疾搅，至于凝强，勿使沉聚在下不调也。有水银者，于凝膏中，研令消散。有胡粉亦尔。”《本草经集注》这段内容指出了膏剂的制作方法，膏方中的药物要先用酒或醋浸泡密闭，浸泡时间为一天左右，这一制作方法沿用至今。煮药时慢煮，以便药物的有效成分能充分析出，煮药的火候以药物深黄为合适，宁可生一些，不可将药物烧干焦黄。药物有效成分析出后，用动物脂肪类作为赋形剂，有些药物需要研成细粉，最后加入。这说明魏晋南北朝时期，已开始将一些不适合煎煮的药物，最后研成粉末加入到膏滋药中。可以说陶弘景时期的膏药制作方法，有不少仍沿用至今。此外，还指出了膏剂在内服的同时可以用来外敷，将膏剂煎煮下来的药渣敷于患处，以尽药力而不浪费，这些记述都为现代膏方的制作工艺奠定了基础。

3. 唐代

在中医学发展史上，《黄帝内经》和《伤寒杂病论》的出现，奠定了中医学的基础理论和辨证论治方法，经过几百年的积累，到了唐代，中医学又有了长足的进步和发展。孙思邈《备急千金要方》中以《黄帝内经》的理论为依据，以五脏及其相表里的六腑为纲，系统全面总结了唐以前的中医辨证论治方法。在方剂剂型上，较魏晋时期更为丰富。通常将外敷药膏称为“膏”，而将内服膏剂称为“煎”，如《备急千金要方》与《千金翼方》中的“地黄煎”“苏子煎”“杏仁煎”“枸杞煎”等，不仅用于治疗疾病，并且开后世膏剂补虚、康复、养生、延缓衰老之先河。如《备急千金要方·卷第十六胃腑·痼冷积热第八》中记载的地黄煎，方用地黄汁、茯神、知母、玉竹、天花粉、竹沥、生姜汁、白蜜、地骨皮、石膏、麦门冬汁等，主治脾胃虚热，“上十一味，㕮咀，以水一斗二升，先煮诸药，取汁三升，去滓，下竹沥、地黄、麦门冬汁，微火煎四五沸，下蜜、姜汁，微火煎，取六升，初服四合，日三夜一，加至六七合。四月、五月作散服之”。明确说明了膏剂的药物组成、煎煮制作方法。又如《备急千金要方·卷第十八大肠腑·咳嗽第五》中的苏子煎，治疗上气咳嗽，方用苏子、杏仁、生姜汁、地黄汁、白蜜各二升，“上五味，捣苏子，以地黄汁、姜汁浇之，以绢绞取汁，更捣，以汁浇，又绞令味尽，去滓，熬杏仁令黄黑，治如脂，又以向汁浇之，绢绞往来六七度，令味尽，去滓，纳蜜合和，置铜器中，于汤上煎之，令如饴。一服方寸匕，日三夜一”。可见其已与现代膏方的情况大体一致。

《备急千金要方》中主要有40多个膏方，从病证治疗的分布范围分析，膏方主要治疗外科疾病和风湿痹痛为主，以及由外感引起的疼痛、僵硬等病证。在这些膏方中，外治膏方多对药物进行提取，有近一半是用苦酒，即米醋来浸泡来析出药物的有效成分，也有用猪脂或羊脂浸泡析出药物的，或将药物直接打碎入药。

《外台秘要》中也详细介绍了黑膏药的制作方法：“又疗发背及一切毒肿方。生麻油（六合）、黄丹（二两半）、地胆（两钱捣碎筛）、生栗子（四十九枚取大小中者熬焦去皮碎绢筛）。上四味，和于铜器中盛，用炭火重汤煎候沫溢出，与器口欲平，取小麦一合，分二人嚼取筋，急纳药中搅，使与相和，膏擎下，安铜器冷水中，成膏讫，以故绵涂膏贴所苦处，晨夕换膏。”该方不仅用黄丹收膏，而且将熬制好的膏放入水中去火毒，然后将膏药涂在布帛上贴于患处，多用动物类脂肪或加入蜡、松脂等作为赋形剂。

唐代朝廷开始重视并组织编写医方药书，使中医膏方的加工和应用得到了发展。膏方多以“煎”命名，同时其治疗功效也由外治向滋补强身、延年益寿的方向延伸，如《新修本草》《备急千金要方》中的“杏仁煎”“地黄煎”“枸杞煎”即为当时一些补虚养生的膏方。王焘《外台秘要》载“古今诸家煎方六首”如鹿角胶煎、蒜煎方，均为滋补强壮剂。这说明从唐代开始，膏方已开始应用于滋补强身，既有外用，亦有内服，但当时一般将外敷药膏称为“膏”，将内服膏剂称为“煎”，“膏”和“煎”是有一定区别的。

4. 宋、金、元时期

北宋时期的膏方，基本沿袭了唐代的风格，使用也日趋广泛，如《太平圣惠方》卷二十六治疗虚劳羸瘦无力的地黄煎、卷二十七治疗虚劳渴的瓜蒌煎、《症因脉治》卷一的知柏天地煎等。无论滋补还是治疗，膏和煎已不可以区分，“煎”的称谓也逐渐向“膏”发展，以内服为主。如《洪氏集验方》收录的琼玉膏，《太平惠民和剂局方》收录的助胃膏、钓藤膏，都是内服膏方，既有填精补虚的，也有治疗内伤杂病的。《洪氏集验方》收录的琼玉膏，用生地黄、人参、茯苓和白蜜组成，治疗虚劳干咳，流传至今，名声甚广。《圣济总录》中的栝蒌根膏，以栝蒌根和黄牛脂共同熬制，具有养胃生津的作用，其膏方制作时使用动物类药的习惯也流传下来。

金元时期百家争鸣，医家分门，流派鼎立，各擅其长，疗疾补虚的膏方也在诸多医著中有所记载。如《丹溪心法》之藕汁膏，用黄连末、生地汁、牛乳汁、白莲藕汁慢火熬制治消渴。《东垣试效方》治疗偏头痛的清空膏、《世医得效方》的地黄膏和蛤蚧膏等，都可用作食疗。

5. 明代

膏方发展到明代，已进入成熟阶段，如《本草纲目》的益母草膏、《寿世保元》的茯苓膏等。明代医家多注重用血肉有情之品调补身体，认为能“延年益寿，填精补髓，发白变黑，返老还童”。膏方的制作方法和现今类似，煎汁、浓缩、加糖蜜或胶类收膏。这时的膏方得到了迅速的发展，已从药用延伸到膳食调养，如明代《御制饮膳调养指南》，用人参、生地、茯苓、蜂蜜制成的琼玉膏，用枸杞子、白酒熬成的金髓煎，用天门冬熬成的天门冬膏等，均以慢火熬成膏，并有延年益寿、调养身体的作用。

明代王肯堂《证治准绳》所载通声膏，将药物共研细末，熬透去渣，加入杏仁液、酥、蜜、姜汁、枣肉，再煎熬收膏，具有补气润肺、化痰利窍的作用，专治气阴耗伤之咳嗽气促、胸中满闷、语不出声之症。《韩氏医通》收录的霞天膏，可治疗沉疴痼疾。《景岳全书》所载两仪膏，取人参、熟地，煎取浓汁，加白蜜收膏，以气血双补，形气兼顾，治疗气血两亏、嗜欲劳伤、胃败脾弱、下元不固诸证。《摄生总要》从壮阳填精法立论，辑录了龟鹿二仙膏等名膏，取阴阳双补之法，至今仍为临床广泛使用。

另外值得一提的是，孙一奎《赤水玄珠》卷十记载了补真膏，方用黄精、山药、怀地黄、熟地黄、天冬、麦冬、莲肉、巨胜子、柏子仁、松子仁、何首乌、人参、茯苓、菟丝子、杜仲、肉苁蓉、五味子、黄柏、白术、当归、甘草、陈皮、砂仁、知母、白芍、川芎、鹿茸、小茴、苍术共二十九味组成，主治虚损劳怯。此方药味众多，功效全面，与现代膏方的组方相类似。

6. 清代

至清代，膏方的使用已成为临床治疗疾病的常用手段，广泛应用于内、外、妇、儿各科，许多膏方沿用至今，但膏药的理论体系尚未进行系统总结整理。直到清代吴师机《理瀹骈文》的出现，代表膏方理论有了系统性的总结，书中对于膏方的治病机制、应用方法，尤其是在制作工艺上均有详细的论述和较完整的总结。同时，吴师机将内病通过外治法来治疗，用膏药外敷以治疗哮喘、腹水、鼓胀、痹证等各种内科杂病。

清代名医张聿青撰有《张聿青医案》，其中包含《膏方》一卷，较全面地反映了当时医家运用膏方的经验。此时膏方用药往往已二三十味，甚至更多，收膏时常选加阿胶、鹿角胶、龟板胶、鳖甲胶等，以加强补益作用。张聿青的膏方更强调辨证施治而配制膏方，因时、因人处方，用药讲究，配伍周细，注重炮制，其膏方重视“调治”，不仅仅拘泥于补益作用，更多的在于运用膏方治病，张氏的这种观点对后世医家影响甚大。

《临证指南医案》《叶氏医案存真》中均载有膏方医案，用膏滋药治精血五液衰夺、阳化内风之证，或治咳甚呕血吐食。《清太医院配方》和《慈禧光绪医方选议》均收录了很多著名的抗老滋补膏方，如用于延缓衰老的菊花延龄膏，用于补益的扶元和中膏，用于治疗眼病的明目延龄膏，用于治咳嗽的润肺和肝膏，用于治疗脾胃不和的理脾调中化湿膏，用于治疗肝病的清热养肝和络膏等。此外，膏方的运用也不单单局限在冬季，其他四季都有使用。

清代上至宫廷御用，下至民间滋补养生，用膏方补养之风盛行。内服膏方不但用于单纯滋补，更是救治疾病、痼病缓图的有效治疗方法，受到更为广泛的运用。如《种福堂公选良方》的秘传噎膈膏，用人乳、牛乳、蔗浆、梨汁、芦根汁、龙眼肉浓汁、人参浓汁各等份，姜汁少许，隔汤熬成膏，下炼蜜，每日徐徐频服之，可治疗气阴两虚之噎膈。现代也常用于肿瘤术后或放化疗后的气阴两虚证患者，具有益气补血、养阴润燥、补充疾病的消耗、提高机体免疫功能的作用。

二、膏滋之今变

近现代以来，中医膏方学科应运而生，并随着中医的振兴而得到迅速发展。首先，人们结合现代科学技术研究膏方，为膏方的科学应用提供了依据。其次，现代中药制剂设备的运用，使膏方的制作更加便捷，更节约时间，更降低成本，为其推广成为可能。再次，膏方被应用于中医临床，特别是在慢性病的治疗上起到了重要作用，在秉承先辈经验的基础上，膏方数量有所增多，也有许多专著相继面世。

中华人民共和国成立后，膏方的发展进入新阶段，突出表现为应用范围不断扩大，受益群体日益增加，研究成果不断涌现。

民间一直流传着“冬天进补，春天打虎”之说，近年来以膏方“冬令进补”在国内不断盛行，其顺应“春生夏长，秋收冬藏”的理念在国际上享负盛名，使得膏方的运用与研究掀起一轮新的高潮。随着现代诊断技术的不断应用和对疾病认识的不断深化，对膏方的发展和运用产生了积极的影响，主要表现为在临床实践中，结合现代医学的诊断和有关对中药药理的认识以制定膏方。现代研究发现，冬令进补膏方，可起到调节免疫、增强人体免疫功能、增强人体抗氧自由基等作用。

现今全国各地都开展了膏方门诊，尤以南方为甚，目前这种因时、因地、因人制宜治未病的养生方式深受欢迎。近些年来，上海地区膏方进补的热情一年比一年高涨，往往每年进入十月，各大医院的膏方门诊已掀起高潮，膏方市场也迅速“火”起来，膏方销售达数亿元。在中医传统的养生保健理念中，用膏方来调理进补已被很多人所接受，许多中药店都出售一些价格实惠、药方经典的传统成品膏。

在长期的实践过程中，“海派膏方”逐渐形成了“调治”和“补养”相结合，“救偏却病、权衡防变”的鲜明特色，因此其适宜人群极为广泛。膏方通过“一人一方一炉膏”的形式，充分体现了中医临床因人而异、因地制宜、辨证施治的治疗与养生思想。

随着现代加工工艺的发展，一些性质相对稳定、疗效肯定的膏剂被制成了成药膏方，其大致可分为两类即补益类和疗疾类。

补益类成品膏方功能补气、补血、气血双补、补阴、补阳、阴阳双补等。补阳如鹿胎膏，由鹿胎、鹿肉、紫河车、党参、生黄芪，当归、生地、熟地、桂圆肉、升麻组成，治疗性功能减退、幼稚子宫、不孕等。阴阳双补如龟鹿二仙膏，出自明代王肯堂《证治绳准》，由龟板、鹿角、人参、枸杞子组成，可治疗甲状腺功能减退症。

疗疾类成品膏方功能化痰散结，祛风湿，清热化痰，润肺化痰，清肺止咳喘，消导，理血调经等。如《摄生妙方》夏枯草膏，由单味药夏枯草制膏，功能化痰散结。《本草纲目拾遗》老鹳草膏，由老鹳草熬制，功能祛风湿。竹沥膏，由竹沥油、饴糖组成，功能清热化痰。贝母二冬膏由川贝母、天冬、麦冬组成，功能润肺化痰。蛇胆川贝枇杷膏，由蛇胆汁、川贝母、枇杷叶、半夏组成；虫草蜜炼川贝枇杷膏，由虫草菌液浸膏、川贝母、枇杷叶组成，功能清肺止咳喘，治疗慢性支气管炎急性发作。消导类如参苓健儿膏由党参、白芍、茯苓、枳实、白术、山楂等组成，功能健脾和胃。理血调经类如当归补血膏，由黄芪、当归组成，功能补养调经，出自李东垣《内外伤辨惑论》。

当前随着亚健康人群的增多和人口老龄化时代的到来，以及中医“治未病”体系的倡导与建立，养生保健热潮悄然兴起，膏方越来越受到人们的青睐，冬令服用膏方进补的人群逐年上升。随着现代制膏技术的科学进步，膏方也相应克服了因时令、因地域局限引致使用推广的困境和不便，出现了冬令甚至不同季节膏方盛行的方艾之势，在我国大江南北出现如火如荼的繁荣景象。中国除了江、浙、沪一带的医生习用膏方做冬令进补外，中医“膏方北进”渐成趋势。此外，在我国港、澳、台和东南亚一带，以及远居海外的华人会应时回来寻求膏方诊治，膏方正以其独特的魅力展现出广阔的发展前景。

第四讲 膏滋的组方特点

辨证施治，证顾新病宿疾。
大方复治，方有机制虚实。
健运消导，五脏兼顾同调。

辨证论治和整体观念是中医学认识和处理疾病的基本原则，亦是中医学的特色。膏滋的运用根植于中医学的理论指导，前篇述不可将膏滋单纯看作补益，其有疗疾的根本，本篇重论膏滋亦不仅仅是疗疾，个体施治的膏方，其补益的特殊性决定了其组方特点。

一、辨证施治，证顾新病宿疾

日常的中药汤剂治疗，多注重刻下的身体状况，急则治其标，缓则治其本，然一料膏滋在无新感时邪亦无旧疾复发的情况下，患者需服用30～50日之久，这其中便有医者不可回避又必须周全的问题，虽说膏滋具有治病与防病、扶正与祛邪、调理与滋补相结合的特点，此特点确为实言，绝无夸大，然而在处方中，如何把握治病与防病的分寸、扶正与祛邪的用度、调理与滋补的关系，也确属不易。

若有刻下新感，因处方后不能即刻取到成品，则处方既不可以祛邪为主，亦不可不顾清余邪；若就诊时宿疾未作，但有新获不适，其两者相关者易施治，其两者不相关者，亦当念及旧疾三分，尤其如胃疾、易感时邪之体，虽刻不为所苦，但切不可忽视。若主诉有一脏之病，然五脏相关，君主之官当主之，生克乘侮当顺之，见其一脏之病，当知前后同治，兼治攻克，以助其效。或见气血阴阳不遂者，盛者削、弱者扶，然强弱易攻伐，枢机难疏利，若能使当升者升、当降者降、当卫于外者不内伐、当行于内者不外溢，此经纬皆以为调。

是以膏方之辨证论治，既要通过刻下症及舌脉象了解机体状况，亦要根据禀赋宿疾了解大致的基础情况，同时兼顾祛邪扶正、平衡五脏、调和气血阴阳，才能从根本上加强体质。故遣方用药既要考虑患者的体质情况、阴阳的偏盛偏衰，还应针对患者原有宿疾，调补兼施，寓治于补，以通为补。

二、大方复治，方有机制虚实

一料膏方数十味药，属于大方、复方。大方用药并不等于堆砌药味，无的放矢，而是应杂而有章，膏方本身具有调理虚实机制，以其一料膏滋自身的偏胜与病患之不足互补，以培补气血阴阳为本，兼有去除痰湿瘀血之病理产物，辅以清热理气散结以治标，同时调和脾胃以助药之吸收，改善口感以增加患者的依从性。

形式上看，每个患者，都当采取益气、养血、温阳、滋阴同用，佐以化湿、祛痰、理气、泄浊、解郁、清热、活血，兼顾养心、柔肝、健脾、宣肺、益肾，但经细思详捋，针对每个个体的情况，偏颇不同，这些大法，如同琴弦，不同组合弹奏出不同的旋律，皆可悦耳动听，各声入各耳。如此组方，表面上看是医者思考之周全，实则倾注医者之心血，中医有异病同治之特色，然膏滋之中，同治之法，尚有程度之不同，是为因人而异之精妙，其功效自远胜千人一方。

三、健运消导，五脏兼顾同调

脾胃为后天之本，气血生化之源，《脾胃论》言："百病皆有脾胃衰而生也。”膏滋必重健运消导，其义有四者：一者顾护胃气，二则药不伤胃，三则调养脾胃，四则疗脾胃之疾。

胃气的盛衰强弱，关系到人体功能活动、健康与否，甚至生命存亡。通过询问纳食情况、切脉之胃气有无可以判断胃气之强弱，而顾护胃气，并不仅指胃腑之气，还包括脾气，胃气实则指的是受纳和运化的脾胃功能，在处方中，佐以健脾护胃药可有助于药效的发挥。“元气之充足，皆由脾胃之气无所伤”，故遣方用药当遵药不伤胃。世有“久服中药伤胃”之说，然而胃病本可以中药治，药何以伤胃？其实，并非中药伤胃，实为苦寒不当败胃。

调养脾胃，宜调宜养。调者，一调脾胃升降之枢，使得气机通利，《四圣心源》载：“肝气宜升，胆火宜降，然非脾气之上行，则肝气不升，非胃气之下行，则胆火不降。”实则肺之宣肃，亦赖脾气升散之气以宣通，胃之顺降之气以肃降；肾水赖脾气上升之趋以凉心火，心火赖胃气下降之势以暖肾水。所以，调脾胃使得各脏腑气机当升者升，当降者降，各司其机。二调肝胃疏泄通降之气，土为木之所胜，木土不调可见木乘土，或有木旺或有土虚；亦可见土盛反侮木，或有痰湿或有郁滞，疏肝健脾和胃，去除情志诱因，是为要义。三调脾肺生痰储痰之机，脾为生痰之源，肺为储痰之器，百病皆由痰作祟，怪病多从痰论治，有形之痰、无形之痰、皮里膜外之痰，总以健脾助运为根本。养者，一养心脾之气血，心主血，脾为气血生化之源，又脾主肌肉，心主脉，脉以充养肉，肉为脉之体，两者相依相存。二养脾肾之根本，“脾阳根于肾阳”，肾为先天之本，藏精气，其温煦蒸腾作用助脾胃化生气血，而脾胃所化五脏之精气又归藏于肾。所以，养脾肾之气，可谓养生命之根本。此五脏同调，使五脏平和、生克有序为上。

凡有脾胃之疾，无论有无需求、有无所苦，皆应兼顾用药，一则气机升降之枢有疾，可变生加重他症；二则脾胃功能不足，有碍于药入之效；三则或有所苦之疾，实为脾胃不调之故。所以，临证必详究饮食排便、脾胃病史，毕竟饮食、药入皆赖乎脾胃，切不可忽略。

第五讲 膏滋的处方原则

辨证论治，取证完整，
切莫挂一漏万，舍本求末。
细分缕析，认真书写，
切忌商业行为，利欲熏心。

膏滋针对性强，忌讳“千人一方”，辨证论治是中医处方的核心，也是膏方处方的核心，在辨证论治过程中确实有医者个人的习惯，在我而言，八纲总是基础，既要考虑阴虚、阳虚、气虚、血虚，又要考虑到肾虚、脾虚、肺虚等五脏之虚，同时还要考虑实的部分，兼顾六淫之邪，更不可忽略内生五邪。值得一提的是，祛邪在膏方中的运用绝非可有可无，反而祛邪药在膏方中的合理运用，直接关系到膏方的疗效，用对了药，祛邪就是“进补”，用错了药，补药亦可“有毒”。正如《景岳全书》中所言：“补泻之法，补亦治病，泻亦治病。”

一、以平为期，以和为贵，戒阴阳不辨

气血阴阳、五脏六腑之间原有动态平衡的破坏是导致疾病发生的关键因素，故中医治法实则为调和平衡的过程，膏方施治宜遵从“法于阴阳，和于术数”之理，“以平为期”“以和为贵”，而此平和之道，既有医患沟通平和之道，又有辨证论治平和之法，还有细料、辅料之间的阴阳平和之理。

《素问·四气调神大论》载：“四时阴阳者，万物之根本也。所以圣人春夏养阳，秋冬养阴，以从其根，故与万物沉浮于生

长之门。逆其根，则伐其本，坏其真也……从阴阳则生，逆之则死；从之则治，逆之则乱。”然而春夏只养阳，秋冬只养阴，恐显然不妥；又春温夏暑易伤阴，秋凉冬寒易伤阳，何不春夏养阴，秋冬养阳？实则告诫人们，春夏不可只故养阴，也要养阳，秋冬不可只养阳，亦要养阴，知此理者，谓为圣人，所以“春夏养阳，秋冬养阴”，从修辞手法来看，可以看作为一种互文，无论四时天气，都要兼顾阴平阳秘，阴阳互根，不可偏盛，少偏则病，偏甚则病重。对于阳虚甚者，先回其阳，继而渐加补阴之药，因“无阴则阳无以化”；阴虚甚者，先补其阴，继而渐加补阳之药，乃“无阳则阴无以生”。即《医方集解》中所说：“人之气禀，罕得其平，有偏于阳而阴不足者，有偏于阴而阳不足者，故必假药以滋助之。”

临证膏方遣药，常选用黄芪、党参、山萸肉、巴戟肉等温振气阳，女贞子、旱莲草、何首乌、当归等培补阴血，升麻、柴胡、枳壳、沉香等畅达气机，力求恢复机体内外平衡、脏腑平衡、气血阴阳平衡，从而达到精之充沛、神之安逸、气之行畅、血之通利的目的。亦即《医源》所言：“以药性之阴阳，治人身之阴阳，药性之升降，调人身之升降，则人身之阴阳升降，自合于天地之阴阳升降矣。”

辨阴阳还要注意辨真假，真虚当补，假虚忌补，我们的医学史上有很多流派，有主张温热的如火神派，有主张养阴的如滋阴派，每个医生还有自己用药的偏爱，这个现象甚至于是中医的一大特色，但是运用到一个具体的患者身上，我们就不能盲目地用医学流派来指导我们的医疗行为，千人一方固然会有效果，但疗效绝不可能是百分之一百，只要不是百分之一百，那就势必有一部分人不适合，甚至有人可能因此丧命。

二、调畅气血，重在脾肾，戒补气太过

气是维持人的生命活动的根本，所谓“人之所生，全赖此气”。血在体内发挥着营养和滋润的作用，是神志活动的物质基础。气血相依，气为血之帅，血为气之母，气能生血、行血、摄血，血能养气、载气，血脱则气脱，失血会失气，所谓有形之血不能速生，无形之气所当急固。所以，这也是膏方运用参类以补气的意义，但这并不是说每个气虚的患者都需要大补气血，这就涉及参类自身的寒热性味问题，补气之参有人参、党参、太子参、沙参等，这里就特别要注意“气有余便是火”的临床运用。

膏方中本就有阿胶等滋腻的药物，容易碍胃，补气药诸如党参、黄芪之类可能加重患者中脘不舒、闷堵纳呆之感；而能否顺利地服完所配制的膏方，都有赖于脾胃功能。所以，一定要顾护脾胃，注意脾气的运化，益气的药、健脾的药，用对了是健脾，用过了就是碍脾的，这是一个辩证关系。特别随着人民生活水平的提高，生活条件越来越优越，食物越来越丰富，营养或有偏颇，但却鲜有不足，在这种情况下，使用碍脾胃的药特别要小心，可在补益的同时适当加入一些疏泄的、理气的、祛湿的、化湿的、清热的、解毒的药，甚至在这方面的使用还要比例多一点。

那反过来，真正虚的人来了之后，还是得要敢于补，尤应重视脾胃，《医醇賸义》指出：“虚劳内伤，不出气血两途。治气血虚者，莫过于脾肾。水为天一之元，气之根在肾；土为万物之母，血之统在脾。”土为万物之母，脾土受伤，则失其健运之职，临证可见患者饮食不消；兼寒则呕吐，兼湿则濡泄。而饮食减少，众脏无以禀气，则虚羸日甚，诸疾丛生。治脾胃者，当补其虚、除其湿、行其滞、调其气，故处方多选用党参、白术、茯苓、山药、薏苡仁、扁豆、莲子等补脾之药，且茯苓、山药、薏苡仁理脾而兼能渗湿。

脾肾两脏皆为根本，不可偏废。古人谓“补脾不如补肾”，是因命门之火，可生脾土；或谓“补肾不如补脾”，乃因饮食之精，自能下注于肾。然膏方调理，须知脾弱而肾不虚者，宜补脾为亟；肾弱而脾不虚者，则补肾为先；若脾肾两虚，则并补之。对于脾胃虚者，选用运脾、实脾或消导之法，可以玉竹、北沙参、石斛等养胃阴，黄芪、黄精、党参、白术等益脾气，砂仁、木香、白豆蔻等理脾气，藿香、佩兰、紫苏梗等化脾湿；并慎用大苦大寒、大辛大热的药物，以防止寒凉的药物伐脾阳，辛燥的药物伤胃阴。至于脾胃虚弱、阳气不升者，多用

葛根、柴胡以佐参、芪升提之力，如补中益气汤、举元煎之类，皆为补中升发阳气之要药。肾主藏精，“形不足者，温之以气；精不足者，补之以味”。故肾虚者，宜用气浊味厚之品，或血肉有情之物，同类相感，生克有济。可选鹿角胶、锁阳、肉苁蓉等壮阳填精，山萸肉、巴戟肉、仙茅、仙灵脾等温肾阳，枸杞子、何首乌、女贞子、旱莲草等滋肾阴。

三、虚实互见，攻补兼施，戒扶正而不祛邪

虚证宜补，实证宜泻，此人尽皆知。然临证之时，虚实夹杂之证屡见不鲜。有体虚而证实者，如虚体之人冒风、伤食；体实而证虚者，如强壮之人劳倦、失血；或体本不虚，而邪深难出；又或体已极虚，而外邪尚伏等。若纯用补法，则邪气益固；纯用攻法，则正气随脱。因此，古有攻补同用之法。膏方施治，虽以补益为主，但绝非专一执补，需根据不同证型，或寒热并用，或攻补兼施，灵活变化。针对虚实互见患者，膏方选药，可依据药性，攻者攻强，补者补弱，各尽其能。用补之法，贵乎先轻后重，务在成功；用攻之法，必须先缓后峻，及病则已。

在运用膏方辨证调补时，应根据兼夹邪实，酌以理气、化痰、清热、祛瘀等药，攻补兼施。如见气滞胃腹胀痛，加木香、苏梗、郁金、八月札等疏肝理气、和胃止痛；脾虚腹泻，加葛根、薏苡仁、荷叶、藿香、佩兰等升清降浊、芳香化湿；肝火犯胃，泛酸，加炙刺猬皮、吴茱萸、黄连、海螵蛸、煅瓦楞等清肝和胃、敛酸止痛。此外，相火上升而咽喉痛者，知柏地黄丸再加玄参、僵蚕、桔梗；乏力神疲体倦，加功劳叶、仙鹤草、景天三七、生黄芪、炙黄芪；心下痞满泛恶，加藿香、佩兰、荷叶、苏梗、旋覆花、丁香；土湿侮木，肝郁木旺，加天麻、生石决明、菊花、蔓荆子等。更有专主一证之要药，如肝肾虚寒腰痛用杜仲，肝肾虚热腰痛用女贞子，阳虚劳损脊痛用鹿角片，阴虚劳损脊痛用狗脊。

扶正与祛邪，如同西医免疫抑制和免疫亢进、中医虚与实的道理这样。对于有实证的患者要祛邪，很显然我们必须要区分到风寒暑湿燥火，又风为百病之长，善行而数变，因此我们还应适当加用祛风药。至于内生五邪，尤以内湿为要，但是湿有多有少，有轻有重，有夹寒夹热，又可以因为湿而导致的气血运行不畅，而发生的气滞血瘀。所以，在考虑湿的时候，要把气血寒热兼顾进去。

处方时选药是搭配，用量是支配，有单味药药量的支配，亦有不同类型药物比例的支配，搭配是有无的性质关系，支配是有多少的程度关系。补三分，祛邪七分，还是补七分，祛邪三分，还是各半，这个都有选择和调节的余地，但这个多与少无法用天平来衡量，要靠我们医者的经验积累，常常反思。《景岳全书》在论述补泻要领时有言：“凡临证治病不必论其有虚证无虚证，但无实证可据而为病者，便当兼补，以调营卫精血之气；亦不必论其有火证无火证，但无热证可据而为病者，便当兼温，以培命门、脾胃之气。”张景岳此说对临证颇有启迪，如寒者当温，须详审其不当温；热者当清，须详审其不当清；虚者当补，须详审其不可补；实证可泻，须详审其不可泻。

所以，调气血，和阴阳，顾五脏，兼邪正，平寒热，若要想一张处方能够起到疗效，这些都是至关重要的。

四、细问详记，字迹清晰，戒利欲熏心

组方的前提，势必需要通过问诊和沟通来采集详细病史，并将症状、病史、舌脉、查体、治则记录到方笺上，其中不但要体现临床和学术观点，遣词组句还应具有良好的文学修养，这需要本身的积累和文化底蕴。许多老先生会用到毛笔或者硬笔书法来书写膏方，这就更加是一份融合技术与艺术的作品了，然而确实不可能要求每一位医生都能成为书法家，在我的观点里，至少能做到字迹清晰，认真书写，这样给患者的感觉，他所拿到的是一份经过缜密思考书写的中医处方，而不是一份没有温度的“制膏通知”，他会很珍惜，也会就此特别珍视和尊重为他诊治的膏方医生。同时，膏滋涉及诸多昂贵名贵中药材，用药时切记按需选用，切不可利欲熏心，滥用乱用。

第六讲 膏滋的用药选择

阴阳和，寒热平；
五脏调，气血荣；
枢机畅，邪正顾；
虚实戒，无疏漏。

膏滋的药物按药物的性质来分，有饮片、细料、胶类、糖类和黄酒；若按药物的作用来分，有治疗药、滋补药、健运消导药和辅料，其类型缺一不可，而选药各有偏好，选用药物过程中还应注意有些药物有助于收膏赋形，常用的有助于收膏的药物主要见于一些果实类、滋腻厚味类或含淀粉的药物，本篇介绍一些本人饮片药物常用的药对以供参考，辅料类另赋篇介绍。

一、治疗为主，慎用损肝碍脾伤肾药物

膏滋的根本作用是疗疾治病，故其组方无论是饮片，抑或细料种种，都应当以针对原发疾病的治疗为主，即按平日饮片汤剂中的处方原则，辨何证取何方，是何疾用何药，因人而异，因病而异。鉴于与日常处方不同的是，膏方的制作工艺精细，价格昂贵，服用时间比较长；若医者有个人偏温偏凉的喜好，平日的饮片处方服用不过旬日，患者若有服用不适，随访易方加药煎煮尚属便捷，但膏方的服用过程，则会出现诸多不便。这就要求我们处方之时，要充分考虑，平衡阴阳，注意遵守药物配伍中的“十八反”“十九畏”，由于膏方服用时间较长，尤其要注意中药的毒副作用，对于一些可能存在肝肾损伤、碍胃滞脾的药物应当慎用，或小其量或配伍使用一些保护肝肾的药物。对于连续多年膏方复诊的患者，此类药物根据需要可采用隔年使用的方法，以避免不必要的药物性损伤。

二、滋补脾肾，健运消导药具动势

四君子汤、四物汤、六味地黄丸、金匮肾气丸、归脾汤、玉屏风散皆为常用方剂。然滋补之药，气有余可化火，血过热可妄行，体虚温阳太过可虚火上煽，养阴滋腻太过可脾胃呆滞，故补气血时应当注意兼顾清虚热，补益时当注意中焦消导。例如，山楂、神曲、鸡内金等，一方面可直接治疗脾胃疾病，另一方面可有助于药物的吸收和脾胃的保护，整张处方都应注重药物的动势，使得气畅药力行，血行药效至，使补而不滞，此之谓“调”。从气来说，气逆、气陷、气攻、气走窜等都需要根据不同情况来具体分析而用药，而不是单用一种方法，此亦谓“调”。从血来说，血要养，亦要“调”。以下试举几组常用药组为例。

1. 仙鹤草、功劳叶　仙功治乏力，补气不助火

仙鹤草味苦、涩，性平，归肺、肝、脾经；功能收敛止血，消积止痢，解毒消肿；主治咯血、吐血、衄血、尿血、便血、崩漏及外伤出血，腹泻、痢疾，脱力劳伤，疟疾，疔疮痈肿。其收敛止血的功用已为古今医家所重视，但对其补气功效则多忽略。江浙一带农村常用此草配红枣煮食，调补气血，治脱力劳伤，效果甚好，故又名“脱力草”。功劳叶即十大功劳叶，味苦，性寒，归肺、肝、肾经；功能清虚热，燥湿，解毒；主治肺痨咳血，骨蒸潮热，腰膝酸痛，湿热黄疸，带下，痢疾，风热感冒，目赤肿痛。二药合用，对于气虚者，补气而不助火；对于已有虚火者，有清退之效。

2. 灵芝草、景天三七、红景天、大狼把草、金雀根　灵景五味益气阴，通脉清热兼安神

灵芝草味甘，性平，归肺、心、脾经；功能益气强壮，养心安神；主治虚劳羸弱，食欲不振，心悸，失眠，头晕，神疲乏力，久咳气喘。景天三七味甘、微酸，性平；功能散瘀止血，安神，解毒；主治各类血证，跌打损伤，心悸，失眠，疮疖痈肿，烫火伤，毒虫蜇伤。红景天味甘、涩，性寒，归肺经；功能清肺止血，散瘀，消肿；主治肺热咳嗽，咯血，胸痹心痛，类风湿关节炎，白带，腹泻，跌打损伤，烫火伤，神经麻痹症，高原反应等。大狼把草味甘、微苦，性平；功能清热解毒，利湿，通经，另说有补虚清热之效。四药合用，具有益气通脉、养心安神之效，又可规避气余化火之弊，适用于冠心病、高血压、高脂血症、心律失常等各类心系疾病。大狼把草亦可用金雀根替代，金雀根味苦，性平；功能清肺益脾，活血通脉；主治虚损劳热，关节痛风，跌打损伤，对高血压、妇女白带、血崩也有效，亦可与大狼把草叠加使用。而灵芝草、景天三七、大狼把草（或金雀根）又被我等昵称为轻灵三味，灵芝草、景天三七、红景天则为君灵三味。

3. 穞豆衣、女贞子、旱莲草　穞三味，益肝肾

穞豆衣味甘，性凉，归肝肾经；功能滋阴养血，平肝益肾，兼有祛风解毒，清虚热之功；主治眩晕，头痛，阴虚烦热，盗汗，风痹，湿毒，痈疮。女贞子味甘、苦，性凉，归肝、肾经；功能补益肝肾，明目，清虚热；主治头晕目眩，须发早白，视物昏花，阴虚发热。旱莲草味甘、酸，性凉，归肝、肾经；功能滋补肝肾，凉血止血；主治各种吐血，如鼻出血、咳血、肠出血、尿血、痔疮出血、血崩等症，亦有乌发、黑发功效。三药合用功能滋阴养血，补益肝肾，兼有清虚热之效。

若想增加滋阴养血、补益肝肾、填精却劳之效，可加桑椹子变为穞四味。桑椹子味甘，性寒，归心、肝、肾经；功能滋阴补血，明目生津，润肠；主治久病体虚，肝肾阴虚，腰膝酸软，目暗耳鸣，关节不利，肠脏便秘，津亏血少，潮热遗精，糖尿病。若想再增加补肾清肝之效，尤其肝阴不足有阳僭动风之象者，可加用楮实子变为穞五味。楮实子味甘，性寒，入肝，脾、肾经；功能补肾清肝，明目，利尿；主治腰膝酸软，虚劳骨蒸，头晕目昏，目生翳膜，水肿胀满。

4. 玉竹、黄精　玉黄滋肺肾，治劳嗽消渴

玉竹味甘，性平，归肺、胃经；功能滋阴润肺，养胃生津；主治燥咳，劳嗽，热病阴伤，咽干口渴，消渴，阴虚外感，头昏眩晕，筋脉挛痛。黄精味甘，性平，归脾、肺、肾经；功能养阴润肺，补脾益肾，滋肾填精；主治阴虚劳嗽，肺燥咳嗽，脾虚乏力，食少口干，消渴，肾亏腰膝酸软，阳痿遗精，耳明目暗，须发早白，体虚羸瘦，风癞癣疾。二药合用，有养阴润肺、肺肾兼补之效，尤其适用于久咳劳嗽及糖尿病的患者。

5. 炒党参、炒苍术、炒白术、炒山药　参山二术，健脾四味炒

党参味甘，性平，归脾、肺经；功能益气，生津，养血；主治中气不足之体虚倦怠、食少便溏，肺气亏虚之咳嗽气促、语声低弱，气津两伤之气短口渴，气血双亏之面色萎黄、头晕心悸等。炒苍术味辛、苦，性温，归脾、胃经；功能燥湿健脾，祛风湿，解表，明目；主治湿阻脾胃，脘腹胀满，寒湿白带，湿温病，以及湿热下注、脚膝肿痛、痿软无力之证，风湿痹痛、肢体关节疼痛，风寒表证，夜盲、眼目昏涩。炒白术味苦、甘，性温，归脾、胃经；功能健脾益气，燥湿利水，止汗，安胎；主治脾胃气虚之运化无力，食少便溏，脘腹胀满，肢软神疲，肌表不固而汗多，胎动不安，脾虚水停之痰饮、水肿、小便不利。炒山药味甘，性平，归脾、肺、肾经；功能补脾养胃，生津益肺，补肾固精；主治脾胃虚弱、肺肾虚弱，亦用于阴虚内热、口渴多饮、小便频数的消渴证。四药合用可治脾虚泄泻或久病脾胃气阴不足的脘闷不思食、神倦、腹泻等，助脾胃运化。

6. 山萸肉、巴戟肉　山巴肉，补肝肾，益精血

山萸肉味甘、咸，性平，归肝、肾经；功能固精缩尿，补肾助阳；主治遗精滑精，肾虚阳痿。巴戟肉味甘、辛，性微温，归肾、肝经；功能补肾阳，益精血，强筋骨，祛风湿；主治肾阳虚弱的阳痿、不孕、月经不调、少腹冷痛等，以及用于肝肾不足的筋骨痿软，腰膝疼痛，或风湿久痹、步履艰难。二药合用，对于肾阳虚衰者，具有补益肾阳、强筋健骨之效。

7. 紫河车、坎炁　脐盘同用，大补元精

紫河车，即健康人的干燥胎盘，又名胎盘、胎衣，味甘、咸，性温，归肺、肝、肾经；功能补肾益精，养血益气；主治阳痿遗精，腰酸头痛耳鸣，气血不足诸证，肺肾两虚之咳喘。坎炁，为出生婴儿的脐带，味甘、咸，性温，归肾经；功能补肾，纳气，敛汗；主治肾虚之喘促，肺虚之久咳、自汗盗汗等症。《本草经疏》云："人胞乃补阴阳两虚之药，有返本还原之功。"二药合用，治疗肾气不足、精血衰少所致的不孕、阳痿、遗精、腰酸、头晕、耳鸣，亦可治疗肺肾两虚的喘嗽，尤作未喘嗽时固本之用。

8. 杜仲、桑寄生　仲寄生益肝肾，强腰脊，安胎动

杜仲味甘，性温，归肝、肾经；功能补肝肾，强筋骨，安胎；主治肝肾不足的腰膝酸痛，下肢痿软，阳痿，尿频等症，以及肝肾亏虚、下元虚冷的妊娠下血、胎动不安、习惯性流产等。桑寄生味苦、甘，性平，归肝、肾经；功能祛风湿，益肝肾，强筋骨，安胎；主治风湿痹证，腰膝酸软，胎漏下血，胎动不安等症。杜仲、桑寄生合用见于独活寄生汤、杜仲丸等方。二药合用，对于肝肾亏虚、腰膝酸软，或有胎动之象者，具有补益肝肾、强筋骨、安胎之效。

9. 炒当归、生地、熟地、砂仁、蔻仁　二地归二仁，补血养阴防滋腻

当归味甘、辛，性温，归肝、心、脾经；功能补血调经，活血止痛，润肠通便；主治血虚诸证，虚寒性腹痛，跌打损伤，痹痛麻木，痈疽疮疡，血虚肠燥便秘。本品补而不滞，能补血活血，为补血之圣药，又善止痛，为调经要药。生地味甘，性寒，归心，肝，肾经；功能清热凉血，养阴，生津；主治热病舌绛烦渴，阴虚内热，骨蒸劳热，内热消渴，吐血，衄血，发斑发疹。熟地黄味甘，性微温，归肝、肾经；功能补血养阴，填精益髓；主治血虚诸证及月经不调、崩漏等，肝肾阴虚诸证。熟地为补血和滋肾阴要药。此三味药常同用以共奏补血凉血活血、养阴填精生津之功，然三者皆为滋腻之药，易碍胃阻中，故常与健脾药砂仁、蔻仁同用。砂仁味辛、性温，归脾、胃、肾经；功能化湿行气，温中止泻，安胎；主治湿困脾土、脾胃气滞证，脾胃虚寒吐泻，气滞妊娠恶阻及胎动不安。白豆蔻味辛，性温，归肺、脾、胃经；功能化湿行气，温中止呕；主治湿阻脾胃，脘腹胀满，不思饮食，胸闷气滞，以及湿温初起等症和恶心呕吐。二药合用具有辛温通散，善宣化湿泻浊，行气散滞，醒脾开胃，宽胸利膈，温中散寒，止呕和胃的作用。现代研究有增加胃肠蠕动的作用。

10. 补骨脂、骨碎补　破碎补，益肾续筋强骨

补骨脂，又名破故纸，味辛、苦，性温，归肾、脾经；功能补肾助阳，固精缩尿，暖脾止泻，纳气平喘；主治肾虚阳痿、腰膝冷痛，肾虚遗精、遗尿、尿频，脾肾阳虚五更泄泻，肾不纳气、虚寒喘咳；外用可治白癜风、斑秃。骨碎补味苦，性温，归肝、肾经；功能活血续筋，补肾强骨；主治跌打损伤，筋伤骨折，瘀肿疼痛，以及肾虚腰痛、足膝痿弱、耳鸣耳聋、牙疼及久泄。二药合用，对于肾阳亏虚的患者，具有益肾强骨之效。

三、养心安神，治百病皆先顾心神

心为君主之官，主明则下安，主不明则十二官危，故处方无论有无心疾，总喜以养心安神之药相佐之，常用方剂如

甘麦大枣汤，此方有清心第一方之称，另有常用药对如下。

1. 莲心、莲肉、大枣　心莲枣，清心、养心、养血安神

莲心味苦，性寒，入心、肾经；功能清心，平肝，止血，固精；主治神昏谵语，烦躁不眠，眩晕目赤，吐血，遗精。莲肉味甘、涩，性平，归脾、肾、心经；功能补脾止泻，止带，益肾涩精，养心安神；主治脾虚泄泻，带下，遗精，心悸失眠。大枣味甘，性温，归脾、胃经；功能补中益气，养血安神，缓和药性；主治食少、便溏，倦怠乏力之脾虚证，脏躁及失眠，也用于药性较峻烈的方剂中，以减少烈性药的副作用，并保护正气。三药合用既能清心安神，又能养心安神，还能养血安神。若无禁忌，几乎每剂膏滋皆使用。

2. 酸枣仁、柏子仁　柏枣二仁，养心安神定悸

酸枣仁味甘、酸，性平，归心、肝、胆经；功能养心益肝，安神敛汗；主治心悸失眠，体虚多汗。《名医别录》曰：酸枣仁“补中，益肝气，坚筋骨，助阴气”。现代研究有镇静、催眠、抗惊厥作用，镇痛、降温作用，抗心律失常与抗心肌缺血作用，降压作用，降血脂作用，防止动脉硬化作用等。柏子仁味甘，性平，入心、大肠、肾经；功能养心安神，润肠通便；主治虚烦失眠，心悸怔忡，肠燥便秘等症。《本草纲目》载“其气清香，能透心肾”，可“养心气，润肾燥，安魂定魄，益智宁神”。柏子仁富含油脂，有润肠通便之功。现代研究有润肠作用，有改善记忆障碍作用等。二药合用有养心安神定悸之效。对于痰多患者，可改柏子仁为远志，远志味苦、辛，性微温，归心、肾、肺经；功能宁心安神，祛痰开窍，消散痈肿；主治心肾不交之失眠多梦，心悸怔忡，痰阻心窍神昏，惊痫抽搐，寒痰咳嗽，痈疽肿毒，乳房肿痛。其味辛通利，既能祛痰，又利心窍，故可用治痰阻心窍之癫痫、抽搐及痰迷癫狂症。现代研究有祛痰作用，镇静与抗惊厥作用，降血压作用，抗菌作用等。

四、邪有内外，化痰祛湿虚实兼顾

膏方亦需兼顾邪实，邪有内外，以风为例，有防风、羌独活之祛外风者，亦有天麻、钩藤、潼白蒺藜之祛内风者，外风、内风皆可治头痛眩晕之证，甚有内外邪兼具者，其治疗皆可在同一膏方处方中体现。化痰湿药亦为常用，病痰饮者当以温药和之，然温药或多香燥，若患者本有阴虚之象则取舍不易，或取半化半补，亦可在用药上有所微调，如半夏、陈皮，恐半夏过燥，可以竹茹代之，或半夏、竹茹各半使用，使得化痰湿而兼顾清虚燥除烦，一举两得。

五、收膏赋形，不可亦无须全赖辅料

膏方服用简单，但制作工艺复杂，其中收膏赋形即是非常重要的步骤。若处方得当，收膏时“挂旗”精美。但若配伍不当，收膏困难实属憾事。很多人以为收膏依赖胶类、糖类，其实不然，我们的饮片处方中，就有很多药物有助于最后的收膏。

1. 滋腻药物

熟地黄、制首乌、巴戟肉、山萸肉、黄精、天冬、玄参、沙参、太子参、天门冬、麦门冬、百合、百部、酸枣仁。

2. 果实类药物

枸杞子、五味子、桑椹子、金樱子、楮实子、柏子仁、覆盆子、大枣等。

3. 含淀粉高的药物

山药、芡实、薏苡仁、莲肉、白扁豆、茯苓等。

这些药物皆可有助于收膏，故不可也不需要完全依赖辅料收膏。

第七讲 膏滋的细胶辅料

毋求速效，毋求大功；
毋求贵贱，毋求取宠；
毋求献媚，毋求哗众；
毋求偏执，过犹不及。

膏方的组成除了中药饮片以外，还有细料药、胶类、辅料的选用，辅料中包括糖类和黄酒，其种类多样，功效各异。不少药材来源珍稀，价格昂贵，故应当遵从按需选用的原则，详究药物偏胜之性以纠人体阴阳之不平，并兼顾矫味赋形的功能。

一、细料药

细料药是一些参茸类和其他贵重药物的统称，又称“细贵药材”，是处方中体现膏方补益虚损功效的重要组成部分。细料药的品种来源主要有参类、贵重动物药、贵重矿物药、贵重植物药、贵重菌藻类药、药食两用补益药等。

1. 人参类

人参的分类，从生长的范围来说，有野山参、人工栽培、移山参等。野生的为野山人参，人工栽培的为园参，而将幼小的野山参移植回田间，或将幼小的园参移植与山野而成长为的人参，称为移山参。人参以年代越长越好，其中以野山参最佳。野山人参大补元气力量最大，移山参，园参的功效与野山参相仿但补虚的力量较差些。

人参从炮制加工制作的角度来分类，大体上可以分为生晒参、糖参、红参及其他。生晒参的炮制一般是将人参洗净，再用硫黄熏过后晒干。红参是将人参蒸熟后晒干，而糖参则是用人参浸人糖渍又名白参。还有一些是人参的支根称为条参、人参的须根称为参须。人参的质量除野山参外，生晒参、红参质量较好，条参及参须较弱。

人参产于朝鲜者又名别直参或高丽参。由于其加工炮制的方法不同，品种有红参、白参之分，而以高丽红参为最佳。

再说一下人参的参芦，也就是人参的根茎部分，具有催吐的作用，无滋补作用。所以，人参不是全身都有滋补作用的，在膏方运用中就要注意。特别是患者现在喜欢自己打人参粉的时候，不要把参芦一同放进去。

人参性微温，味甘、微苦，具有大补元气、补脾益肺、益气生津、宁神益智等功效，可用于治疗一切虚证，是补气第一药，不仅可以用于抢救虚脱，还可用于治疗各种气虚证。此外，对于心悸怔忡失眠，人参亦可建功，《神农本草经》云，人参可以“补五脏，安精神，定魂魄，止惊悸，除邪气，明目，开心益智”。人参可以单独使用，名为独参汤，也可以根据不同情况和症状与其他药物配伍使用。人参在膏方中的使用非常广泛，可配以熟地成为补气血治疗头昏眼花、精神疲乏的两仪膏。亦可以配当归、白芍、川芎、白术、茯苓、甘草、熟地成为八珍汤。大部分人总是觉得人参是补药是热药，不敢用于热病，其实人参有益气生津的作用。在热病引起的汗多口渴、虚烦气短、精神疲乏、口干舌燥、舌红脉虚等表现时，人参配以麦冬、五味子可以益气生津养心补气，这就是著名的生脉散。人参也可以治疗失眠多梦、心悸易惊，配伍黄芪、白术、茯苓、当归、酸枣仁、桂圆肉、远志、木香、甘草、生姜、红枣可以治疗心脾两虚引起的心血不足、心悸易惊、胃纳差、记忆力下降、疲乏无力、神经衰弱等。

西洋参与人参均为补气良药，但西洋参味甘、微苦而性寒，适用于气阴虚而有火之证。故张锡纯云：“西洋参性凉而补，凡欲用人参而不受人参之温补者，皆可以此代之。”故余常常生晒参与西洋参同用，使益气而不助火。

红参是参的熟用品，性偏温，其功效主治近于人参，而更适用于阳气虚弱者。中国红参和高丽参其原料都是水参（系采自参田，尚未经晒干过程的人参）加工而成，中国红参是中国东北地区产的水参，高丽参是朝鲜半岛产的水参。高丽参在加工成红参以后又进行了深加工，故高丽参和红参在成分基本相似。

2. 贵重动物药

贵重动物药数羚羊角粉、鹿茸片、海马、海龙、紫河车粉、坎炁粉、蛤蚧粉、珍珠粉、猴枣散等为常用之品。

羚羊角粉有息肝风、平肝阳、清肝热之功，其性咸寒，清热力强，多用于治疗热极生风之惊痫抽搐、肝阳上亢之头晕目眩及肝火上攻之目赤头痛等症，且有清热解毒之效，又可治疗温热病热毒炽盛或热毒发斑。现代多可用于高血压、急性高热惊厥、急性脑卒中等急危重症。

鹿茸为治疗阳虚证第一要药，其性咸温，为血肉有情之品，能补肾助阳，强筋健骨。《神农本草经》云：“主漏下恶血，寒热，惊痫，益气强志，生齿不老。”《本草纲目》云：“生精补髓，养血益阳，强筋健骨，治一切虚损，耳聋目暗，眩晕虚痢。”但服用本品宜从小量开始，缓缓增加，不宜骤用大量，以免助阳太过，伤阴动血。

海马生于海，形似马，故名。为海龙科动物线纹海马、刺海马、大海马、三斑海马或小海马（海蛆）的干燥体。海龙为海龙科动物刁海龙等多种海龙除去内脏的全体。两者性温，专补肾阳，《本草新编》言海马“入肾经命门，专善兴阳，功不亚于海狗”，两者常同用于肾阳虚之阳痿遗精性冷，亦可用于老年男性患者。

紫河车系健康人的胎盘，为血肉有情之品，能填精助阳，益气养血，既能治疗宫寒不孕、腰酸、阳痿等肾阳亏虚之证，又能治疗面色萎黄、须发早白等气血不足之象，亦对肺肾两虚之虚喘劳嗽有效。坎炁即胎儿之脐带，功效近同紫河车，而专擅补肾纳气，尤善治疗哮喘之肾虚喘咳气短，《本草纲目》云：“胎在母腹，脐连于胞，胎息随母。胎出母腹，脐带既剪，一点真元，属之命门丹田。脐干自落，如瓜脱蒂。故脐者，人之命蒂也。以其当心肾之中，前直神阙，后直命门，故谓之脐。”

蛤蚧因其叫声而名，一年之中多有发情交配期，故能补肾助阳，治疗遗精阳痿。蛤蚧性平，又长于补肺肾之气，止咳定喘，对于慢性哮喘的久咳虚喘多有神效。古传蛤蚧“毒在眼，效在尾”，谓其眼睛上部腺体内及爪内均有毒，入药当挖眼去足，然现代研究并未证实其毒，亦可能是进化过程中的变化，各有见解。所以，蛤蚧使用中要成对使用，并尾巴齐全。

珍珠粉为性寒、质重、沉降之品，故为重镇安神之药，多用于治疗心悸失眠、心神不宁及惊风、癫痫等神志失常之患；且其敛疮吸湿作用好，能生肌长肉。

猴枣散为猴科动物猕猴等的胃或胆的结石研磨而成，其产量稀少，以个匀、青黑色、有光泽、断面有层纹者为佳。擅长清热豁痰，定惊，治疗小儿痰热咳喘或高热惊风，疗效显著。

3. 贵重矿物药

贵重矿物药如琥珀等。琥珀既可镇惊安神，又可活血散瘀，还可利尿通淋，多可运用在心悸失眠、惊风癫痫，或见小便不利，对瘀血阻滞所致的痛经经闭、心腹刺痛、癥瘕积聚亦有效果。《名医别录》云：“味甘，平，无毒。主安五脏，定魂魄，杀精魅邪鬼，消瘀血，通五淋。”

4. 贵重植物药

贵重植物药如西红花、川贝粉、三七粉、枫斗等。

西红花功同红花，而力尤甚，为名贵植物药材，对于各种瘀血阻滞所致的妇女闭经产后、跌打损伤、胸膈不适等，均效果显著，又有凉血解毒之功，尤宜于温热病热入血分发斑、热郁血瘀、斑色不红活者。但孕妇忌用。

川贝粉为川贝母研粉，川贝母近年来因产量减少而日趋珍贵，尤以质坚、色白、个小、粉性足为佳。川贝母味苦甘而性微寒，滋润性强，长于润肺化痰，尤其适用于肺热燥咳及阴虚劳嗽，并有软坚散结之功。

三七可用于各种跌打损伤所致的瘀血肿痛及各种出血证，亦可治疗瘀血阻滞引起的心胃疼痛，但其性温，不可久服，阴虚燥热及热毒壅盛者忌服。明代以来，医家皆视三七为化瘀止血、消肿止痛之良药，所谓“止血而不留瘀，化瘀而不伤正”。

石斛的种类很多，铁皮石斛是石斛中功效最好的品种，位列“中华九大仙草”之首。鲜铁皮石斛不仅保留了铁皮石斛的所有功效成分，而且比枫斗更容易吸收。但是鲜品铁皮石斛不易保存，干品枫斗较易保存。枫斗最擅生津除热，热病伤阴之人可用；又能滋肾阴，退虚热，用于阴津亏虚，虚热不退；兼能明目、强筋骨，可治肝肾阴虚而见目眼昏花、筋骨痿软、腰膝无力之症。

5. 贵重菌藻类药

贵重菌藻类如虫草、灵芝等，两者均为九大仙草之属。虫草性甘平，专补肺肾，尤其善于治疗肺肾两虚之久咳虚喘、劳嗽咯血，对于体虚自汗亦有功用。虫草为平补之品，久服方效。近年来虫草价格大涨，已逾黄金。灵芝具有安神补虚、止咳祛痰之效，尤擅安神定悸，能治疗心神不安、失眠惊悸。《神农本草经》云：“味甘温。主耳聋，利关节，保神，益精气，坚筋骨，好颜色。久服轻身不老，延年。”可见，灵芝长期服用可以延年益寿。

6. 药食两用补益药

药食两用补益药如黑芝麻、胡桃肉、枣泥、龙眼肉、莲肉、梨等，其中多被《神农本草经》列为上品。

黑芝麻有补益精血之作用，其性味甘平，久服可治疗华发早白、血虚眩晕之症。因其为种子，内含油脂，又可润肠通便。胡桃肉具有补益肺肾之效，能纳气定喘，又因含有油脂，亦能润肠通便，《食疗本草》云：“通润血脉，黑须发，常服骨肉细腻光润。”枣泥入膏可以调和药味，缓和药性，增进药效。同时大枣具有补中益气、养血安神之效，对于妇人脏躁或面色萎黄等多有作用。龙眼肉为补血之良药，又善益心脾、安神智，治疗心脾气血两亏之失眠尤为合适，久服可强魂魄、耳聪目明。莲肉具有补脾止泻、益肾涩精、养心安神之功效，用于脾虚久泻、遗精带下、心悸失眠。梨味甘微酸、性凉，入肺、胃经；具有生津、润燥、清热、化痰、解酒的作用；既可用于热病伤阴或阴虚所致的干咳、口渴、便秘等症，也可用于内热所致的烦渴、咳喘、痰黄等症。

二、胶类

常用胶类有陈阿胶、黄明胶、鹿角胶、鳖甲胶、龟板胶等，而使用这类动物类来源的胶制成的膏滋称为荤膏，这些动物类胶不仅是补益虚损的重要组成部分，而且有助于膏滋赋形。而不添加动物类胶的膏滋则称为素膏，仅以糖和蜂蜜熬炼成膏。

诸胶皆补，独阿胶尤妙。以其色黑属水，填精固肾，滋阴润燥，养阴补血。现代药理证实，阿胶能改善造血功能，增加血液中红细胞数量和血红蛋白，促进钙的吸收。此外，新产阿胶热毒重，容易引起咽喉干燥、齿鼻衄血等副作用，因而阿胶入药以陈阿胶为佳，尤其是存放3年以上者，火毒基本消退。阿胶性质黏腻，有碍消化，故脾胃薄弱、不思饮食或纳谷不消者，均忌服用。

黄明胶为牛科动物黄牛的皮所熬制的胶块。《本草汇言》言黄明胶“其性黏腻，其味甘涩，入服食药中，固气敛脱。与阿胶仿佛通用，但其性平补，立于虚热者也。如散痈肿，调脓止痛，护膜生肌，则黄明胶又迈于阿胶一筹也”。黄明胶性味甘平，有别于阿胶，在消痈止痛、活血生肌方面胜于阿胶，常可用于外科或骨伤科疾病的膏方之中。

鹿本纯阳之兽，而诸阳之会，钟于毛角，制炼成膏，能益血助阳、生精补髓、壮精健骨，临床上多可用于阳虚精亏者，多有奇效。但由于鹿角胶药性滋腻，故阴虚火旺而见颧红头胀、烘热汗出者不宜服用。

鳖甲胶为鳖科动物中华鳖的背甲熬制而成的胶块。鳖为介类，属阴，李时珍言“鳖甲乃肝经血分之药”，故专滋肝血、益阴和阳，多可用于阴虚潮热、久疟、癥瘕积聚等多种疾病，现代临床亦可用于肝硬化、肝脾肿大、各种肿瘤、女性更年期综合征或卵巢功能早衰等病，效果显著。但对于脾胃虚寒而食少便溏者，应谨慎服用。

龟板胶为龟科动物乌龟的甲壳熬制而成的胶块。龟亦为介类，禀气北方，首常向腹，能通任脉，故灵且寿。《本草正》载：“龟板膏，功用亦同龟板，而性味浓厚，尤属纯阴，能退孤阳。”治阴虚劳热、骨蒸潮热、吐血衄血、肺热咳喘、腰膝酸软、妇人血热、赤白漏下、小儿囟门不合，均有神效。然其性禀阴寒，善消阳气，凡阳虚假热和脾胃命门虚寒等证，皆切忌之。若误用，久之则必致败脾妨食之患。

对于胶的选择应掌握其各自不同的功效特点，按照病患的情况辨证配伍选用。一般一料膏滋中，胶类用量为200～400 g不等，可以一胶单用，亦可根据需要多胶配伍使用，一些不适合使用糖类的患者，可适当增加胶的用量以助赋形。

三、辅料

1. 糖类

常用的糖类有冰糖、饴糖、蜂蜜和红糖等，膏滋中糖的使用其一能改善膏滋的口味，使其易于服用；其二能有助于膏滋收膏赋形；其三糖类本身具有一定的补益作用。

冰糖性味甘平，功能补中益气，润肺止咳，清痰祛火；主治肺燥咳嗽，无痰干咳，咳痰带血。饴糖和缓甘温，能补中缓急，《伤寒论》小建中汤即用之以和中缓急止痛。《长沙药解》云：“补脾精，化胃气，生津，养血，缓里急，止腹痛。”

蜂蜜性味甘平，功能补中缓急，润燥，解毒。《神农本草经》云：“主心腹邪气，诸惊痫痓，安五藏诸不足，益气补中，止痛解毒，除众病，和百药。久服，强志轻身，不饥不老。”《本草纲目》云蜂蜜：“入药之功有五：清热也，补中也，解毒也，润燥也，止痛也。生则性凉，故能清热；熟则性温，故能补中；甘而和平，故能解毒；柔而濡泽，故能润燥；缓可以去急，故能止心腹、肌肉、疮疡之痛；和可以致中，故能调和百药，而与甘草同功。张仲景治阳明结燥，大便不通，蜜煎导法，诚千古神方也。”可见，蜂蜜功用广泛，无论是五脏虚损还是肠燥便秘都可使用。此外，蜂蜜还能调和诸药，解毒，久服轻身延年，但妇人有乳腺增生者慎用。

糖类药物在一料膏滋中一般用量为300～500 g，视情况可糖与蜂蜜同用，使用此类药物对于糖尿病患者应当慎用。现在有元贞糖、甜菊糖、木糖醇、阿斯巴甜等天然物提取或人工合成的甜味剂，甜味剂的加入可以增加膏滋的甜味，以达到矫味的效果，但不会影响血糖水平。但是此类甜味剂的添加，必须严格按照使用说明，按量取用，不得随意超量，而因为其仅仅改变口味不具有药用价值，余平素不好使用。

2. 黄酒

黄酒是膏滋加工中必备的辅料，用于浸泡阿胶等动物类药胶。酒性大热，味甘、辛，本身不仅具有活血通络、散寒、引导药势的作用，而且可以矫正各种药胶的腥膻气味，加强药物在体内的运化吸收。制作膏滋时所用的黄酒一般为质量上乘的黄酒，用量一般为500 g，胶剂用250～500 g黄酒浸泡，但高尿酸血症或痛风患者则酌情减量或慎用。

第八讲 膏滋的煎煮制备

精于制作，服用方便；
严格把关，物尽其用。

膏滋的熬制流程是一个严密而复杂的过程，其制作经过浸泡、煎煮、浓缩、收膏、存放等几道工序。

一、器具准备

熬膏的锅一般采用铜制圆底敞口锅，因其铜质不仅不易与熬炼的药味发生化学反应，而且铜锅传热快，故水分易于蒸发。现代也用不锈钢锅、搪瓷锅，但不可用铁锅、铝锅以免引起化学反应。此外，需准备过滤用不锈钢筛具、药液存放用的不锈钢桶和准备搅拌用的平头竹棒或竹铲等。

二、浸泡

在药物煎煮前，应先对该剂膏方的各药料的不同加工要求分类，分别置于有盖容器内浸泡，如先煎、后入、分冲等，尤其对于细料药、胶类药要另锅浸泡。

饮片应先浸泡，将饮片药材均匀装入有盖的不锈钢容器内，加冷水，量约药材的8～10倍量，以浸没全部药物令其充分吸收膨胀为度，浸泡时间不少于4小时，一般为12小时。

三、特殊药物处理

1. 饮片类药物

毒性中药、介类或矿物药类药物宜先煎者在浸泡后先煎1小时，然后加入饮片共同煎煮；细小种子类、含有毛绒或黏液或丸散类中药等宜包煎者，应装入药纱袋与其他药材同煎；对于未注明研粉的贵重中药，或经长时间煎煮易降低药效的中药，应单煎取适量药液备用，药渣再与其他药物同煎；对于要求研粉的中药，应研细粉，过100目筛，备用。

2. 细贵药物的处理

在加工时，大部分细料药可以在收膏时直接加入。一些需要煎煮的细料药不能与一般饮片入汤共煎，否则用量较少的细料药所煎出的有效成分极易被数量众多的饮片药渣吸去，而有损补益之效；应该采用另炖、另煎、烊冲、兑入等方式单独处理，以达到物尽其用、充分发挥功效的目的。

膏方中的细贵药物应根据药物特性另煎炖三次以上，最后压榨取汁，合并药汁、过滤、浓缩，待收膏时直接和入浓缩的药液中，如果量少可直接研粉和入收膏的药汁中；胡桃肉、黑芝麻等可炒香研碎；龙眼肉、红枣可清洗后去皮研磨成泥。

3. 胶类的处理

胶类药则应事先用黄酒泡软，然后隔水蒸使其烊化，备用；亦可打成细粉，收膏时均匀加入。

四、煎煮

煎煮时先用大火煮沸，再用小火煮1小时左右，转为微火以沸为度。煎煮过程中要不时搅拌，使药材受热均匀，水量蒸发减少时可适当加水，微火煎煮不少于1小时，再用纱布过滤出头道药汁，再加清水，水量约为药材的6倍量，浸润原来的药渣后即可上火煎煮，煎法同前，时间不少于1小时，再次滤汁取药，此为2煎；待至第3煎时，加水量约药材的5倍，煎煮时间约半小时，此时气味已淡，滤净药汁后即将药渣倒弃，如若药汁尚浓，还可取第4煎。将3煎（或4煎）所得药汁混合，先经24～40目粗滤，在室温低于10℃的房间或低温冷柜贮存静置不少于4小时再沉淀后，经100～120目筛过滤，以药渣越少越佳。

五、浓缩

将已煎出备用的澄清液置铜锅或不锈钢锅内加热浓缩，起初可用武火，待药液沸腾后，可改用文火徐徐蒸发熬炼，保持微沸，并随时用竹勺捞去上层浮沫，同时用竹棒不断搅拌以防止焦化。在浓缩过程中要注意火力，因药汁越来越浓，越浓越容易溢出，造成药汁的浪费和损失，势必影响膏方的药效。药汁经浓缩除去大部分水分后，兑入细料药的煎液，继续加热浓缩至稠厚状，取少许滴于能吸水的纸上检视，以不散不溶于纸为度，此谓清膏。

六、收膏

在膏滋收膏阶段，按照糖的种类和质量加适量的水单独加热炼制，使糖的晶粒熔融，去除水分，净化杂质，杀死微生物，增加黏合力，避免发酵。同时，炼糖时使糖出现部分转化，适宜的糖转化率可防止膏滋久贮出现“返砂”现象（煎膏放置日久，产生糖与药汁分离，或有颗粒状析出的现象）。冰糖含水分少则炼制时间宜短，饴糖含水量多则炼制时间可稍长，均炼制到糖液显金黄色，糖泡发亮有光泽，微有青烟散出即止。炼蜜时，将过滤后的生蜜加热至出现浅黄色有光洁的均匀气泡状，用手捻蜜有黏性，两手分开时无白丝，炼蜜即成。

糖蜜炼制后趁热加入清膏中，同时适当调节火力，边加边搅拌，以免粘底焦化。经再度浓缩，素膏需兑入细粉料，在收膏即将完成时，边加边搅，混合均匀，直至成膏。荤膏则加入已烊化备用的胶类，以文火慢慢熬炼，不断搅拌。直至竹棒从锅内提起，见膏滋向下滴成三角形，即“挂旗”。若旗下有滴珠，提示水分尚多，仍须再熬。而“挂旗”大，说明膏滋熬得偏老，适于在暖冬服用；“挂旗”小，说明膏滋熬得偏嫩，适用于寒冬服用；或取少许煎膏滴于能吸水的桑皮纸上，检视其周围不现水迹；或竹棒上的膏汁下滴时成一条线；或把膏汁滴入冷水中成珠状时；或见正在加热的膏体呈“翻云头”的状态，此时可以将粉末、黑芝麻、胡桃肉、龙眼肉放入锅内，搅拌后，即可离火，收膏成功。

制成的膏滋药应无焦臭等异常气味，无糖的结晶析出，取成品5 ml放入烧杯中，加入200 ml热水，充分搅拌，静置3分钟后观察，没有焦块、药渣等异物。

七、包装、存放

膏滋药应储存在瓷罐中，亦可用陶瓷烧锅存放，但不宜使用玻璃罐、铝罐、铁罐作为容器。盛膏容器要清洁、干燥、密闭，最好经消毒柜或微波炉加热消毒，以免日后膏滋生霉变质。熬成的膏滋放置在容器内充分冷却后加盖，放在阴凉通风干燥处贮存。现代膏滋包装工艺尚有利用数控包装机，将膏滋被分包成20 g每小袋的塑封包装中，这种包装方便携带，适合上班族或经常要出差的人群。此外，也可以制作成胶囊，将熬制成的清膏用特殊机器烘干，蒸去全部溶剂而成粉末状的浸膏，贵重药品磨粉，然后将浸膏和粉末拌匀，灌制成胶囊服用，但是若这样的话感觉上与膏滋已成风马牛。

第九讲 膏滋的适宜禁忌

三因制宜，忌无定法；
宜中有忌，忌中有宜。

一、膏滋的适宜

膏滋有其局限性，并非所有人、所有病都能服用，如受天时、地理、人群、病情所限等情况，都会影响膏滋的适用范围。

1. 因时制宜

膏方进补是中华民族最具特色的保健医疗方法之一。秋冬季节是进补调养的最好时节，《内经》云："冬三月，此谓闭藏。"冬季是万物收藏之季，天人相应，冬季人体阳气内趋，有助于腐熟吸收功能增强，故冬天食欲旺盛，对膏滋等营养物质更容易吸收，化生气血精微；且冬季人体腠理致密、消耗减少、代谢降低，机体藏精于内，既能御寒保真，又为来年春生蓄积能量。正所谓正气存内，邪不可干，故民间流传"冬天进补，春天打虎"之说。同时，冬季天气寒冷，膏滋易于储存，不易变质；夏日多暑湿，膏滋滋腻，服用膏方易助湿生热碍胃。在古代，春种秋收，老百姓忙碌一年，田地冬歇时，此时也有时间和存余，可以张罗一些膏滋调补身体。所以，综合机体特点、天时特点、人文特点等多种原因，冬令时节是服用膏方的最佳时期。

而从中医进补的角度而言，四季皆宜，尤其对于一些术后、疗疾的患者，根据需要处方，四季皆可服用，但尤其要注意储藏得当。

2. 因人制宜

膏滋作为补虚疗疾的良剂，其功效特点突出，但确实并非万人皆宜，百病皆消。在使用的过程中，应当根据人的禀赋体质和疾病的特点进行选择。先天体质，受于父母天地，似乎终生难变，后天体质随年龄、疾病等有脏腑阴阳盛衰之变，当根据辨证施治。膏滋大致有以下几类适用对象。

(1) 素体羸弱或体质偏颇之人

对于无明显疾病，但易疲劳、易感冒、长期操劳、吸收不良性形体消瘦及代谢紊乱的亚健康人群，均适宜。

(2) 各类耗损气血的慢性疾病患者

对于长期罹患慢性疾病，尤其以气血阴阳津液虚弱为表现的病患，可结合个体病情，取用膏滋治病与补益兼施，以辅助疾病的治疗和康复。如高血压、冠心病、病毒性心肌炎后、心律失常、心功能不全、中风后遗症、脑供血不足性眩晕等心脑血管疾病；慢性咳嗽、过敏性鼻炎、反复呼吸道感染、慢性支气管炎、慢性阻塞性肺疾病、支气管哮喘等呼吸系统疾病；各类胃炎、各类肠炎、功能性消化不良、慢性肝病等消化系统疾病；糖尿病、高脂血症、代谢综合征、肥胖症、甲状腺疾病等代谢性疾病；慢性肾炎、肾病综合征、反复的泌尿道感染等泌尿系统疾病；以及各类血液病、癌病术后、放化疗后等，皆可适用。此外，对于慢性虚损之人平时无暇服用中药调理者，亦可适用。

(3) 急性病后、术后、产后复瘥患者

对于急危重症瘥后、大失血后、产后、手术后气血耗伤的患者，此时体质虚弱，全身功能减退，胃肠消化功能减弱，若使用膏方，一方面易于吸收，另一方面有助于帮助气血恢复。

(4) 养生延年的中老年人

女子五七，阳明脉衰，面始焦，发始堕；男子五八，肾气衰，发堕齿槁，《内经》将人体的衰老的过程描绘得形象而清晰。衰老伊始肝肾精气渐衰，逐渐出现发白齿堕、记忆力下降等现象，此时期未必有明显的器质性或功能性疾病，可运用膏方调理，增强脏腑气血功能，维持人体阴阳平衡，从而减少疾病的发生，起到益寿延年的作用。

(5) 女性调理

女性一生经历经带胎产，易耗伤气血，除了有明确的月经病、带下病、产后病及更年期综合征的调治以外，还可以保养卵巢功能、保持激素功能平稳，起到延缓衰老的作用。

(6) 儿童调理

小儿脏腑娇嫩，易患呼吸道、消化道疾病，且病后易反复发生或遗留慢性症状，通过膏方调治可以增强体质；亦可用于一些先天禀赋不足的先天性疾病的患儿调治。

3. 因地制宜

正所谓“一方水土养育一方人”，某些疾病呈地域分布，地理气候环境、饮食起居习惯、经济条件、风俗文化都会影响人的体质与所患疾病。膏滋之剂历来西北干燥地域少用，南方湿热亦未能盛行，这也是长江三角洲一带被广泛接受的一个重要原因。现在却也不然，随着经济文化的繁荣交流，已渐成西进南延变化之态势。

二、膏滋的禁忌

“一药一性，百病百方。”各种膏方，它们的功用各有不同，但无论哪种膏方，只可治疗一定的病证，而不能通治百病。对于一些阴阳俱虚、气血不足、数病同发的情况，治疗时必须仔细观察分析，谨慎选方，合理组药，以获佳效，切忌孟浪投药。在使用膏方时，为了注意安全，保证疗效，除了需要注意配伍中的“十八反”“十九畏”之外，必须重视禁忌问题。

1. 补药禁忌

(1) 防止“余邪未清，闭门留寇”

对于急病、慢病发作期活动期或有感染者，不宜在外邪未尽的情况下过早使用补膏，即防止“闭门留寇”。而在恢复期，补益品中，亦需要适当加入祛邪药，以达到扶正祛邪、攻补兼施目的。

(2) 防止“虚不受补，气余化火”

对于一般慢性虚证患者，只能缓缓调养，不宜骤补。对于虚不受补之证，《医医病书》中指出：“一者湿热盘踞中焦；二者肝木横穿土位；三者前医误用呆腻、闭塞胃气而然。湿热者，宣其湿而即受补；肝木横者，宣肝络，使不克土即受补；误伤胃气者，先和胃气。”可于补益膏方中，酌加助运之品，以免滋腻呆胃，同时也避免气余化火之弊。

(3) 防止“损阳耗津，竭泽而渔”

对于阳虚有寒不可滋阴太过，以免助阴损阳，但同时亦不可一味温阳，若温肾、助阳、壮阳过度，势必竭泽而渔，亦不是长久之计，当适当滋阴以阴中求阳。而对于阴津亏损，亦要慎用温补，以免助火伤阴，但亦不可只用滋阴，当适当温阳以助少火生气，以阳中求阴。

2. 妊娠禁忌

妊娠期膏滋药中若含有某些具有滑胎、堕胎的药物，可能造成流产的后果，故在问诊时要询问即刻及近期妊娠可能性，对于确有妊娠者服用膏滋的，应注意药物的选用。

3. 儿童禁忌

儿童为纯阳之体，对于发育良好的儿童或青少年，应慎重选用补品，避免出现早发育，甚至性早熟的现象。

第十讲 膏滋的注意事项

按需开路，调理脾胃；
冬令进补，四季疗疾。
不吝言辞，调畅情志；
交代详尽，有备无患。

膏滋处方前后，切莫吝惜言辞，处方前需要沟通，处方后更需要交代详尽，大致有以下几个方面有待注意。

一、就诊前的交代

许多膏方患者是门诊的患者，也有不少身边人冬季选择膏滋调治，此时若是问及需要准备些什么，我认为当有以下三项：第一，嘱患者做好病史资料的整理、梳理，尤其是一些有意义的辅助检查、病史，应当提前整理到一个统一的文件袋中，以备就诊使用。第二，嘱患者做好自身身体状况的归结，必要时，可以写下一个条条框框，梳理自己的不适，以免就诊时顾此失彼。第三，应当做好充分的心理的准备，准备好认真守时地吃一段时间药物，选择一位你信任的医生，并保持这段时间内心情舒畅。然后，怀着愉悦轻松的心情，享受一年一度的好时光。

二、关于开路方

开路方视需要而定，对于身体一般情况良好，胃纳、二便、夜寐正常，舌苔薄而不腻的患者，若没有意愿，可以不予开路方。开路方又可以分为两类：一类是临时性，这类患者平时不服用中药饮片汤剂，为了膏方更好地吸收，可以通过汤剂清利、调理脾胃功能，祛除湿浊余邪，以助药效。另一类是连续性的，意指本就是常年服用中药饮片的患者，通过观察汤剂的反应，以便在膏方中更有针对性地运用一些药物，而取得更为理想的疗效。

三、四季疗疾与冬季进补的关系

对于确有疾患的患者，四季疗疾如同日常的清粥小菜，冬季进补如同逢年过节加几道鱼肉大菜，虽然膏滋中也有治疗的药物，但是膏方不能替代平时治疗，就好比不可能一年只吃一顿大餐，平时颗粒不入，甚至于有些患者，在膏方期间，依然要服用一定的饮片作为常规治疗，以起到稳固病情的作用。

四、服用医嘱

1. 存取方法

目前膏滋的包装主要有灌装和一次性密封装。一般而言，膏方制作后，冬季常温下，通风阴凉处可保存40～60日，然而现在家中多有空调，温度较高，或空调启停温差较大，容易导致膏滋发霉变质，故无论罐装还是密封装，都建议存放在冰箱冷藏层。密封装每日撕取需要的量即可，而罐装的膏滋，从冰箱取出，舀取需要的量后，应迅速放回冰箱内，取膏的调匙，要干净不能沾水，以防霉变，并避免膏滋表面暴露在高温环境时间过长，导致变质。

2. 服用时间

服用的起始时间传统的多从冬至日开始，然而现在很多患者冬季服用两料膏方，则不受此限制。另有患者较早地拿到膏滋，恐时间长了变质得不偿失，亦有提前服用，本人认为皆无妨。一般一料膏方自服用第一天起根据制成的量，可以服用30～50日不等。

对于肠胃无疾、可以受纳的患者，推荐空腹服用，早餐和晚餐前一次，或者午餐和晚餐前一次，因膏滋经加工后，营养更易于吸收，空腹服用膏方可以迅速消化吸收，达到更好的效果。但对于肠胃有宿疾，或者尝试空腹服用后肠胃有不适的患者，可以改为饭后半小时服用，毕竟良好的肠胃功能，是顺利服用以使膏滋尽剂的保证，也是服用膏滋见效的有力保证。

除非膏方用于助眠，一般而言，我不主张临睡前服用，毕竟中药不比西药片剂，除了助眠的成分，还有很多其他的药物，饮入于胃，胃不和则卧不安，对于有反流性食管炎的患者，平躺后可能还会存在反食胃甚至呛咳的情况，反而不利于健康。

3. 服用方法

膏方的服用方法视具体处方而定，一般分为冲服、调服、噙化。

(1) 冲服

取小半杯热饮用水，取一调匙膏方，在热水中轻轻搅匀，使匙中膏滋融化，待适温后，口服。

(2) 调服

对于有其他粉剂药物需同服时，如虫草粉、羚羊角粉、川贝粉、蛤蚧粉、珍珠粉等，可在开水调匀膏滋后，再倒入粉剂一同调匀；若患者可以接受，亦可直接将粉剂倒入口中，以调匀的膏滋送服粉剂，保证完全服用，但这样的服用方法，需要嘱咐患者，防止呛食误吸。

(3) 噙化

亦称含化，将膏滋舀出后，直接含在口中，让药物慢慢在口中融化，发挥药效。

4. 服用剂量

服用剂量，应视膏方效用及患者体质情况而定，对于大多数普通患者，单次剂量为一调匙，相当于15～20 ml，每日2次。对于初服的患者，或每年刚刚开始服用的阶段，可以每次半调匙，即从5～10 ml开始服用，然后逐渐增加到预期剂量。而对于脾胃受纳程度有限的患者，可以选择分3～4次服用，或者每日减少剂量服用。

对于女性患者若在经期，应根据实际的病情和处方情况，交代少服或停服；而如若在服用期间存在怀孕可能的患者，在处方时应加以考虑，并且应交代怀孕后续服还是停服，且嘱咐门诊随访为要。

5. 心情疏导

处方时医者要注意防止气余化火，处方后要嘱咐患者注意情志调摄，保持心情悦畅，对于本有易怒、多思、忧虑、善悲情况的患者，尤其需要交代气上、气郁、气结、气乱等情况不利于药力发挥药效，甚至可能导致气滞碍脾、药助火势之弊。

6. 关于忌口

关于忌口，我个人针对膏方服用并不主张特别的忌口。例如，常有患者问到是否可以食用萝卜，所谓“冬吃萝卜夏吃姜，冬天萝卜赛人参”，冬令的萝卜不失为一道美味佳肴，若为一料膏方放弃一冬的萝卜菜肴岂非可惜？又有患者问及膏方期间是否可以食用辛辣或羊肉发物，于我而言，冬季天寒地冻，一顿川味火锅、一碗香气扑鼻的红烧羊肉何等让人垂涎，若为膏方忍之，“怕是要生出其他病来”。

所以，忌口当秉执两个原则，第一，保护脾胃，不要因为暴饮暴食，或食用辛辣发物、咖啡、浓茶，或起居、饮食贪凉导致脾胃损伤，这样有碍于膏方的吸收，得不偿失。第二，以疾病为忌口，如高血压、冠心病患者当少盐低脂饮食，糖尿病患者当低糖饮食，痛风患者当低嘌呤饮食，哮喘患者慎防发物过敏等，或出于为疾病康复考虑而控制饮食。

我也时常会同患者打趣，若一口膏方、一口萝卜，怕是犯不着如此和自己过不去，除此以外，与药物服用有一定的时间间隔，不偏食，不嗜食，吃自己喜欢的食物，不失为人生一大幸事。

7. 不适的处理

膏方常见的不良反应，多见于热、泻、闷与胀、痛、纳呆，对于本有这样一些症状的患者，组方时已经考虑进去的，可以告知患者，本有的疾病不会因吃了膏方立马转变，只要没有更加严重，可以继续吃。若确实出现不适症状，应及时门诊随访，可予以中药饮片和膏方同时调理，亦可以经中药饮片调理转安后，再行续服。

8. 关于出现治疗性症状或口味的交代

若出现治疗性的症状，如本有便秘，出现大便日行2次；本有畏寒，出现药后微微发热，但无其他不适之苦，可暂行保持服药观察。此外，对于有出血倾向的患者，药物中用到较多炒炭类药物时，膏滋会有一股焦味，处方后应先行交代患者，以防医患误解。

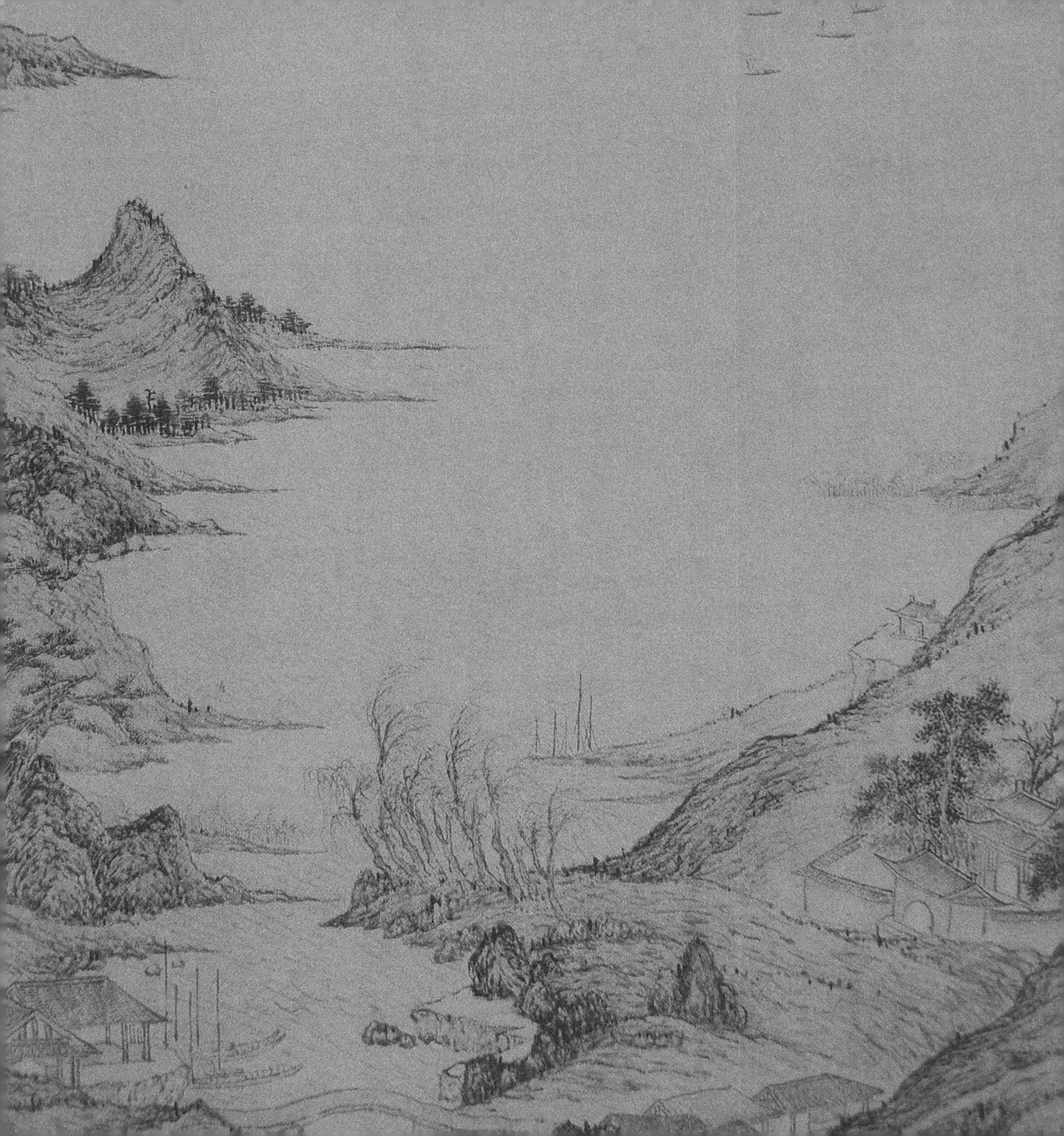

[illegible]

黄精150 姜半夏90 陈皮60 细辛30 吴茱萸30 生薏仁300

炒川芎 断90 威灵仙60 姜黄60 葛根90 炒柴胡90 桔梗30

象贝90 泽漆90 瓜蒌皮120 桃仁100 炒枣仁150 合欢皮100

紫河车100 紫石英90 月季花90 制川军90 大狼把草150

莲肉200 远志30 人参200 甜苁蓉100 益智仁100 锁阳100 生甘草10

生晒参100 西洋参100 西红花10 羚羊角粉10克 东阿胶250

炒龟甲胶100 鹿角胶50 珍珠粉30 琥珀粉25 山楂膏4袋

铁皮枫斗2袋 鲜石斛2袋 饴 冰糖150 蜂蜜150 黄酒200

右药一料如法收膏

膏方服法 每日早晚各服三十克，约一调羹，开水冲服。

注意事项 凡遇感冒、咳嗽、伤食、泄泻即停服，禁忌生萝卜和浓茶。

拟定 何立人谨拟

袋装□ 罐装□ 二〇一七年十一月十六日 （药房联）

装订线

装订线

吴[redacted] 女 93岁 卅诊 丁酉年季秋

脉小弦中略白，步前膏滋公剂虽安，然有罹患右腿带状疱疹后遗症，后意外跌仆后腰脊跌损压缩性骨折，大便艰行，寐不酣，赖药相助，耳失聪敏，有甲状腺结节、肩袖症，右肩关节半脱位史，年逾九旬，元气亏损，法以填补元精之法，制膏代煎。

炒党参150 炒白术120 生淮山120 炒当归120 景天三七150

生炙黄芪各150 砂仁（后下）45 生、熟地各120 补骨脂100 骨碎补100

第十一讲 心系疾病膏滋病脉证并治

中医学的心系是指以心为主，由心、脑、脉构成的一个循环密闭的气血系统。心系疾病，从狭义的角度指的是心悸、胸痹、眩晕、中风等疾病，西医学病名主要涉及心律失常、冠状动脉粥样硬化性心脏病、原发性高血压病、心肌病、心功能不全、动脉粥样硬化、脑血管病变等，然而《素问·灵兰秘典论》记载："心者，君主之官也，神明出焉。"故从广义的角度讲，心系疾病还应包括不寐、神昏等神志改变的疾病，故相当于西医学的心脑血管病范畴。

心为君主之官，为五脏六腑之大主，又心主血脉，亦主神明，故心在人的生命活动中占有至高无上的主宰地位，主明则下安，主不明则十二官危，《素问·六节藏象论》曰："心者，生之本，神之变也。"其在五行属火，六气中又与暑热之气相通，故言心为火脏，然而《素问·宣明五气》又指出"心恶热"，是言心阳不可无度亢热，肾阴水上济，相互制约，以达到平衡之态。

基于心的生理特性，其为病多与血相关，易扰动神志，发为心神不宁之症，且通过血脉与五脏、四肢百骸皆可相关，其发病多属本虚标实之证，其虚者无外乎心气、心血、心阴、心阳之虚，其实者多由心火、血浊、寒凝、气滞导致的神乱、血瘀、痰湿或痰瘀互结之象。此四虚、四机、四实，是所有心系疾病的诊疗过程中都需要考虑的。同时，心系疾病可由外邪、情志诱发，亦可由内邪、饮食助生，其具备慢性病属性，经年累月可变身它疾，故膏滋寓治于调的属性，十分适合心系疾病患者运用。

一、调治要点

1. 五脏相关，治心不唯心

心病的治疗，不可只着眼于心，既要想到心的本位，又要想到与心有关的气血阴阳，还要想到与心相关的五脏六腑。治疗心病，亦不可唯独治心，其在血脉者，当重视心气、心血、心之阴阳的调和；其在神明者，当平调五脏之气，脏腑各有主气，各有经脉，各有部分，故其主病亦各有辨证之不同。心血管病之病位在心，心病治心，毋庸置疑。然五脏相关，脏腑相通，各脏腑之间不仅在生理功能上相互依存、相互制约、相互为用，而且在病理改变上也相互影响。

2. 情志相关，心病心药医

心病用心药，其意有三，一指顺气，二指安神，三指调畅情志。心主血，血气相依，气行则血行，气滞则血凝，顺气之法包涵了理气、益气、降气、温气和狭隘的顺气概念。心藏神，心病皆可扰心神，心神不宁亦可加重心病，故对于有心病合并神志改变的，臣以安神之药；而对于神志症状不显的，也应该以安神之药相佐。调畅情志是指通过沟通交流，使得患者处于安静状态，以有利于病史的采集，亦有助于药物的疗效。对于一些有情绪诱因的患者，情志的影响一方面会扰乱对于真实病情轻重的判断，另一方面情志不遂亦助药化火。故"心平"才得以"气和"，心病多由心事起，心病则气乱，气乱则神乱，神乱则或烦，或悸，或晕，或惘，或怯，或不寐，故治疗当重心之根本，因此亟须详究有无情志诱因，问诊溯源、语言开导、心灵辅导皆为治疗之法。

3. 虚实夹杂，益损化湿泄浊祛痰瘀

对于心气血阴阳之虚，亟须补之，然心系疾病多有标实一面，兼挟痰、瘀，而诸多病理产物的前期状态，当考虑“血浊”的因素，将血之清纯、血之质量考虑进去。湿性久积，湿浊内蕴，而致血浊不清，发为脂代谢紊乱之病。血浊日久渐生痰浊，久而停聚为浊瘀，客于脉管，发为脉痹之病。脉痹日久，内舍于心，发为心痹之疾。所以，化湿泄浊治疗在心系疾病的各时期都尤为重要，膏滋的处方里总也离不开半夏、陈皮、苍术、白术、川朴，或平胃散等化湿泄浊的方药。

4. 邪正兼顾，活用风性药

风为百病之长，有内风和外风之分，于心血管病而言，高血压多责之于肝风。“风性主动”，故房颤亦需考虑内风之因，心病又多可由外邪扰动而作，针对其病理发生发展的过程，有风的参与，故治疗时，需注重祛风药的使用。常用祛外风药物如白僵蚕、桑叶、薄荷、蝉衣、辛夷、羌活、独活、藁本、防风之类，有时用这类药并不一定是有外感或有历节疼痛，只是取其祛风的性质，而对于高血压患者还需加用祛内风的药，诸如天麻、钩藤、石决明等，内外风配合使用。

5. 辨证与辨病结合

心系疾病间是互有联系、互为影响的，中医的证是不同疾病在相似病例阶段的共同表现。每个病可有数证，但必有一特征之证，一证或系数病，而必有特发之病。辨病既要把握其特征性，又要辨析其阶段性。遇无显证可辨者，可借助现代医学诊病资料，作为辨证手段的延伸和补充。西医病机和中医辨证之间仍有一定的规律可循，因病致虚、因虚致病导致气血紊乱，心脉失常，故将辨证和辨病相结合，能更准确地把握病情的发展。

二、原发性高血压病调治

原发性高血压病（primary hypertension）是以体循环动脉压升高为主要临床表现的心血管综合征，通常简称为高血压。高血压常与其他心血管危险因素共存，是重要的心脑血管疾病危险因素，可损伤重要脏器，如心、脑、肾的结构和功能，最终导致这些器官的功能衰竭。

中医古文献对于高血压症状的记载散见于“眩晕”“头痛”“肝阳”“肝风”“中风”等论述中，如《素问·至真要大论》说：“诸风掉眩，皆属于肝。”《诸病源候论》说：“肝气胜为血有余，则病目赤善怒，逆则头晕，耳聋不聪。”这些论述对现代防治高血压具有一定的指导作用。

传统的对于高血压的中医治疗多从肝治疗，着眼于风、火、瘀、虚、痰。随着人民生活水平的提高，导致疾病的病理因素也在发生变化。例如，长期饮食肥甘厚腻、喜食懒动的高血压患者，当责之于“湿浊内结，土湿侮木”，湿浊之邪，不仅是发病的始动环节，而且贯穿疾病的全过程，对于此类患者当以健脾补肾为基础，化湿泄浊，顾护中州，以平肝降压。对于工作紧张，或多思久郁的高血压患者，当考虑金郁不制木，而使肝阳上亢的病机，治当以佐金平木之法。又对于更年期出现高血压的患者，当考虑其冲任不调、肝肾不足使阴血无以柔肝，导致肝阳肝风上扰之证，在补肾平肝的同时，注意清降气火、涤痰化瘀。

是以一料膏滋中当兼容平肝潜阳药、苦寒清肝利湿药、益肾柔肝药、健中渗湿药、清心泻火安宁药、泄浊通腑药、温阳温肾药、益气“升提”药，此“升提”之法意指健脾宣肺、条畅气机以助降压之功。临证当注意变通，随证加减。

病例1 张某，男，49岁。

[就诊时间] 己酉年孟冬，一诊谨拟（2005年11月10日）。

高血压史7～8年，今血压164/108 mmHg。头晕痛，口干苦，厌风寒，心悸胸闷，指颤，腰痛，枕项板滞，左肩臂麻，善嗳，多便意，下物稀，日行2～3次，性食淡。苔薄，脉小弦滑。肾亏肝旺，治拟益肾平肝之法，制膏代煎。

葛根100 g	黄精120 g	虎杖120 g	锁阳120 g	台乌药90 g	海马60 g
天麻300 g	细辛15 g	石楠叶100 g	益智仁90 g	淮小麦300 g	海龙60 g
生石决明300 g	炒川芎30 g	山萸肉100 g	炒党参90 g	龙齿300 g	陈阿胶250 g
潼白蒺藜各90 g	白芷100 g	巴戟肉100 g	炒苍白术各60 g	紫贝齿300 g	白冰糖300 g
钩藤120 g	蔓荆子90 g	脱力草150 g	炒淮山药100 g	炙鳖甲100 g	黄酒100 g
桑叶90 g	砂蔻仁各25 g	功劳叶90 g	炒当归60 g	炙龟板100 g	河车粉冲30 g
杭菊花60 g	威灵仙90 g	穞豆衣100 g	玳瑁90 g	牡蛎300 g	
枸杞子90 g	杜仲150 g	楮实子100 g	莲肉200 g	生晒参100 g	上药一料，
制首乌150 g	桑寄生150 g	金狗脊90 g	大枣200 g	西洋参30 g	如法收膏。
玉竹120 g	牛膝90 g	炒川断90 g	灯心草15 g	虫草10 g	

[就诊时间] 丙戌年季秋，二诊谨拟（2006年10月26日）。

岁前冬令膏滋一料尽剂症安，性事之能较前改善，纳可脘安。大便曾见转调，高血压8～9年，现多在150/100 mmHg。遇风则有头痛，枕项不适，时或胸闷心悸，乏力指颤软，左肩臂痛，口干多饮。脉细弦小滑，苔薄腻。再守益肾平肝之法，制膏代煎。

葛根100 g	炙鳖甲150 g	丹参皮各90 g	炒川断90 g	补骨脂90 g	虫草10 g
天麻300 g	炙龟板150 g	炒淮山药180 g	片姜黄90 g	骨碎补60 g	海马60 g
生石决明300 g	景天三七100 g	炒当归90 g	白芷90 g	砂蔻仁各25 g	海龙60 g
潼白蒺藜各90 g	灵芝草100 g	炒苍白术各90 g	细辛20 g	紫贝齿300 g	河车粉冲30 g
枸杞子150 g	葛根120 g	石楠叶120 g	吴茱萸30 g	紫石英150 g	陈阿胶300 g
制首乌150 g	威灵仙90 g	虎杖100 g	羌独活各60 g	杜仲150 g	白冰糖300 g
天麻150 g	益智仁120 g	炒党参100 g	生熟地各150 g	莲肉200 g	黄酒100 g
玳瑁90 g	锁阳250 g	穞豆衣100 g	仙灵脾90 g	大枣200 g	
山萸肉200 g	防风90 g	楮实子100 g	仙茅90 g	生晒参100 g	上药一料，
巴戟肉200 g	防己120 g	炒川芎60 g	牛膝90 g	西洋参30 g	如法收膏。

[就诊时间] 丁亥年季秋，三诊谨拟（2007年11月8日）。

已连续二冬进服膏滋，皆良。高血压史近十载，年内血压稳定，并无头晕胀痛诸不适，间有胸闷心悸指颤。左肩臂痛未作，性事改善，精神佳。大便不成形，日有4次。脉小弦，苔薄。今血压150/94 mmHg。治守益肾平肝之法，制膏代煎。

葛根100 g	夜交藤150 g	谷麦芽[各]90 g	生石决明300 g	仙茅90 g	海龙马60 g
天麻300 g	玉竹150 g	陈皮30 g	羚羊角粉[冲]6 g	益智仁90 g	河车粉[冲]60 g
潼白蒺藜[各]90 g	黄精90 g	葛根90 g	钩藤120 g	锁阳90 g	陈阿胶300 g
制首乌120 g	丹参90 g	片姜黄90 g	炙鳖甲90 g	紫石英300 g	龟板胶50 g
枸杞子120 g	炒党参90 g	威灵仙90 g	炙龟板90 g	紫贝齿300 g	鳖甲胶50 g
山萸肉150 g	炒苍白术[各]90 g	伸筋草90 g	防风己[各]90 g	穞豆衣90 g	鹿角胶30 g
巴戟肉120 g	天麻300 g	补骨脂90 g	石楠叶90 g	楮实子100 g	白冰糖150 g
炒淮山药90 g	天麦冬[各]90 g	骨碎补60 g	白芷90 g	莲肉200 g	饴糖100 g
茯苓150 g	脱力草300 g	炒柴胡90 g	细辛15 g	大枣200 g	黄酒200 g
茯神300 g	白扁豆300 g	枳壳90 g	吴茱萸30 g	生晒参100 g	
五味子30 g	泽泻90 g	砂蔻仁[各]30 g	生熟地黄[各]150 g	西洋参100 g	上药一料，
合欢皮300 g	焦楂曲90 g	玳瑁90 g	仙灵脾90 g	虫草10 g	如法收膏。

病例2 周某，女，53岁。

[就诊时间] 丁亥年季秋，一诊谨拟（2007年11月5日）。

高血压史5年，头多昏胀痛，腰酸。尿路感染发作3月余，但浊混，无尿频痛，神疲软，晨起面目浮，入暮胫前肿。多胸闷、太息、郁怒、急躁，少寐不酣易醒，口气浊。脉细小弦，苔薄微腻。经绝2年余。查有血脂增高（三酰甘油3.45 mmol/L，胆固醇8.8 mmol/L），血糖增高。有“上消化道出血”史25年，脘安至今。颈椎增生，左肩背痛指麻，左侧甚于右侧，曾因肢节痛不得动弹。今血压125/78 mmHg。冲任不和，心肝火盛。治拟调冲任，清心肝之法。制膏代煎。

天麻150 g	炒苍白术[各]60 g	功劳叶90 g	玉竹90 g	土茯苓300 g	陈阿胶250 g
潼白蒺藜[各]120 g	炒赤白芍[各]90 g	穞豆衣90 g	黄精90 g	鹿衔草300 g	黄酒50 g
生石决明300 g	合欢皮90 g	女贞子100 g	仙茅90 g	车前子[包]300 g	白冰糖250 g
钩藤120 g	灯心草30 g	墨旱莲90 g	仙灵脾90 g	赤小豆300 g	饴糖100 g
桑叶90 g	远志30 g	葛根90 g	山萸肉90 g	莲心30 g	
杭菊花90 g	八月札90 g	威灵仙60 g	巴戟肉60 g	莲肉200 g	上药一料，
生栀子90 g	炒知柏[各]90 g	伸筋草90 g	玉米须90 g	大枣200 g	如法收膏。
丹参皮[各]90 g	炒川连30 g	片姜黄60 g	茶树根90 g	生晒参100 g	
炒柴胡90 g	茯神300 g	制首乌120 g	杜仲120 g	西洋参100 g	
枳壳90 g	脱力草300 g	枸杞子90 g	桑寄生120 g	珍珠粉[冲]15 g	

[就诊时间] 戊子年仲冬，二诊谨拟（2008年12月4日）。

岁前膏滋一料尽剂，一周内发际线之中多出小疖，旬日愈后全身安适。“尿路感染”年内多见，过劳即起，乏力即有。心悸，胸闷，嗳气，欲太息，头项痛于右侧搏动感甚。经绝4年，烘热多汗易汗，高血压六载，曾达170/120 mmHg，今为120/55 mmHg。月前首次见血糖增高（6.75 mmol/L），三酰甘油由7.07 mmol/L降至4.32 mmol/L，胆固醇由8.8 mmol/L降至6.9 mmol/L，谷丙转氨酶偏高（64 U/L），在服降脂西药。脉细小数不匀，苔薄腻。冲任失和，肾亏兼有湿热、阳亢。治拟调和冲任，益肾平肝清利之法。制膏代煎。

炒知柏各90 g	女贞子90 g	天麦冬各90 g	杭菊花90 g	生栀子90 g	陈阿胶300 g
生熟地黄各90 g	桑椹子120 g	天麻300 g	南北沙参各90 g	丹参皮各90 g	龟鳖甲胶各100 g
砂蔻仁各30 g	墨旱莲90 g	潼白蒺藜各120 g	荷叶90 g	平地木300 g	琥珀粉冲10 g
山萸肉90 g	鹿衔草300 g	生石决明300 g	生楂曲各120 g	谷麦芽各90 g	白冰糖100 g
巴戟肉60 g	益智仁90 g	炒党参90 g	葛根90 g	莲心30 g	黄酒100 g
大小蓟各300 g	生淮山药120 g	炒苍白术各60 g	生蒲黄包90 g	莲肉200 g	
土茯苓300 g	泽泻90 g	珍珠母300 g	虎杖90 g	大枣200 g	上药一料，
脱力草300 g	玉米须300 g	生槐花90 g	仙茅90 g	生晒参100 g	如法收膏。
功劳叶100 g	玉竹120 g	野菊花60 g	仙灵脾90 g	珍珠粉冲30 g	
穞豆衣90 g	黄精120 g	桑叶100 g	炒黄芩60 g	河车粉冲50 g	

病例3 郑某，女，45岁。

[就诊时间] 丙戌年孟冬，复诊谨拟（2006年11月16日）。

10年前服膏滋一料，尽剂良。中断服用转眼十载。头晕神疲肢软，心悸乏力，激动之余指颤，心烦耳鸣，寐欠酣。入冬极易感冒，经调。今心率96次/分，律齐，脉细弦，苔薄白腻。夜尿多。查有高血压史10年，颈椎病史5年，糖尿病史3年，年前冬日头颅CT检查见“小缺血灶”，冠状动脉及肾动脉造影结论皆正常，心电图运动平板试验阴性。水火两脏气盛，阴虚阳亢，水不涵木，水火不济。治拟育阴潜阳兼化湿瘀之法。制膏代煎。

炒川连30 g	巴戟肉60 g	天麦冬各150 g	紫贝齿300 g	红花30 g	天麻150 g
炒知柏各90 g	女贞子120 g	玄参90 g	苦参100 g	益母草150 g	钩藤120 g
生栀子90 g	楮实子120 g	玉竹120 g	生白果100 g	郁金90 g	生石决明300 g
炒黄芩90 g	白僵蚕100 g	黄精120 g	灵芝草100 g	葛根90 g	砂蔻仁各30 g
生地黄300 g	地龙100 g	炙鳖甲120 g	景天三七100 g	威灵仙90 g	川朴30 g
莲心30 g	脱力草150 g	炙龟板120 g	丹参皮各90 g	玉米须90 g	陈皮45 g
竹叶45 g	功劳叶100 g	珍珠母300 g	炒赤白芍各90 g	枸杞子90 g	石菖蒲50 g
山萸肉100 g	肉桂25 g	玳瑁60 g	桃仁90 g	生首乌90 g	大狼把草100 g

桑叶皮各90 g	大枣100 g	珍珠母粉冲20 g	龟板胶100 g	上药一料，
杭菊花90 g	生晒参100 g	羚羊角粉冲6 g	鳖甲胶100 g	如法收膏。
莲肉200 g	西洋参100 g	陈阿胶300 g	黄酒100 g	

［就诊时间］**丁亥年孟冬，复诊谨拟**（2007年11月22日）。

岁前膏滋养，尽剂良。高血压病史11年，糖尿病史4年。1个月前头晕，查经头颅CT未见异常提示。寐艰肢软，乏力神疲，耳鸣心悸，口气浊，阴痒。脉细小滑，苔薄。今血压170/100 mmHg，年内指颤已少见。阴虚阳亢，肝肾不调，水火不济。治拟滋阴潜阳，柔肝益肾，水火既济，交通心肾之法。制膏代煎。

炙鳖甲90 g	灯心草30 g	桃仁90 g	天花粉150 g	泽泻90 g	珍珠粉30 g
炙龟板90 g	生地黄150 g	桃树胶300 g	脱力草300 g	车前子包300 g	陈阿胶250 g
龙牡各300 g	熟地90 g	桑寄生150 g	功劳叶90 g	猪茯苓各300 g	羚羊角粉冲6 g
枸杞子90 g	山萸肉150 g	杜仲150 g	石决明300 g	茯神300 g	龟板胶100 g
玳瑁90 g	菟丝子90 g	制首乌90 g	淮小麦300 g	砂蔻仁各30 g	鳖甲胶100 g
天麻300 g	玉竹90 g	穞豆衣90 g	百合90 g	陈皮30 g	黄酒100 g
潼白蒺藜各90 g	黄精90 g	苦参90 g	地骨皮120 g	石菖蒲60 g	
牛膝90 g	丹参皮各90 g	生白果90 g	灵芝草90 g	莲心30 g	上药一料，
炒川连30 g	桑叶皮各120 g	桑椹子90 g	景天三七90 g	莲肉200 g	如法收膏。
肉桂20 g	柏枣仁各150 g	巴戟肉90 g	大狼把草300 g	生晒参100 g	
合欢皮300 g	五味子30 g	玉米须150 g	防风已各90 g	西洋参100 g	

［就诊时间］**戊子年孟冬，复诊谨拟**（2008年11月20日）。

岁前冬令膏滋一料，可安半载。高血压病史12年，年内多在130/100 mmHg，今为140/90 mmHg。虽无不适，但不得劳累，劳即神疲。糖尿病史5年，空腹血糖9.7 mmol/L，糖化血红蛋白6.6%，高密度脂蛋白下降（0.99 mmol/L）。阴痒肌肤痒，耳鸣心悸则见于劳后与寐中。饥时肢软，受寒即咽痒咳呛。寐有梦扰。脉细小沉滑数，苔薄微腻。肝肾不调，心脾不足，水火不济。治拟滋肾柔肝养心健脾，相济水火之法。制膏代煎。

玉米须300 g	桃树胶300 g	太子参300 g	玳瑁90 g	生白果90 g	肉桂10 g
玉竹300 g	枸杞子120 g	大狼把草300 g	合欢皮300 g	百合90 g	炒川连45 g
生熟地各120 g	制首乌100 g	天麻300 g	茯神300 g	脱力草300 g	炒黄芩90 g
砂蔻仁各30 g	天麦冬各90 g	钩藤120 g	防风已各90 g	功劳叶90 g	桑叶皮各120 g
黄精120 g	佛耳草90 g	潼白蒺藜各120 g	山萸肉90 g	穞豆衣90 g	炙蒌皮90 g
生淮山药300 g	丹参皮各90 g	天花粉150 g	炒知柏各90 g	女贞子90 g	地骨皮120 g
桃仁120 g	炒苍白术各90 g	炙鳖龟甲各120 g	苦参90 g	墨旱莲90 g	川象贝母各90 g

青黛末30 g	淮小麦300 g	生晒参100 g	珍珠粉冲30 g	枫斗30 g	上药一料，
陈皮30 g	莲心15 g	西洋参100 g	陈阿胶250 g	黄酒100 g	如法收膏。
远志30 g	莲肉200 g	羚羊角粉冲6 g	鳖龟甲胶各100 g		

按 此为心悸来诊病患，然相关辅助检查皆未提示有明确的心律失常诊断，但高血压、糖尿病日久，总有气阴不足、水不涵木之机。其基础疾病较多，病情看似纷杂，故治法以清虚火、滋肾精、养气阴、平肝风、健脾胃、理气机、化痰湿为综合，于中医兼顾气血阴阳、心肝脾肾，于西医又可兼顾诸多疾病的调治。然年岁渐近更年期，阴虚之象渐显，加之本有消渴之疾，相互影响虚火燔灼，故治疗加用滋阴凉血之品，以求其效。

病例4 阎某，女，69岁。

［就诊时间］癸未年孟冬，一诊谨拟（2003年11月13日）。

头晕头痛，耳闭不聪，急躁喜怒，溲频急量少但畅，口渴，苔少。或有胁痛，脉沉细不匀。高血压史30余年，伴阵发性房颤，1年前查头颅CT示有左半卵圆中心腔梗。又有支气管扩张咯血、胆石症史。古稀之年肾亏肝旺，拟滋肾清肝之法，制膏代煎。

枸杞子120 g	桑叶90 g	炒知柏各90 g	生白果90 g	夏枯草90 g	白冰糖500 g
制首乌120 g	杭菊花50 g	牛膝90 g	脱力草300 g	海蛤壳150 g	胡桃肉150 g
山萸肉120 g	生熟地黄各150 g	杜仲300 g	石斛90 g	青黛末包30 g	大枣180 g
巴戟肉60 g	玉竹50 g	桑寄生300 g	太子参300 g	生晒参60 g	黄酒250 g
羚羊角粉冲6 g	黄精50 g	葛根100 g	炒淮山药300 g	西洋参60 g	
珍珠粉冲6 g	天麻120 g	地龙90 g	生黄芪120 g	虫草15 g	上药一料，
丹参皮各120 g	生石决明200 g	水蛭30 g	八月札100 g	陈阿胶250 g	如法收膏。
生栀子100 g	钩藤120 g	白僵蚕100 g	金钱草300 g	龟板胶60 g	
炒黄芩90 g	炒柴胡30 g	苦参90 g	炒川连30 g	麦冬120 g	

［就诊时间］甲申年孟冬，二诊谨拟（2004年11月22日）。

古稀之年罹有高血压30余年及阵发性房颤史2年，有“冠心病”“胆结石”“支气管扩张咯血”“腔梗”多种恶疾。岁前进服益肾清肝膏滋一料，历时一冬，尽剂以来，症安一载，房颤未作，支气管扩张咯血症安，咳少且轻。血压平稳，今为140/86 mmHg，便调脘安寐酣，胁痛见于劳后、食多油腻之后，口渴欲饮唇燥，善忘，指麻且松。肝肾阴亏，须防木火刑金，阳盛则当安心脑之络。治拟补益肝肾，清肝养肺，宁心脑络脉之法。再制膏滋续服。

制首乌120 g	炒淮山药150 g	穞豆衣90 g	炒川连30 g	生楂曲各300 g	陈阿胶300 g
枸杞子120 g	白扁豆300 g	桑椹子100 g	炒黄芩100 g	玳瑁60 g	龟板胶100 g
生熟地黄各120 g	茯苓150 g	女贞子90 g	生栀子90 g	天麻150 g	胡桃肉150 g
砂蔻仁各30 g	山萸肉150 g	青黛末包25 g	炒柴胡90 g	生石决明300 g	莲肉200 g
平地木150 g	太子参150 g	脱力草150 g	郁金90 g	羚羊角粉冲6 g	大枣150 g
天麦冬各120 g	丹参皮各90 g	功劳叶100 g	白僵蚕100 g	珍珠粉冲12 g	白冰糖500 g
石斛90 g	地骨皮100 g	景天三七100 g	地龙90 g	夏枯草60 g	黄酒200 g
南北沙参各120 g	川贝母100 g	灵芝草90 g	水蛭30 g	生晒参100 g	
玉竹120 g	桑叶皮各90 g	炙蒌皮60 g	苦参90 g	西洋参100 g	上药一料，
制黄精120 g	杭菊花90 g	金钱草180 g	生白果90 g	虫草15 g	如法收膏。

[就诊时间] **甲申年年孟冬，三诊谨拟**（2005年11月14日）。

高血压、冠心病、阵发性房颤、腔梗、胆结石、支气管扩张咯血，缠身经久，连续两载，冬令进服膏滋一料，尽剂皆安已2年，未见房颤发作及支气管咯血，余症亦见逐年安好。右胁无痛，但见胸痞压痛之感，夜咳，进食饮水易呛，口干，唇燥，心烦，厌闻巨响，恶热，急则汗出，咽痛，年内未见下肢静脉曲张而致肿痛。苔薄舌红，脉细弦小滑。治守原膏滋之意，补益肝肾，清肝养肺，安宁心络脑脉之法。制膏续调。

山萸肉150 g	丹参皮各90 g	天麦冬各120 g	郁金100 g	地骨皮90 g	生晒参100 g
巴戟肉100 g	桃杏仁各90 g	砂蔻仁各30 g	炒柴胡90 g	黛蛤散包300 g	西洋参100 g
炒知柏各100 g	苦参90 g	功劳叶90 g	金钱草300 g	白扁豆300 g	虫草15 g
生熟地黄各120 g	生白果90 g	脱力草150 g	白僵蚕100 g	白及60 g	陈阿胶350 g
穞豆衣100 g	炒党参100 g	景天三七120 g	地龙100 g	蝉衣100 g	龟板胶100 g
墨旱莲90 g	炒苍白50 g	灵芝草100 g	川象贝各100 g	炙枇叶90 g	白冰糖500 g
女贞子90 g	炒白术90 g	平地木150 g	天麻300 g	旋覆花包50 g	黄酒200 g
桑椹子90 g	炒淮山药150 g	炒川连100 g	生石决明300 g	射干30 g	
楮实子100 g	陈皮30 g	生栀子100 g	夏枯草60 g	玉蝴蝶30 g	上药一料，
炒当归90 g	茯苓150 g	炒黄芩100 g	玳瑁90 g	莲心30 g	如法收膏。
玉竹90 g	炙黄芪120 g	炙蒌皮100 g	水蛭30 g	莲肉200 g	
黄精90 g	南北沙参各120 g	八月札100 g	桑叶皮各90 g	大枣150 g	

[就诊时间] **丙戌年孟冬，四诊谨拟**（2006年11月16日）。

连年冬令进服膏滋一料，尽剂皆良已3载。有高血压、冠心病、阵发性房颤、腔梗、胆结石、支气管扩张咯血史，上半年血压安于136/（80～90）mmHg。进来气温突变化，血压不稳，多在（136～150）/90 mmHg，今为160/96 mmHg，阵发性房颤史已3年未见。闷热之时令觉胸闷，凉爽之时则舒坦。近时有头痛，但月前磁共振成像检查所见与旧时腔梗之变相仿异无。项肩痛，善忘，心烦易汗。暑天发皮疹，遇热起。脉细小弦，苔薄根微黄。治守清肺泄热，平肝潜阳，养心安神通络之法。制膏代煎。

桑叶皮[各]120 g	野菊花30 g	茯神300 g	炒淮山药100 g	炙蒌皮60 g	龟板胶100 g
地骨皮120 g	虎杖90 g	淮小麦300 g	太子参100 g	射干30 g	鳖甲胶100 g
黛蛤散[包]150 g	生石决明300 g	柏枣仁[各]300 g	炒党参100 g	玉蝴蝶30 g	白冰糖500 g
苦参100 g	天麻300 g	五味子30 g	炒苍白术[各]90 g	白及30 g	黄酒200 g
生白果100 g	潼白蒺藜[各]90 g	合欢皮90 g	炒知柏[各]90 g	莲心30 g	
牛膝100 g	汉防己90 g	脱力草300 g	炒黄芩90 g	莲肉200 g	上药一料，
生熟地黄[各]120 g	葛根90 g	功劳叶100 g	炒川连30 g	大枣150 g	如法收膏。
南北沙参[各]120 g	灵芝草90 g	穞豆衣100 g	生栀子90 g	生晒参100 g	
石斛90 g	景天三七90 g	女贞子100 g	金钱草300 g	西洋参100 g	
天麦冬[各]100 g	玉竹90 g	旱墨莲100 g	霍佩[各]90 g	虫草15 g	
玄参90 g	黄精90 g	楮实子100 g	滑石300 g	陈阿胶350 g	
杭菊花90 g	玳瑁90 g	桑椹子100 g	寒水石300 g	旋覆花90 g	

[就诊时间] **丁亥年孟冬，五诊谨拟**（2007年11月22日）。

历年膏滋良。支气管扩张咯血未见，头晕痛，神疲乏力，肢软，漾漾欲泛，目糊善忘，口干欲饮，寐中多汗，身觉热，口不渴但欲饮。或有心悸早搏，中脘喜温。今心率76次/分，律齐，但已4年未作。有冠心病史、胆结石史、腔梗史。治守平肝潜阳，养心安神通络之法。制膏代煎。

苦参90 g	巴戟肉200 g	炙蒌皮90 g	生熟地黄[各]90 g	莲心30 g	白冰糖350 g
生白果90 g	菟丝子90 g	炒黄芩90 g	砂蔻仁[各]30 g	莲肉200 g	黄酒100 g
金钱草300 g	枳壳90 g	生黄芪150 g	姜半夏60 g	大枣200 g	河车粉[冲]30 g
炒柴前胡[各]90 g	脱力草300 g	炒淮山药90 g	姜竹茹60 g	生晒参100 g	
郁金90 g	功劳叶90 g	穞豆衣90 g	益智仁90 g	西洋参100 g	上药一料，
炒党参120 g	潼白蒺藜[各]90 g	熟女贞子90 g	远志30 g	虫草10 g	如法收膏。
炒白术芍[各]90 g	天麻120 g	旱墨莲90 g	茯神300 g	陈阿胶350 g	
炒川芎30 g	石决明300 g	桑椹子90 g	柏枣仁[各]90 g	龟板胶100 g	
制首乌120 g	玳瑁90 g	桑叶皮[各]90 g	五味子30 g	鳖甲胶100 g	
枸杞子120 g	夏枯草90 g	杭菊花90 g	合欢花60 g	珍珠粉[冲]15 g	
山萸肉120 g	川象贝母[各]90 g	天麦冬[各]90 g	灯心草300 g	羚羊角粉[冲]3 g	

[就诊时间] **戊子年孟冬，六诊谨拟（2008年11月20日）。**

历年膏滋尽剂良，可安半载。高血压史30余年，秋冬见升，暑夏得降，头晕胀痛，漾漾欲泛，枕项不适。年内房颤未作，唯有偶作心悸状，时时心烦不安，中脘见烧灼不适。入秋后易感邪，咳嗽，痰涕黄稠。劳后汗出，善忘，唇鼻干燥。脉细小结，苔薄无津。有支气管扩张咯血史、冠心病、胆结石、腔梗、阵发性房颤等病史。治守平肝潜阳，养心安神通络之法。制膏代煎。

炒党参120 g	南北沙参各90 g	旱墨莲90 g	锁阳90 g	威灵仙60 g	河车粉冲45 g
炒白术芍各100 g	苦参90 g	女贞子90 g	炒川连30 g	石楠叶60 g	黄酒100 g
炒苍术60 g	生白果90 g	桑椹子90 g	炒黄芩90 g	生晒参100 g	白冰糖350 g
脱力草300 g	丹参皮各90 g	楮实子90 g	夏枯草90 g	西洋参100 g	饴糖100 g
功劳叶100 g	灵芝草90 g	金钱草300 g	桑叶皮各90 g	莲心30 g	蜂蜜50 g
枸杞子90 g	景天三七90 g	虎杖150 g	地骨皮90 g	莲肉200 g	
玉竹90 g	大狼把草90 g	郁金90 g	远志30 g	大枣200 g	上药一料，
黄精90 g	炙黄芪90 g	炒柴前胡各90 g	灯心草30 g	虫草10 g	如法收膏。
生熟地黄各150 g	川象贝母各90 g	柏枣仁各300 g	杭菊花90 g	珍珠粉冲30 g	
砂蔻仁各30 g	天麻180 g	五味子30 g	补骨脂90 g	羚羊角粉冲6 g	
天麦冬各20 g	玳瑁90 g	山萸肉90 g	杜仲90 g	陈阿胶350 g	
炒淮山药120 g	石决明300 g	益智仁90 g	金狗脊90 g	龟板胶100 g	
炒当归90 g	制首乌120 g	巴戟肉90 g	葛根90 g	鳖甲胶100 g	

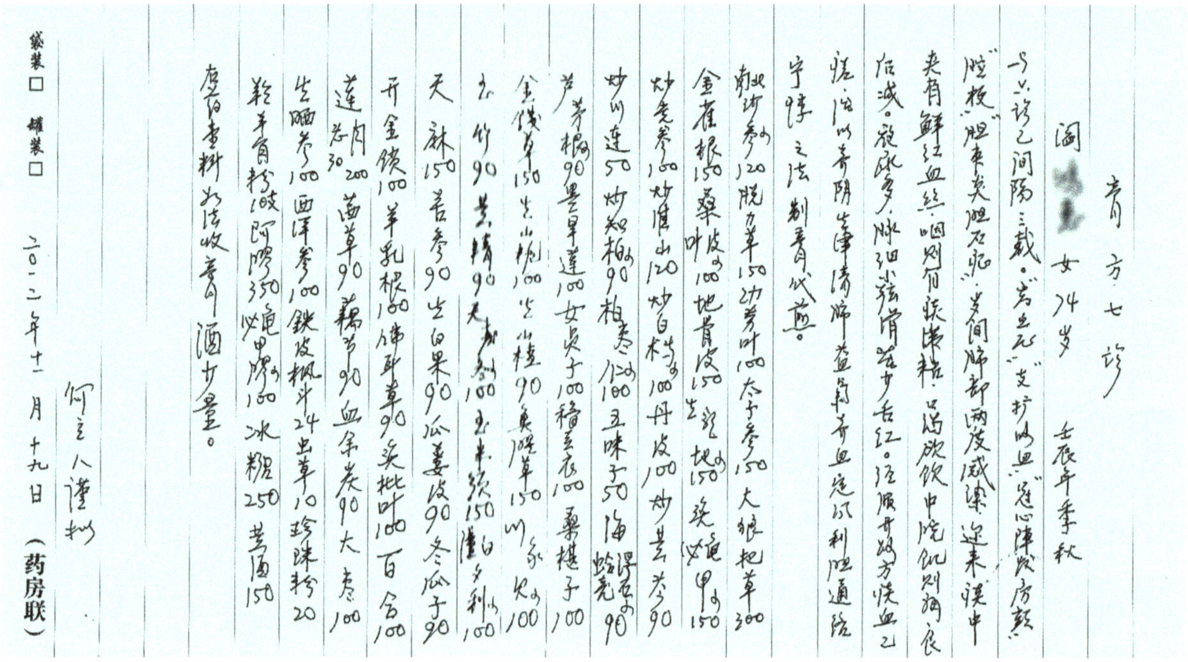

［就诊时间］壬辰年季秋，七诊谨拟（2012年11月19日）。

· 与六诊已间隔三载，"高血压""支扩咯血""冠心阵发房颤""腔梗""胆囊炎""胆石症"，岁间肺部两度感染，迩来痰中夹有鲜红血丝，咽则有痰滞黏，口渴引饮，中脘饥则痛，食后减，夜尿多。脉细小弦，苔少舌红。经服开路方痰血已瘥，治以养阴生津清肺，益气养血定风，利胆通络宁悸之法。制膏代煎。

[就诊时间] 癸巳年孟冬，八诊谨拟（2013年11月25日）。

·肢软乏力，心胸心悸闷，动辄气促，痰滞喉间咽痛，夜寐欠酣，小溲清长，脘嘈不适。脉细小滑，苔薄。有“慢支”“支扩咯血”“冠心阵发房颤”“胆囊炎”“胆石症”史。迭经益气养血、滋阴生津、清肺利胆、定风宁悸通络膏滋调服，颇觉良适，际兹冬令守法再服。

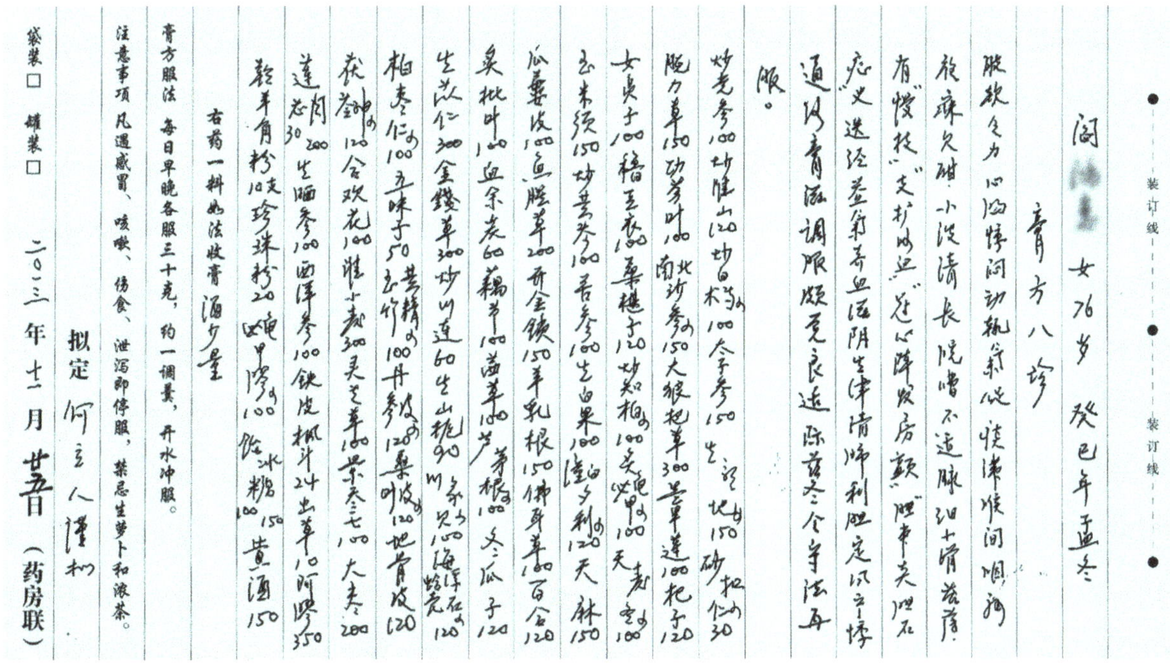
阎[illegible] 女 76岁 癸巳年孟冬
膏方八诊
肢软乏力 心胸悸闷 动辄气促 痰滞喉间咽痛 夜寐欠酣 小溲清长 脘嘈不适 脉细小滑 苔薄 有“慢支”“支扩咯血”“冠心阵发房颤”“胆囊炎”“胆石症”史 迭经益气养血滋阴生津清肺利胆定风宁悸通络膏滋调服 颇觉良适 际兹冬令守法再服。
炒党参100 炒怀山120 炒白术各100 太子参150 生熟地各150 砂蔻仁各30
鹿衔草150 功劳叶100 南北沙参各150 大狼把草300 半枝莲100 杞子120
女贞子100 穞豆衣100 菟丝子120 炒知柏各100 炙龟鳖甲各100 天麦冬各100
玉米须150 炒黄芩100 苦参100 生白果100 潼白蒺藜各120 天麻150
瓜蒌皮100 鱼腥草200 开金锁150 羊乳根150 佛耳草100 百合120
炙枇杷叶100 血余炭60 藕节100 茜草100 芦茅根各100 冬瓜子120
生苡仁300 金钱草300 炒川连60 生山楂90 川象贝各100 海浮石 海蛤壳各120
柏枣仁各100 五味子50 黄精玉竹各100 丹参皮各120 桑叶皮各120 地骨皮120
茯苓神各120 合欢花100 淮小麦300 灵芝草100 景天三七100 大枣200
莲肉200 莲芯30 生晒参100 西洋参100 铁皮枫斗24 虫草10 阿胶350
羚羊角粉10支 珍珠粉20 龟鳖甲胶各100 饴糖100 冰糖150 黄酒150
右药一料如法收膏 酒少量
膏方服法 每日早晚各服三十克，约一调羹，开水冲服。
注意事项 凡遇感冒、咳嗽、伤食、泄泻即停服，禁忌生萝卜和浓茶。
拟定 何立人谨拟
二〇一三年十一月廿五日
线装□ 罐装□
（药房联）
装订线
装订线

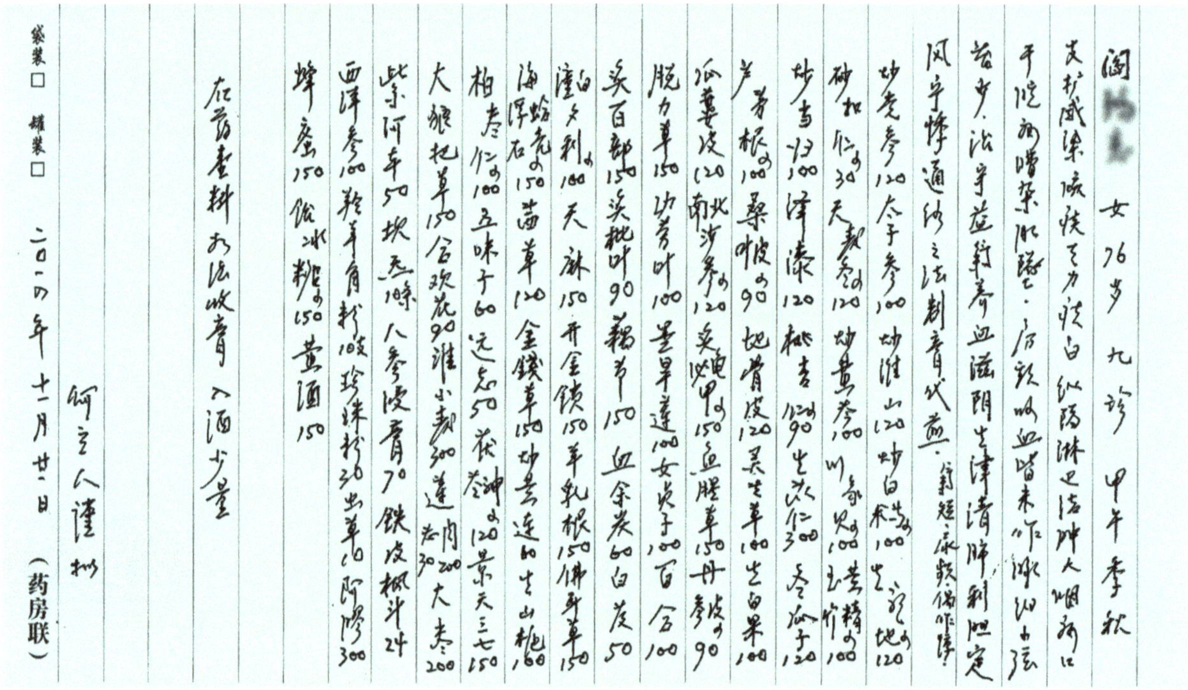

陶[redacted] 女 76岁 九诊 甲午季秋
支扩感染 咳痰乏力痰白 纵隔淋巴结肿大 咽痛口
干 脘痛 嘈杂 肛坠 房颤 咯血皆未作 脉细小弦
苔少 治守益气养血 滋阴生津清肺 利胆定
风 宁悸通络之法 制膏代煎 [illegible]
炒党参120 太子参100 炒淮山120 炒白术芍各100 生熟地各120
砂杞仁各30 天麦冬各120 炒黄芩100 川象贝各100 玉竹 黄精各100
炒当归100 泽漆120 桃杏仁各90 生苡仁300 冬瓜子120
芦茅根各100 桑叶皮各90 地骨皮120 炙甘草100 生白果100
瓜蒌皮120 南北沙参各120 炙龟鳖甲各150 鱼腥草150 丹参皮各90
脱力草150 功劳叶100 墨旱莲100 女贞子100 百合100
炙百部150 炙枇杷叶90 藕节150 血余炭60 白芨50
潼白蒺藜各100 天麻150 开金锁150 羊乳根150 佛耳草150
海浮石 蛤壳各150 茜草120 金钱草150 炒黄连60 生山栀100
柏枣仁各100 五味子60 远志50 茯苓神各120 景天三七150
大狼把草150 合欢花90 淮小麦300 莲肉200 [illegible]30 大枣200
紫河车50 坎炁10条 人参浸膏70 铁皮枫斗24
西洋参100 羚羊角粉10支 珍珠粉20 虫草10 阿胶300
蜂蜜150 饴冰糖各150 黄酒150
右药煮料如法收膏 入酒少量
何立人谨拟
袋装☐ 罐装☐ 二〇一四年十一月廿一日 （药房联）

［就诊时间］甲午年季秋，九诊谨拟（2014年11月21日）。

· 支扩感染，咳痰乏力痰白，纵隔淋巴结肿大，咽痛口干，脘痛，嘈杂，肛坠，房颤、咯血皆未作。脉细小弦，苔少。治守益气养血，滋阴生津清肺，利胆定风，宁悸通络之法。制膏代煎。

病例5 蒋某，女，53岁。

[就诊时间] 丁亥年季秋，一诊谨拟（2007年11月8日）。

经绝4年，高血压病史1年。头晕方旋欲呕，目糊，心悸，善忘，烘热有汗，昼夜尿频，今血压150/96 mmHg，脉细小滑，苔薄，查见血糖轻度增高，低密度脂蛋白增高（3.47 mmol/L）。冲仁失和，肾亏肝旺。治拟调和冲任，益肾平肝。制膏代煎。

仙灵脾60 g	天麻300 g	楮实子90 g	茶树根300 g	莲心30 g	龟板胶100 g
仙茅60 g	潼白蒺藜[各]120 g	灵芝草90 g	虎杖120 g	莲肉200 g	黄酒200 g
生熟地黄[各]120 g	生石决明300 g	景天三七90 g	生槐花90 g	大枣200 g	白冰糖200 g
砂蔻仁[各]30 g	钩藤120 g	苦参90 g	炒党参90 g	葛根90 g	饴糖100 g
炒知柏[各]90 g	陈皮30 g	生白果90 g	炒苍白术[各]90 g	百合90 g	
山萸肉180 g	制首乌150 g	大狼把草300 g	炙黄芪90 g	生晒参100 g	上药一料，
巴戟肉120 g	枸杞子90 g	玉竹90 g	桑螵蛸120 g	西洋参100 g	如法收膏。
丹参皮[各]90 g	穞豆衣90 g	黄精90 g	茯神300 g	羚羊角粉[冲]6 g	
炒赤白芍[各]90 g	墨旱莲90 g	覆盆子90 g	龙骨300 g	珍珠粉[冲]15 g	
炒淮山药90 g	女贞子90 g	金樱子90 g	炙龟板120 g	陈阿胶250 g	
猪苓150 g	桑椹子90 g	玉米须300 g	益智仁60 g	鳖甲胶100 g	

[就诊时间] 戊子年孟冬，二诊谨拟（2008年11月20日）。

岁前冬令膏滋一料尽剂良。全年血压平稳在140/80 mmHg，目前血生化检查均正常。昼夜尿频已少，头晕房旋未作，心悸亦限于寐中，且为偶尔。朝起见目沉目糊，牙关酸。脉细小弦滑，苔薄白微腻。脘安纳少，体重增加。治守调和冲任，益肾平肝之法。制膏代煎。

仙灵脾90 g	枸杞子150 g	灵芝草90 g	生石决明300 g	坎炁10根	生晒参100 g
仙茅90 g	制首乌180 g	景天三七90 g	潼白蒺藜[各]120 g	茶树根300 g	西洋参100 g
生熟地[各]120 g	穞豆衣90 g	炙黄芪120 g	钩藤120 g	虎杖100 g	陈阿胶250 g
砂蔻仁[各]30 g	墨旱莲100 g	炒党参120 g	玉竹120 g	葛根90 g	龟鳖甲胶[各]100 g
炒淮山药120 g	女贞子90 g	炒苍白术[各]90 g	黄精120 g	大枣200 g	白冰糖200 g
山萸肉180 g	桑椹子90 g	茯苓90 g	覆盆子100 g	百合90 g	饴糖100 g
巴戟肉120 g	楮实子90 g	茯神300 g	金樱子100 g	莲心30 g	黄酒200 g
丹参皮[各]90 g	大狼把草180 g	合欢皮90 g	桑螵蛸120 g	莲肉200 g	
炒赤白芍[各]90 g	苦参90 g	玉米须300 g	益智仁90 g	羚羊角粉[冲]6 g	上药一料，
炒淮小麦300 g	生白果90 g	天麻300 g	炙龟板120 g	珍珠粉[冲]15 g	如法收膏。

［就诊时间］己丑年孟冬，三诊谨拟（2009年12月10日）。

岁前膏滋尽剂良。寐中头晕，夜尿频。大便难尽，目糊。脉细弦滑，苔薄腻。已无牙关酸楚之感。治守调和冲任，益肾平肝，健脾养心之法。制膏代煎。

脱力草300 g	生石决明300 g	菟丝子90 g	墨旱莲90 g	坎炁10根	珍珠粉[冲]15 g
功劳叶90 g	杜仲150 g	仙灵脾90 g	五味子30 g	葛根90 g	羚羊角粉[冲]6 g
炒党参100 g	桑寄生150 g	仙茅90 g	玉米须300 g	威灵仙90 g	阿胶250 g
炒苍白术[各]90 g	羌独活[各]90 g	炒当归90 g	茶树根90 g	补骨脂90 g	龟鳖甲胶[各]100 g
茯神300 g	生熟地黄[各]120 g	炒知柏[各]90 g	山萸肉90 g	炙鳖龟[各]120 g	饴糖100 g
柏枣仁[各]300 g	砂蔻仁[各]30 g	益智仁90 g	巴戟肉80 g	合欢花90 g	冰糖200 g
炙黄芪90 g	制首乌120 g	桑螵蛸120 g	丹参皮[各]90 g	莲心30 g	黄酒150 g
大狼把草90 g	枸杞子120 g	蚕茧壳100 g	生白果90 g	莲肉200 g	
天麻300 g	覆盆子100 g	天麦冬[各]90 g	苦参90 g	大枣200 g	上药一料，
钩藤120 g	金樱子100 g	穞豆衣90 g	灵芝草90 g	生晒参100 g	如法收膏。
潼白蒺藜[各]120 g	芡实90 g	女贞子90 g	景天三七90 g	西洋参100 g	

病例6 芮某，女，69岁。

［就诊时间］乙酉年孟冬，一诊谨拟（2005年11月7日）。

高血压史10年，历节作痛，或有胸闷，偶有头痛晕，口时苦，易汗，畏寒，恶寒，纳馨，便调。脉细弦滑，苔薄微腻，今血压为135/80 mmHg。古稀之前气血不调，肝失濡养。治拟滋肾养肝，调和气血，通利脉络之法。制膏代煎。

枸杞子100 g	穞豆衣90 g	仙茅50 g	杜仲150 g	生首乌300 g	西洋参30 g
制首乌100 g	茯苓150 g	仙灵脾50 g	牛膝100 g	独活90 g	陈阿胶250 g
楮实子100 g	炒苍白术[各]90 g	补骨脂90 g	天麻150 g	川朴30 g	黄酒50 g
山萸肉180 g	炒淮山药150 g	益智仁90 g	潼白蒺藜[各]120 g	炒川连20 g	羚羊角粉[冲]3 g
巴戟肉60 g	炒党参100 g	锁阳90 g	钩藤120 g	炒知柏[各]60 g	白冰糖300 g
脱力草150 g	陈皮30 g	虎杖90 g	生石决明300 g	炒防风60 g	鹿角胶30 g
功劳叶100 g	姜半夏60 g	石楠叶90 g	细辛30 g	莲肉200 g	龟板胶30 g
女贞子100 g	生炙黄芪[各]90 g	炒当归90 g	炒川芎60 g	大枣200 g	
桑椹子100 g	玉竹90 g	生熟地黄[各]90 g	炒川断120 g	玳瑁50 g	上药一料，
墨旱莲90 g	黄精90 g	砂蔻仁[各]30 g	望江南100 g	生晒参60 g	如法收膏。

［就诊时间］丙戌年季秋孟冬，二诊谨拟（2006年11月7日）。

岁前膏滋一料尽剂症安。腰肢节痛减，头额眉棱痛失。脘安，寐安，纳可，便转畅，口无干苦。但仍汗出，畏寒，较前为甚。脉细弦滑，苔薄微腻黄，血脂增高，有脂肪肝，今天血压140/（80～90）mmHg。古稀之年，气阳不足，筋脉失濡。治拟滋肾养肝，益气温阳之法。制膏代煎。

炒党参150 g	生炙黄芪各150 g	功劳叶90 g	玉竹90 g	威灵仙90 g	羚羊角粉冲3 g
炒当归150 g	郁金90 g	穞豆衣150 g	黄精90 g	益智仁100 g	陈阿胶250 g
炒苍白术各90 g	虎杖90 g	熟女贞子120 g	石楠叶90 g	锁阳100 g	鹿角胶30 g
炒川芎60 g	巴戟肉200 g	墨旱莲90 g	羌独活各60 g	莲肉200 g	珍珠粉冲12 g
炒川断120 g	山萸肉200 g	桑椹子150 g	防风己各90 g	大枣200 g	白冰糖300 g
生淮山药150 g	仙茅90 g	姜半夏90 g	牛膝100 g	茯苓150 g	黄酒50 g
枸杞子120 g	仙灵脾90 g	陈皮30 g	炒知柏各60 g	玳瑁60 g	
制首乌150 g	补骨脂90 g	茯神150 g	熟附片30 g	生晒参100 g	上药一料，
生熟地各90 g	骨碎补90 g	杜仲150 g	桂枝15 g	西洋参30 g	如法收膏。
砂蔻仁各30 g	脱力草150 g	桑寄生150 g	葛根60 g	龟板胶30 g	

［就诊时间］**丁亥季秋，三诊谨拟**（2007年10月26日）。

高血压12年，平素血压多在170/90 mmHg，今测得120/75 mmHg。神疲乏力，髋腿酸楚不适，或有便秘，夜寐易受其痛之扰，稍觉畏寒，头额眉棱之痛少见，中脘安。脉细弦滑，苔薄。原膏滋尽剂良，治守滋肾养肝、益气温阳之法，制膏代煎。

炒党参120 g	穞豆衣90 g	炙龟板90 g	补骨脂90 g	玉竹90 g	龟板胶45 g
炒苍白术各90 g	墨旱莲90 g	天麻300 g	骨碎补90 g	黄精90 g	鹿角胶45 g
炒当归90 g	女贞子120 g	潼白蒺藜各90 g	甜苁蓉90 g	龙齿300 g	陈阿胶250 g
炒淮山药150 g	丹参90 g	钩藤120 g	菟丝子90 g	玳瑁90 g	珍珠粉冲15 g
脱力草300 g	桑椹子90 g	炒川芎90 g	益智仁90 g	莲肉200 g	羚羊角粉冲3 g
功劳叶90 g	楮实子90 g	杜仲120 g	锁阳90 g	大枣200 g	黄酒50 g
枸杞子90 g	生熟地黄各120 g	桑寄生120 g	熟附片25 g	辛夷60 g	白冰糖300 g
制首乌150 g	砂蔻仁各30 g	羌独活各60 g	桂枝10 g	黄芩60 g	
山萸肉120 g	炙黄芪120 g	仙茅90 g	葛根90 g	生晒参100 g	上药一料，
巴戟肉120 g	炙鳖甲120 g	仙灵脾90 g	威灵仙90 g	西洋参30 g	如法收膏。

［就诊时间］**戊子年仲秋，四诊谨拟**（2008年10月7日）。

高血压13年，今测得血压130/80 mmHg。脂代谢紊乱，年内胆固醇6.42 mmol/L，三酰甘油4.4 mmol/L，有脂肪肝。日前“尿路感染”复发，今已安。头额眉棱痛仅见于感冒劳累之后。大便艰涩难下。脉细小滑，苔薄微腻。年逾七旬肝脾肾皆有亏损。拟滋肾柔肝，健脾助运之法。制膏代煎。

制首乌120 g	丹参皮各90 g	大狼把草150 g	骨碎补60 g	景天三七90 g	羚羊角粉冲3 g
枸杞子90 g	炒党参90 g	荷叶90 g	炙鳖甲90 g	砂蔻仁各30 g	河车粉冲3 g
炒当归90 g	炒苍白术各90 g	生蒲黄包90 g	炙龟板90 g	陈皮50 g	陈阿胶350 g
生熟地黄各90 g	猪茯苓各90 g	玉米须300 g	仙茅90 g	生薏苡仁300 g	黄酒100 g
炒知柏各90 g	泽泻60 g	玉竹120 g	仙灵脾90 g	生楂曲各120 g	龟板胶50 g
山萸肉120 g	土茯苓300 g	羌独活各60 g	益智仁90 g	玳瑁90 g	鹿角胶30 g
巴戟肉120 g	杜仲90 g	防风己各90 g	甜苁蓉90 g	莲肉200 g	
穞豆衣90 g	虎杖120 g	牛膝90 g	炒黄芩90 g	大枣200 g	上药一料，
女贞子90 g	桑寄生120 g	葛根90 g	辛夷90 g	生晒参100 g	如法收膏。
墨旱莲90 g	天麻90 g	威灵仙90 g	炙黄芪90 g	西洋参30 g	
炒淮山药90 g	潼白蒺藜各90 g	补骨脂90 g	灵芝草90 g	珍珠粉冲15 g	

病例7 李某，男，45岁。

［就诊时间］丙戌年孟冬，一诊谨拟（2006年12月7日）。

高血压1年，今为130/（90～100）mmHg，但无所苦，偶有一次胸闷心悸。有晕厥史、吸烟史、颈椎病。脉细弦滑，苔薄腻舌红。血脂值皆在正常上限。肝肾渐有不足，治拟滋养肝肾，佐以平肝潜阳，化湿之法。制膏代煎。

制首乌150 g	炒淮山药150 g	葛根90 g	牛膝90 g	大枣200 g	饴糖150 g
枸杞子120 g	炒苍白术各100 g	威灵仙90 g	炙蒌皮90 g	生晒参100 g	蜂蜜50 g
山萸肉100 g	炒党参100 g	补骨脂90 g	泽泻90 g	西洋参100 g	黄酒150 g
巴戟肉100 g	脱力草100 g	天麻90 g	玳瑁50 g	虫草10 g	
生熟地各120 g	功劳叶100 g	骨碎补90 g	砂蔻仁各30 g	珍珠粉冲15 g	上药一料，
穞豆衣100 g	黄精120 g	炙黄芪90 g	陈皮30 g	陈阿胶300 g	如法收膏。
女贞子100 g	灵芝草100 g	潼白蒺藜各90 g	姜半夏90 g	龟板胶100 g	
玉竹120 g	景天三七100 g	钩藤100 g	竹茹60 g	鳖甲胶100 g	
墨旱莲100 g	苦参90 g	杜仲90 g	莲心15 g	羚羊角粉冲3 g	
黄精120 g	生白果90 g	桑寄生90 g	莲肉200 g	白冰糖300 g	

［就诊时间］丁亥年季秋，二诊谨拟（2007年11月8日）。

岁前膏滋良，安有一年，入秋冬血压渐高，或有心悸，两年前有晕厥史。三酰甘油高，血黏度高，查有脂肪肝、颈腰椎有退行性变。苔薄微腻，脉细弦滑。心脾不足，肝肾不调。治拟补益心脾，滋养肝肾之法，制膏代煎。

炒党参120 g	泽泻120 g	地龙90 g	功劳叶90 g	女贞子90 g	龟板胶50 g
炒苍白术[各]90 g	炒川芎60 g	水蛭30 g	平地木300 g	旱墨莲90 g	白冰糖200 g
陈皮30 g	炒川断90 g	荷叶90 g	山萸肉120 g	莲心30 g	黄酒100 g
茯苓150 g	天麻150 g	生楂曲[各]90 g	巴戟肉120 g	莲肉200 g	
泽泻90 g	潼白蒺藜[各]120 g	生槐花90 g	炒淮山药150 g	大枣200 g	上药一料，
虎杖90 g	合欢皮180 g	生蒲黄90 g	灵芝草90 g	西洋参100 g	如法收膏。
枸杞子90 g	玉竹90 g	葛根90 g	景天三七150 g	生晒参100 g	
猪苓150 g	玉米须90 g	补骨脂90 g	大狼把草300 g	珍珠粉[冲]15 g	
丹参100 g	茶树根150 g	骨碎补90 g	穞豆衣90 g	羚羊角粉[冲]3 g	
制首乌150 g	车前子[包]300 g	威灵仙90 g	桑椹子90 g	陈阿胶250 g	
杜仲150 g	白僵蚕90 g	脱力草300 g	楮实子90 g	鳖甲胶60 g	

［就诊时间］**戊子年仲冬，三诊谨拟**（2006年12月11日）。

岁前膏滋尽剂安，血脂、血糖已在正常高限以内，年内无感冒，晕厥之象已3年未见。寐安脘安，乏力，手足多汗，血压多在130/90 mmHg以内。脉细小弦，苔薄腻。查有脂肪肝，胆结石，颈椎退行性变。治拟补益心脾，滋养肝肾之法。制膏代煎。

炒党参100 g	泽漆120 g	玉米须90 g	补骨脂90 g	景天三七150 g	羚羊角粉[冲]3 g
炒白术芍[各]90 g	泽叶90 g	茶树根150 g	骨碎补90 g	大狼把草300 g	珍珠粉[冲]15 g
陈皮45 g	桑寄生150 g	荷叶90 g	威灵仙90 g	穞豆衣90 g	陈阿胶350 g
茯苓120 g	牛膝90 g	车前子[包]300 g	脱力草200 g	桑椹子90 g	龟鳖甲胶[各]60 g
丹参900 g	全狗脊90 g	白僵蚕90 g	功劳叶90 g	楮实子90 g	桃仁90 g
杜仲150 g	炒川芎60 g	地龙90 g	平地木300 g	女贞子90 g	桃树胶100 g
制首乌120 g	炒川断90 g	水蛭30 g	山萸肉100 g	旱墨莲90 g	黄酒100 g
枸杞子90 g	天麻150 g	生楂曲[各]90 g	巴戟肉100 g	莲心30 g	
泽泻90 g	潼白蒺藜[各]120 g	槐花90 g	炒淮山药150 g	莲肉200 g	上药一料，
虎杖90 g	合欢皮150 g	生蒲黄120 g	大枣200 g	生晒参100 g	如法收膏。
猪苓120 g	玉竹90 g	葛根90 g	灵芝草90 g	西洋参100 g	

病例8 邱某，女，65岁。

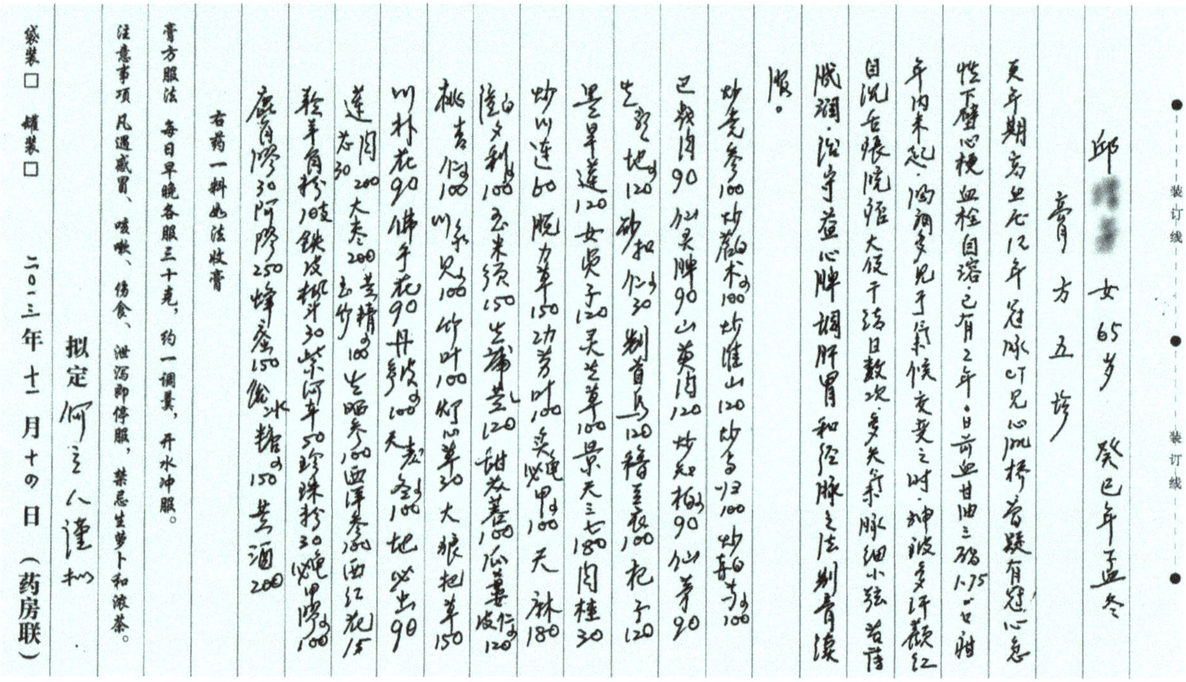

邱[redacted] 女 65岁 癸巳年孟冬

膏方五诊

更年期高血压12年，冠脉CT见心肌桥，曾疑有冠心急性下壁心梗血栓自溶，已有2年。日前血甘油三酯1.75。口附（疳），年内未起。胸痛多见于气候交变之时，神疲多汗颧红，目沉舌胀脘痞，大便干结日数次，多矢气。脉细小弦，苔薄腻润。治守益心脾，调肝胃，和经脉之法，制膏续服。

炒党参100 炒白术100 炒淮山120 炒当归100 炒白芍100

巴戟肉90 仙灵脾90 山萸肉120 炒知母90 仙茅90

生熟地各120 砂仁30 制首乌120 穞豆衣100 杞子120

旱莲草120 女贞子120 灵芝草100 景天三七180 肉桂30

炒川连60 脱力草150 功劳叶100 炙鳖甲100 天麻180

白蒺藜100 玉米须150 生蒲黄120 甜苁蓉100 瓜蒌皮仁各120

桃杏仁各100 川象贝各100 竹叶100 灯心草30 大狼把草150

川朴花90 佛手花90 丹皮100 天麦冬各100 地鳖虫90

莲肉200 茯苓30 大枣200 玉竹 黄精各100 生晒参100 西洋参100 西红花15

羚羊角粉1支 铁皮枫斗30 紫河车50 珍珠粉30 炙龟甲胶100

鹿角胶30 阿胶250 蜂蜜150 冰糖150 黄酒200

右药一料如法收膏

膏方服法 每日早晚各服三十克，约一调羹，开水冲服。

注意事项 凡遇感冒、咳嗽、伤食、泄泻即停服，禁忌生萝卜和浓茶。

拟定 何立人

二〇一三年 十一 月 十四 日 （药房联）

袋装□ 罐装□

装订线

[就诊时间] 癸巳年孟冬，五诊谨拟（2013年11月14日）。

· 更年期高血压12年，冠脉CT见心肌桥，曾疑有冠心急性下壁心梗血栓自溶，已有2年。日前三酰甘油1.75 mmol/L。口疳，年内未起，胸痛多见于气候交变之时，神疲多汗颧红，目沉舌胀脘痞，大便干结日数次，多矢气。脉细小弦，苔薄腻润。治守益心脾，调肝胃，和经脉之法。制膏续服。

病例9　赵某，女，70岁。

[就诊时间] 癸巳年孟冬，一诊谨拟（2013年11月1日）。

· 高血压史20年，始于经绝之时，胸闷痛背疼见心悸早搏，年内始见，肢软，面少华色，或有寐艰、短、早醒，或便艰少，夜尿急。脉细小滑，有结象，苔薄微腻。动态心电示室早2 497次/24小时，胆固醇6.46 mmol/L↑，三酰甘油2.50 mmol/L↑，血同型半胱氨酸12.4↑，已服降脂药1个月。古稀之年，心脾肾俱已亏虚，治拟补益之法，制膏代煎。

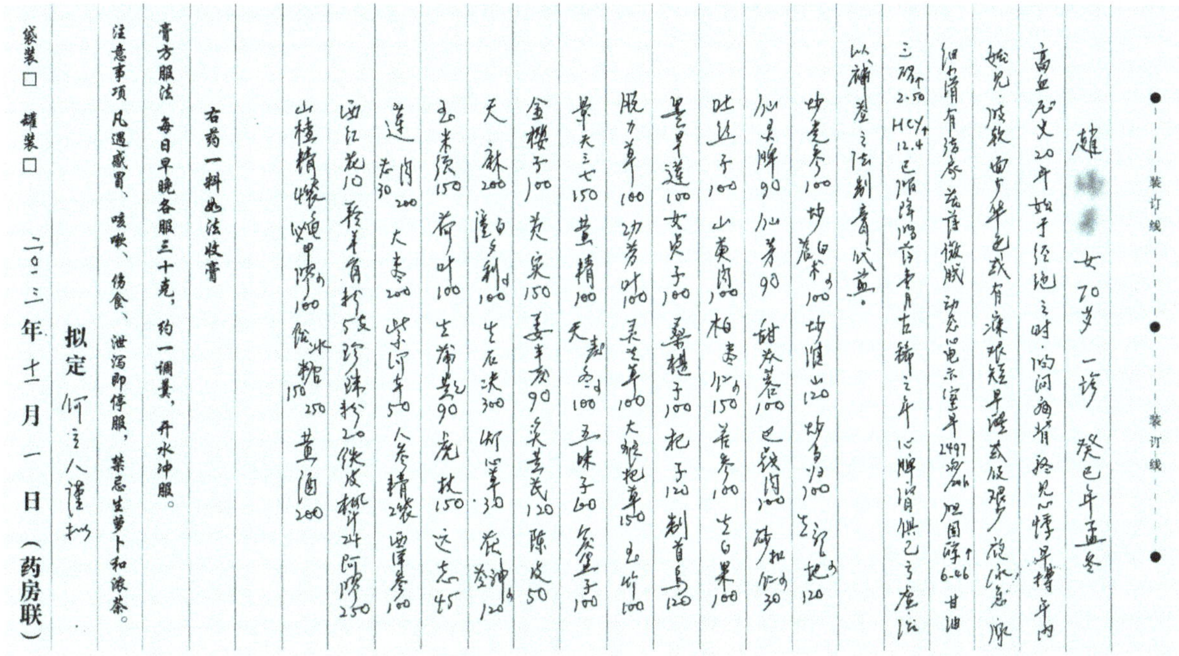

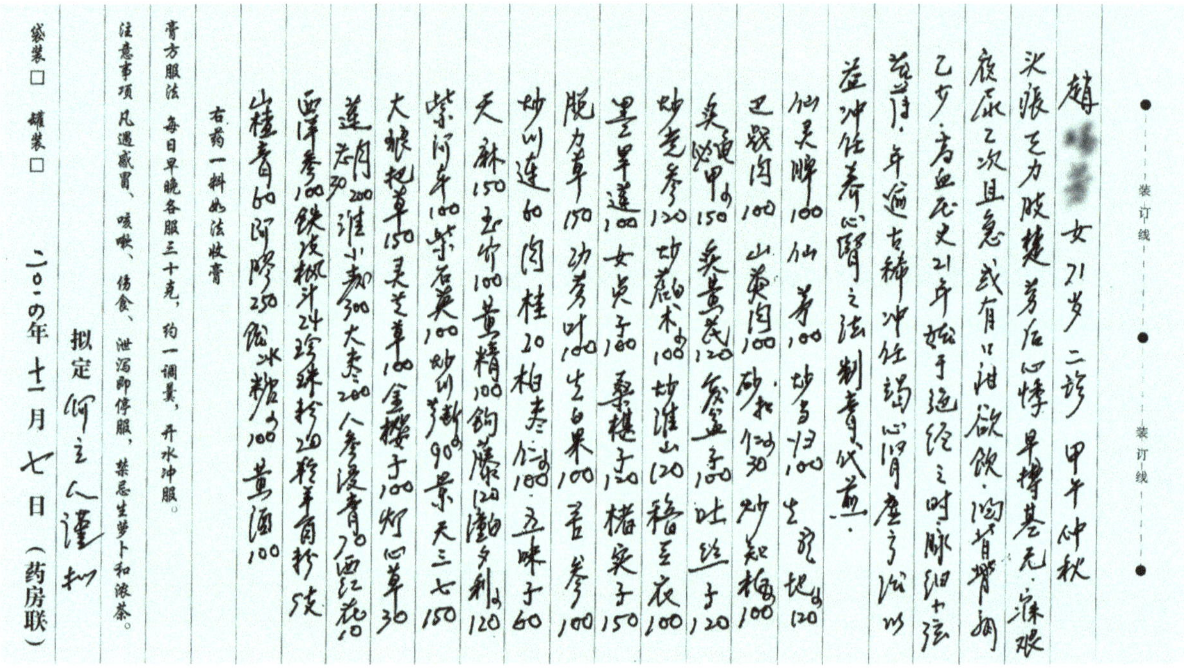
赵[redacted] 女 71岁 二诊 甲午仲秋
头胀乏力肢楚，劳后心悸，早搏甚无，寐艰
夜尿2次且急，或有口疳，欲饮，胸背脊痛
已少，高血压史21年，始于绝经之时，脉细小弦
苔薄，年逾古稀，冲任竭，心肾虚亏，治以
益冲任养心肾之法，制膏代煎。
仙灵脾100 仙茅100 炒当归100 生熟地各120
巴戟肉100 山萸肉100 砂仁30 炒知母100
炙龟鳖甲各150 炙黄芪120 覆盆子100 菟丝子120
炒党参120 炒苍白术各100 炒淮山120 穞豆衣100
墨旱莲100 女贞子100 桑椹子120 楮实子150
脱力草150 功劳叶100 生白果100 苦参100
炒川连60 肉桂20 柏枣仁各100 五味子60
天麻150 玉竹100 黄精100 钩藤120 潼白蒺藜各120
紫河车100 紫石英100 炒川断90 景天三七150
大狼把草150 灵芝草100 金樱子100 灯心草30
莲肉200 远志30 淮小麦300 大枣200 人参浸膏70 西红花10
西洋参100 铁皮枫斗24 珍珠粉20 羚羊角粉5支
山楂膏60 阿胶250 冰糖各100 黄酒100
右药一料如法收膏
膏方服法 每日早晚各服三十克，约一调羹，开水冲服。
注意事项 凡遇感冒、咳嗽、伤食、泄泻即停服，禁忌生萝卜和浓茶。
箱装□ 罐装□
拟定 何立人谨拟
二〇一四年十一月七日（药房联）

［就诊时间］甲午年仲秋，二诊谨拟（2014年11月7日）。

·头胀乏力肢楚，劳后心悸，早搏基无，寐艰夜尿2次且急，或有口疳，欲饮，胸背脊痛已少，高血压史21年，始于绝经之时。脉细小弦，苔薄。年逾古稀，冲任竭，心肾虚亏。治以益冲任，养心肾之法。制膏代煎。

三、冠状动脉粥样硬化性心脏病调治

冠状动脉粥样硬化性心脏病（coronary atherosclerotic heart disease）是指冠状动脉（冠脉）发生粥样硬化引起的管腔狭窄或闭塞，导致心肌缺血缺氧或坏死而引起的心脏病，简称冠心病（coronary heart disease, CHD），也称缺血性心脏病（ischemic heart disease）。冠心病是动脉粥样硬化导致器官病变的最常见类型，也是严重危害人类健康的常见病。近年来，其发病呈现年轻化趋势，但随之而来的是对于冠心病的血管介入治疗也发生了突飞猛进的进步，为降低冠脉风险事件的发生做出了突出的贡献。然而风险的降低，并未解决根源性的问题，还有一些未达到手术标准，但是存在冠脉病变的患者仍需积极治疗，许多患者在坚持服用西药的同时，会加用中药进行治疗。由此我们中医门诊除了一些稳定型心绞痛、缺血性心肌病和隐匿型冠心病患者以外，还比较多见经皮冠状动脉介入（percutaneous coronary intervention, PCI）术后、冠状动脉旁路搭桥术（coronary artery bypass graft, CABG）后及冠状动脉临界病变（冠状动脉造影目测直径狭窄50%～70%的病变）的患者。

冠心病一般归属中医学“胸痹”“厥心痛”“真心痛”等范畴。早在《黄帝内经》中就有记载：“心痛者，胸中痛，胁支满，胁下痛，膺背肩胛间痛。”又如《灵枢·厥病》篇曰：“真心痛，手足青至节，心痛甚。旦发夕死，夕发旦死。”与不稳定型心绞痛、急性心肌梗死的临床症状类似。汉代张仲景在《金匮要略·胸痹心痛短气病脉证治》等篇章中做了进一步的脉证描述，并提出比较系统的方药，如“胸痹之病，喘息咳唾，胸背痛，短气，寸口脉沉而迟，关上小紧数，瓜蒌薤白白酒汤”；又如“胸痹不得卧，心痛彻背者，瓜蒌薤白半夏汤主之”。

对于冠心病的认识当遵“阳微阴弦”的病机总纲，结合现代人的病因特点，从血浊–脉痹–心痹认识冠心病发生发展的过程。我认为在冠心病的形成过程中，除了胸阳不振的病机基础外，血液受体内外因素影响失却其生理状态，血液运行失常，形成血浊，浊脂沉积于脉府，发为脉痹之机，进而内舍于心脏，发为心痹之疾，这一观点直观地反映了行于脉中、濡养脏腑、为心所主的血液在冠心病发生发展的作用。

在临床上，还要注意冠心病的情绪诱因，心主神明，情志不遂可影响病情的发生、感受和用药后的转归。近年来，中医、西医和中西医结合的医学同道对“情志”在冠心病发病和治疗中的作用，都给予高度重视。现代研究也证实了，情志失调可以是冠心病的独立危险因素，在所有的心血管疾病中，与抑郁关系最为密切的是冠心病。心血管疾病可以引起抑郁或加重抑郁；而抑郁症状又可以诱发、加重心血管疾病。

治疗上，应该以温通阳气、化痰通络、补益心脾为治疗大法。膏滋处方，则根据患者情况，予益气调血、宽胸和中温经、清热凉血、通络畅脉、健脾泄浊消积、滋肾御邪之法，同时以安宁之法相佐，兼顾气机通畅与气血调养。

病例1 叶某，男，66岁。

［就诊时间］辛巳年孟冬，一诊谨拟（2002年11月27日）。

冠心病，冠脉搭桥术迄今七载，近来头晕神疲乏力，气短，肢体沉重，活动后增剧，登楼尤甚，颜面多有潮红，小便频频，前列腺手术一年。苔薄根腻黄，脉细弦滑。年近古稀，心肾气衰，血瘀脉中，邪湿易蕴。治拟大补元气，以助化瘀通脉，化湿御邪。际兹冬令，制膏代煎。

灵芝草100 g	降香30 g	麦冬90 g	桂枝15 g	炒川连12 g	虫草15 g
景天三七100 g	檀香30 g	五味子60 g	牛膝90 g	炒黄芩50 g	陈阿胶250 g
生炙黄芪各180 g	补骨脂120 g	杜仲300 g	苦参60 g	生栀子60 g	龟板胶60 g
炒党参150 g	益智仁100 g	脱力草250 g	生槐花60 g	苦丁茶90 g	鹿角胶60 g
炒白术150 g	生熟地黄各120 g	玉竹100 g	生白果60 g	猪茯苓各150 g	竹沥半夏60 g
炒赤白芍各120 g	炒淮山药150 g	黄精100 g	水蛭50 g	大枣180 g	白冰糖500 g
郁金120 g	炒当归100 g	生蒲黄包120 g	枸杞子90 g	莲肉200 g	黄酒500 g
丹参300 g	桃仁120 g	虎杖150 g	制首乌150 g	胡桃肉200 g	
砂蔻仁各30 g	杏仁60 g	知柏各45 g	山萸肉100 g	生晒参100 g	上药一料，
沉香30 g	生薏苡仁100 g	肉桂20 g	巴戟肉100 g	西洋参60 g	如法收膏。

［就诊时间］ **癸未年仲冬，二诊谨拟**（2003年12月4日）。

冠脉搭桥手术迄今八载，岁前进服冬令膏滋一料，颇适。仅于年初有动则心悸，胸闷气短，痛后渐安。频频尿意已减，寐转酣，纳可便调。血压或有增高，今测血压为175/100 mmHg。脉细小沉弦，苔薄黄腻质红。治守原膏滋之意，大补元气气，化瘀通络，佐以平镇之法。

灵芝草100 g	天麦冬[各]90 g	知柏[各]50 g	炒黄芩50 g	芡实90 g	珍珠粉[冲]6 g
景天三七100 g	玉竹90 g	肉桂20 g	生栀子50 g	大枣200 g	玳瑁30 g
生炙黄芪[各]180 g	黄精90 g	桂枝15 g	杜仲300 g	胡桃肉[切小块]200 g	黄酒500 g
炒党参150 g	穞豆衣90 g	苦参60 g	桑寄生180 g	虫草30 g	
炒白术芍[各]150 g	熟女贞子90 g	生白果60 g	生蒲黄[包]120 g	生晒参100 g	上药一料，
丹参300 g	墨旱莲90 g	天麻180 g	水蛭50 g	西洋参60 g	如法收膏。
生熟地黄[各]100 g	沉香30 g	生石决明300 g	地鳖虫60 g	陈阿胶250 g	
砂蔻仁[各]30 g	降香30 g	潼白蒺藜[各]120 g	莲须90 g	龟板胶60 g	
益智仁90 g	檀香30 g	枸杞子90 g	莲肉200 g	鹿角胶60 g	
山萸肉120 g	虎杖90 g	制首乌90 g	桑螵蛸120 g	白冰糖500 g	
巴戟肉120 g	炙甲片60 g	炒川连12 g	金樱子100 g	羚羊角粉[冲]6 g	

［就诊时间］ **甲申年仲冬，三诊谨拟**（2004年12月2日）。

冬令膏滋连已两载皆良。据云：复查冠脉搭桥之处安好，它处冠脉又见不畅。虽无胸痛，但劳后或活动之后气短之感较往年为甚。年内血压已得控制，且无头晕头痛。中脘安好，纳可，寐酣，年内无早搏见之。易咳之症未见。脉弦细小滑，苔薄根中微黄腻。治守原膏滋之意，大补元气，化瘀通络。

生炙黄芪[各]180 g	地鳖虫50 g	枸杞子90 g	降香30 g	石菖蒲60 g	鹿角胶60 g
桃仁90 g	全蝎30 g	制首乌120 g	木香90 g	郁金90 g	羚羊角粉[冲]3 g
红花30 g	蝉衣90 g	桂枝15 g	玉竹90 g	脱力草150 g	珍珠粉[冲]15 g
炒赤白芍[各]90 g	白僵蚕90 g	白河车50 g	黄精90 g	功劳叶90 g	河车粉[冲]60 g
景天三七120 g	地龙90 g	天麦冬[各]100 g	女贞子100 g	莲肉200 g	黄酒250 g
灵芝草100 g	炒党参100 g	五味子30 g	桑椹子120 g	大枣200 g	白冰糖250 g
丹参150 g	太子参100 g	泽兰叶60 g	穞豆衣100 g	生晒参100 g	饴糖150 g
炒川芎90 g	炒白术90 g	合欢皮90 g	墨旱莲100 g	西洋参100 g	
山萸肉100 g	炒淮山药100 g	姜半夏60 g	川象贝母[各]100 g	虫草15 g	上药一料，
巴戟肉100 g	生熟地黄[各]100 g	陈皮30 g	炙蒌皮90 g	陈阿胶250 g	如法收膏。
水蛭30 g	砂蔻仁[各]30 g	沉香30 g	薤白头90 g	龟板胶60 g	

[就诊时间] 乙酉年孟冬，四诊谨拟（2005年11月24日）。

冠心病冠脉搭桥术后已10年，复查皆好，原膏滋良。近来阵阵咳嗽无痰，保暖则安。体位变更见头晕，脘安。苔中腻黄，脉弦细滑。头颅CT检查示基底节区见缺血灶。经颅多普勒检查示大脑前动脉痉挛。今血压156/84 mmHg。治守原膏滋意，大补元气，化瘀通络。制膏代煎。

灵芝草100 g	全蝎30 g	桂枝15 g	天麻150 g	女贞子100 g	鹿角胶50 g
景天三七120 g	地鳖虫60 g	锁阳180 g	潼白蒺藜各90 g	枸杞子100 g	河车粉冲50 g
桃仁100 g	白僵蚕100 g	益智仁100 g	白河车30 g	制首乌120 g	羊角粉冲3 g
红花30 g	地龙100 g	菟丝子100 g	沉香30 g	莲肉200 g	珍珠粉冲12 g
丹参120 g	蜈蚣5条	甜苁蓉90 g	降香30 g	大枣200 g	白冰糖250 g
炒川芎90 g	坎炁5根	姜半夏60 g	木香90 g	生晒参100 g	饴糖150 g
炒赤芍白各100 g	生熟地黄各120 g	川象贝母各100 g	玉竹120 g	西洋参100 g	黄酒200 g
生炙黄芪各150 g	砂蔻仁各30 g	石菖蒲30 g	黄精100 g	虫草15 g	
山萸肉120 g	炒当归90 g	陈胆南星30 g	陈皮30 g	陈阿胶250 g	上药一料，
巴戟肉120 g	炒党参150 g	全瓜蒌100 g	穞豆衣90 g	龟板胶50 g	如法收膏。
水蛭45 g	炒苍白术各90 g	佛手草90 g		鳖甲胶50 g	

[就诊时间] 丙戌年孟冬，五诊谨拟（2006年11月30日）。

历年冬令进服膏滋一料，尽剂皆良，连已四载。年内症安，近无胸闷痛心悸，纳便俱调。无头晕痛，唯登高后气短，惧寒怯冷，受寒易咳。脉细沉小滑，苔薄。今血压多在（150～160）/（90～100）mmHg。冠脉搭桥术迄今11年，复查冠脉搭桥血管畅通，另它处（左后）不畅血管一支。古稀之年，心肾真元气耗，虚寒之象迭现。治拟补益真元之法，制膏代煎。

山萸肉200 g	炙蒌皮120 g	景天三七100 g	菟丝子90 g	石菖蒲90 g	羚羊角粉冲6 g
巴戟肉200 g	薤白头100 g	苦参100 g	甜苁蓉90 g	莲肉200 g	珍珠粉冲20 g
益智仁180 g	桂枝30 g	玉竹120 g	红花35 g	大枣200 g	白冰糖250 g
锁阳150 g	生熟地黄各150 g	桃杏仁各90 g	泽兰100 g	穞豆衣100 g	饴糖150 g
炒当归150 g	枸杞子120 g	川象贝母各100 g	蔚充子100 g	楮实子100 g	黄酒200 g
炒党参150 g	制首乌150 g	炒防风90 g	益母草120 g	生晒参100 g	
炒苍白术各120 g	细辛30 g	黄精90 g	天麻180 g	西洋参100 g	上药一料，
陈皮50 g	熟附片30 g	补骨脂100 g	潼白蒺藜各150 g	虫草15 g	如法收膏。
炒川芎60 g	水蛭30 g	骨碎补100 g	佛手草90 g	陈阿胶250 g	
炒川断90 g	地鳖虫50	虎杖90 g	白僵蚕100 g	龟板胶50 g	
炒淮山药150 g	全蝎30 g	坎炁10根	地龙90 g	鳖甲胶50 g	
川朴30 g	蝉衣90 g	蜈蚣10条	沉香30 g	鹿角胶50 g	
砂蔻仁各30 g	灵芝草100 g	白河车30 g	降香90 g	河车粉冲60 g	

［就诊时间］丁亥年孟冬，六诊谨拟（2007年12月6日）。

历年膏滋尽剂良。冠脉搭桥术后迄今12年，胸心无所苦。受寒见咳之象已少，怯寒惧冷之象已无，但较正常人似对冷汛之临有先知之感。登高后似有气短，血压稍高为150/100 mmHg，静息之时有嗜睡困乏，遇寒则肩背稍有牵掣，口干，饮多。脉沉小，舌净，苔少，有剥象，质淡红润。心肾阳虚，真元不足。治拟补益之法，固本培元。

灵芝草120 g	苦参100 g	附片50 g	骨碎补90 g	墨旱莲90 g	河车粉冲60 g
景天三七120 g	生白果100 g	桂枝30 g	虎杖150 g	石菖蒲60 g	珍珠粉冲20 g
炒党参150 g	炙黄芪300 g	水蛭45 g	川朴60 g	莲肉200 g	蛤蚧去头足研，冲1对
炒苍白术各120 g	大狼把草150 g	地鳖虫90 g	佛手草90 g	大枣200 g	白冰糖250 g
益智仁120 g	生淮山药150 g	全蝎60 g	白僵蚕90 g	羚羊角粉冲6 g	黄酒200 g
锁阳120 g	枸杞子120 g	炒川芎90 g	沉香45 g	生晒山参粉6 g	饴糖150 g
巴戟肉150 g	制首乌150 g	炒川断120 g	降香90 g	西洋参100 g	
山萸肉150 g	川象贝母各90 g	白河车50 g	玉竹120 g	虫草15 g	上药一料，
生熟地黄各150 g	甜苁蓉120 g	菟丝子120 g	黄精120 g	陈阿胶250 g	如法收膏。
砂蔻仁各30 g	补骨脂120 g	泽兰叶90 g	穞豆衣90 g	龟板胶100 g	
细辛45 g	天麻180 g	益母草120 g	桑椹子90 g	鳖甲胶100 g	
坎炁10根	潼白蒺藜各150 g	茺蔚子120 g	女贞子90 g	鹿角胶60 g	

［就诊时间］戊子年孟冬，七诊谨拟（2008年11月27日）。

历年膏滋尽剂良。冠脉搭桥术后迄今十三载，高血压控制在150/90 mmHg，今测为140/80 mmHg。惧寒怯冷之象俱已，肩背牵掣皆安。登高气短，嗜睡多饮。暑天后多头晕，多见于天气闷热之时，受寒则又易咳嗽咯痰。脉细有结代象，中苔薄黄。治守原膏滋培本固元之法再进。

灵芝草120 g	女贞子90 g	苦参90 g	鹿角片90 g	地鳖虫90 g	郁金90 g
景天三七120 g	墨旱莲90 g	生白果90 g	功劳叶90 g	全蝎30 g	莲心30 g
炒党参150 g	炒淮山药120 g	大狼把草300 g	炙萎皮90 g	佛手草90 g	莲肉200 g
炒苍白术各90 g	炙鳖甲90 g	坎炁10根	薤白头90 g	桃杏仁各90 g	大枣200 g
炒当归120 g	炙龟板90 g	生熟地黄各120 g	桂枝30 g	柴前胡各90 g	杜仲90 g
炙黄芪120 g	益智仁90 g	砂蔻仁各30 g	紫石英150 g	象贝母90 g	生晒山参粉6 g
陈皮60 g	锁阳90 g	葛根90 g	补骨脂90 g	荷叶90 g	羚羊角粉冲6 g
姜半夏90 g	山萸肉90 g	金狗脊120 g	菟丝子90 g	天麻180 g	西洋参100 g
制首乌150 g	巴戟肉90 g	玉竹90 g	覆盆子90 g	玳瑁90 g	虫草15 g
枸杞子90 g	灵芝草90 g	黄精90 g	甜苁蓉90 g	生石决明300 g	河车粉冲60 g
穞豆衣90 g	景天三七90 g	脱力草300 g	水蛭30 g	泽兰叶90 g	珍珠粉冲25 g

陈阿胶250 g	蛤蚧去头足研，冲	西红花10 g	饴糖150 g	黄酒250 g	上药一料，
龟鳖甲胶各100 g	1对	白冰糖250 g	鹿角胶60 g		如法收膏。

［就诊时间］己丑年孟冬，八诊谨拟（2009年11月27日）。

冠脉搭桥术后14年。年内操劳过度兼又丧偶，头昏，寐安，中脘不适多时，近频发，漾漾欲泛无吐，吞酸少。日前胃镜检查示“慢性浅表-萎缩性胃炎”，头颅CT检查示“腔梗”。但全年咳痰皆无。脉细弦滑，苔薄微腻。血压多在150/90 mmHg以下。心脾两虚，肝胃不和。治拟益心脾，和肝胃之法。制膏代煎。

炒柴胡90 g	炒苍白术各90 g	合欢花90 g	玳瑁90 g	女贞子90 g	鳖龟甲胶各100 g
枳壳90 g	佛手90 g	淮小麦300 g	坎炁10根	墨旱莲90 g	鹿角胶60 g
青陈皮各90 g	炒党参100 g	苦参90 g	炙鳖龟甲各120 g	桂枝30 g	蛤蚧去头足研，冲1对
姜半夏90 g	砂蔻仁各30 g	生白果90 g	山萸肉120 g	象贝母90 g	胡桃肉150 g
姜竹茹60 g	石见穿90 g	脱力草150 g	巴戟肉120 g	莲心30 g	饴糖150 g
苏梗90 g	石打穿90 g	功劳叶100 g	益智仁100 g	莲肉200 g	冰糖250 g
旋覆梗90 g	白花蛇舌草90 g	潼白蒺藜各120 g	生熟地黄各120 g	大枣200 g	黄酒250 g
炙枇叶90 g	灵芝草90 g	生石决明300 g	紫石英150 g	生晒山参粉另冲6 g	
生赭石300 g	景天三七90 g	生黄芪100 g	补骨脂90 g	羚羊角粉冲6 g	上药一料，
茯苓150 g	郁金90 g	佛耳草100 g	制首乌120 g	西红花10 g	如法收膏。
川朴60 g	水蛭60 g	大狼把草100 g	枸杞子120 g	珍珠粉冲30 g	
吴茱萸30 g	焦楂曲各90 g	天麻200 g	穞豆衣100 g	紫河车100 g	
炒川连30 g	炙鸡内金90 g	钩藤120 g	玉竹90 g	西洋参100 g	
八月札90 g	龙葵90 g	紫贝齿300 g	黄精90 g	阿胶250 g	

按 此患者为中年经冠脉搭桥术后，有气血耗伤之因，术后虽规律服用药物但皆偏于治标，气血损耗未及时纠正，加之年岁渐长，肾阴阳之气渐衰，故心肺气虚、脾肾不足之象渐致病苦，遂一诊予以大补元气，兼以通络之法，疗效颇显。后守原意连治三载，自觉症情改善，然古稀之年，心肾真元气耗，虚寒之象迭现，脉络又有阻塞之象，故以益真元之法，兼顾化痰瘀，诸症尚稳。八诊因年内情志损伤，所伤之“心”，由心情损心体，故以疏肝理气、条达情志合用养心安神之品，以治其心。

病例2 岑某，男，78岁。

［就诊时间］己丑年孟冬，一诊谨拟（2009年11月19日）。

冠心病，冠脉先后置入3枚支架已有4～5年，迄今仍有心慌气短肢软，每次活动时间仅能在30分钟以内。有颈椎病史，枕项板滞，头有俯仰改变即眩晕不适，腰酸。有高血压史30年，血压（140～150）/80 mmHg。上消化道出血史10年。脉细小滑，苔薄。耄耋之年，心肝肾具有虚损，治拟补益之法，制膏代煎。

制首乌120 g	景天三七120 g	桃仁90 g	泽泻90 g	玉竹90 g	鳖甲胶100 g
枸杞子120 g	生黄芪120 g	红花60 g	防风己各90 g	黄精90 g	鹿角胶50 g
山萸肉120 g	大狼把草300 g	杜仲200 g	羌独活各90 g	生晒山参粉另冲4 g	羚羊角粉冲6 g
巴戟肉120 g	炒党参100 g	补骨脂90 g	炒川芎90 g	西洋参100 g	珍珠粉冲30 g
穞豆衣100 g	炒苍白术各90 g	骨碎补90 g	炒川断120 g	虫草10 g	饴糖150 g
桑椹子120 g	炒淮山药120 g	葛根90 g	金狗脊90 g	西红花10 g	冰糖250 g
楮实子150 g	锁阳90 g	威灵仙90 g	牛膝90 g	紫河车50 g	黄酒150 g
生熟地黄各150 g	脱力草150 g	墨旱莲90 g	陈皮60 g	胡桃肉200 g	
砂蔻仁各30 g	功劳叶90 g	女贞子90 g	姜半夏60 g	海马20 g	上药一料，
益智仁100 g	生蒲黄包90 g	天麻300 g	川朴花60 g	海龙20 g	如法收膏。
苦参90 g	五灵脂90 g	潼白蒺藜各90 g	莲心20 g	蛤蚧去头足研，冲1对	
生白果90 g	水蛭30 g	生石决明300 g	莲肉200 g	陈阿胶300 g	
灵芝草90 g	丹参90 g	玉米须300 g	大枣100 g	龟板胶100 g	

[就诊时间] **庚寅年孟冬，二诊谨拟（2010年11月26日）。**

药入尽剂安。高血压史30余年，年内血压130/70 mmHg，冠脉支架置入5～6年，上消化道出血史10年余。活动后气窒胸闷，大便干结日行，口渴欲饮，畏寒肢冷，腰背酸痛，头晕耳鸣目花，下肢沉重。脉小弦，苔薄微白有剥象。治守原膏滋补虚益损之法，制膏代煎。

紫河车100 g	山萸肉100 g	脱力草150 g	补骨脂100 g	姜半夏90 g	麻仁90 g
紫丹参100 g	益智仁90 g	墨旱莲100 g	杜仲150 g	陈皮60 g	莲心20 g
紫石英150 g	锁阳90 g	女贞子90 g	炒川芎90 g	白僵蚕90 g	莲肉200 g
紫贝齿150 g	羌独活各90 g	穞豆衣100 g	炒川断90 g	地鳖虫60 g	大枣200 g
枸杞子150 g	防风己各90 g	桑椹子120 g	金狗脊90 g	全蝎30 g	胡桃肉150 g
灵芝草100 g	炒党参100 g	楮实子150 g	菟丝子90 g	蜈蚣5条	龙眼肉150 g
景天三七100 g	炒苍白术各90 g	玉竹100 g	甜苁蓉90 g	生蒲黄包90 g	白及45 g
制首乌120 g	炒当归90 g	黄精120 g	牛膝90 g	川朴花60 g	血余炭60 g
生熟地黄各150 g	炙黄芪90 g	天麻150 g	葛根60 g	佛手花60 g	人参精70 g
砂蔻仁各30 g	苦参90 g	潼白蒺藜各100 g	威灵仙60 g	炙瓜蒌仁90 g	西洋参100 g
巴戟肉100 g	生白果90 g	钩藤120 g	炒淮山药120 g	桃仁90 g	虫草10 g

西红花10 g
海马20 g
海龙20 g
蛤蚧[去头足研，冲]1对
陈阿胶300 g
鳖甲胶100 g
龟板胶100 g
鹿角胶50 g
羚羊角粉[冲]6 g
珍珠粉[冲]30 g
铁皮枫斗12 g
饴糖150 g
冰糖250 g
黄酒250 g
上药一料，
如法收膏。

[就诊时间] **辛卯年孟冬，三诊谨拟**（2011年11月25日）。

胸闷胸痛，腰酸背痛，气短，肢沉且肿。头晕耳鸣，口干饮少，大便艰结。食入作困，神倦。脉弦滑，苔薄腻，中苔微剥。高血压30余年。冠心病支架术后6～7年。查见右肾偏小，双下肢静脉瓣功能不全。有上消化道出血史10余年，颈椎病史。岁前膏滋尽剂良，年内无感冒。耄耋之年，五脏虚损，气阴亏耗，治拟培补本元之法，制膏代煎。

紫河车100 g
坎炁10根
鹿角片100 g
炙龟板120 g
炙鳖甲120 g
砂仁45 g
蔻仁45 g
脱力草150 g
功劳叶100 g
炒当归90 g
生熟地黄[各]150 g
炒党参120 g
炒苍白术[各]100 g
炒淮山药120 g
炒赤白芍[各]100 g
墨旱莲100 g
女贞子100 g
穞豆衣100 g
桑椹子100 g
制首乌120 g
枸杞子120 g
楮实子120 g
地鳖虫90 g
灵芝草90 g
景天三七90 g
大狼把草150 g
苦参100 g
生白果90 g
水红花子100 g
天麦冬[各]100 g
姜半夏90 g
陈皮50 g
炙黄芪90 g
玄参90 g
南北沙参[各]100 g
桃仁100 g
郁李仁100 g
麻仁90 g
柏子仁100 g
炙蒌仁90 g
潼白蒺藜[各]100 g
天麻200 g
钩藤120 g
山萸肉120 g
巴戟肉120 g
补骨脂90 g
杜仲150 g
五味子50 g
皂角针60 g
桂枝30 g
全蝎60 g
蜈蚣10条
莲心30 g
莲肉200 g
大枣200 g
人参精70 g
西洋参100 g
西红花10 g
虫草10 g
铁皮枫斗24 g
海马20 g
海龙20 g
蛤蚧[去头足研，冲]1对
羚羊角粉6 g
珍珠粉30 g
鳖甲胶100 g
龟板胶100 g
鹿角胶50 g
胡桃肉100 g
龙眼肉100 g
饴糖150 g
冰糖250 g
蜂蜜150 g
山楂精180 g
黄酒200 g

上药一料，
如法收膏。

[就诊时间] **壬申年孟冬，四诊谨拟**（2012年11月16日）。

高血压30余年。冠心病支架置入已7～8年，上消化道出血史10余年。查见左肾偏小，双下肢静脉瓣功能不全，颈椎病。岁间安可，胆固醇低于正常，多乏力肢软，腰背酸痛，举步维艰。头晕目花，耳鸣。吸入凉气食入生冷则胸痛。口干饮多，厌食，大便或有隔日。下肢或微肿胀。脉弦滑，苔薄微腻。治守培补本元之法，制膏代煎。

紫河车100 g
坎炁10根
鹿角片100 g
炙龟板120 g
炙鳖甲120 g
生熟地黄[各]150 g
砂蔻仁[各]30 g
炒当归90 g
山萸肉100 g
巴戟肉100 g
脱力草150 g
功劳叶100 g
穞豆衣100 g
女贞子100 g
墨旱莲100 g
桑椹子100 g
楮实子110 g
补骨脂100 g
菟丝子100 g
甜苁蓉100 g
益智仁100 g
锁阳100 g
制首乌120 g
枸杞子100 g

炒党参120 g	桑寄生120 g	全蝎50 g	大枣200 g	珍珠粉30 g	黄酒250 g
炒苍白术各100 g	姜半夏100 g	蜈蚣10条	人参精70 g	蛤蚧去头足研，冲1对	
灵芝草100 g	天麦冬各100 g	天麻120 g	西洋参100 g	山楂精240 g	上药一料，
景天三七150 g	赤小豆300 g	潼白蒺藜各100 g	虫草10 g	阿胶250 g	如法收膏。
生白果100 g	防风己各90 g	钩藤120 g	西红花10 g	鳖甲胶100 g	
炙黄芪150 g	虎杖150 g	郁李仁90 g	高丽参精70 g	龟板胶100 g	
大狼把草150 g	地鳖虫100 g	柏子仁100 g	铁皮枫斗24 g	鹿角胶50 g	
金雀根120 g	水蛭50 g	桂枝45 g	海龙20 g	饴糖150 g	
苦参100 g	水红花子90 g	莲心15 g	海马20 g	冰糖250 g	
杜仲150 g	皂角针50 g	莲肉200 g	羚羊角粉6 g	蜂蜜150 g	

［就诊时间］癸巳年孟冬，五诊谨拟（2012年11月8日）。

高血压史30余年。冠心病支架置入8～9年，数月前又植入2枚（总计6枚）。有上消化道出血史10余年，右肾偏小，颈椎病，双下肢静脉瓣功能不全。活动后胸闷且痛，稍作停歇即缓解，雾霾天尤有不适。头晕，腰背酸痛肢沉软，迈步维艰。纳少，口干欲饮，大便隔日且艰。脉细弦滑，苔薄腻黄。耄耋之年，五脏虚损，元精亏耗，岂耐病侵，唯以培本固元为法。幸者岁前膏滋尽剂安适，当续之。

紫河车100 g	楮实子110 g	地鳖虫100 g	砂蔻仁各45 g	钩藤120 g	山楂精240 g
鹿角片60 g	补骨脂100 g	水红花子100 g	锁阳100 g	莲心30 g	珍珠粉30 g
炙龟板100 g	菟丝子100 g	景天三七150 g	枸杞子100 g	莲肉200 g	蛤蚧去头足研，冲1对
炙鳖甲100 g	甜苁蓉100 g	大狼把草150 g	苦参100 g	大枣200 g	龟板胶100 g
炒当归100 g	益智仁100 g	牛膝100 g	天麻200 g	陈皮60 g	鳖甲胶100 g
山萸肉150 g	制首乌120 g	赤小豆300 g	杜仲150 g	人参精70 g	阿胶250 g
巴戟肉120 g	炒党参120 g	皂角针50 g	桑寄生150 g	西洋参100 g	蜂蜜100 g
脱力草120 g	炒苍白术各100 g	潼白蒺藜各100 g	天麦冬各100 g	虫草10 g	饴冰糖各150 g
功劳叶100 g	灵芝草100 g	郁李仁100 g	防风己各90 g	西红花10 g	黄酒250 g
穞豆衣100 g	生白果100 g	柏枣仁各100 g	虎杖150 g	海马20 g	
女贞子100 g	炙黄芪150 g	桂枝45 g	水蛭50 g	海龙20 g	上药一料，
旱莲草100 g	金雀根150 g	坎炁10根	全蝎50 g	铁皮枫斗24 g	如法收膏。
桑椹子100 g	姜半夏90 g	生熟地黄各150 g	蜈蚣10条	羚羊角粉6 g	

按 此老年男性冠心病，虽经西医支架手术，但因冠脉病变范围广、程度重而血运重建不完全，双抗血小板治疗又因上消化道出血而不耐受，伴有心脏收缩功能减弱，实属治疗棘手的病例。患者年老体弱，病从因虚致实，瘀血内阻，新血不生；

瘀血阻滞脉道，远端灌注不足，而见胸痹心痛日久。对于气虚而推动不足、阳虚而鼓动无力的老年胸痹患者，以补虚固本法治之，“补”即是“通”，“补则行，行则通”；同时加强中药活血化瘀运用，并用全蝎、蜈蚣、水蛭等虫类药物通络，使气血得以运行，即所谓“通而行，行而补”。以此拟方调制以期和西医治疗互补，减轻患者的症状，改善患者的预后。

病例3 丁某，女，77岁。

[就诊时间] 甲申年孟冬，一诊谨拟（2004年11月15日）。

高血压、冠心病史30年余。现有高血糖，高血脂。颈椎痛，时时头晕，项强泛吐，右手指麻。膝酸软，腰酸，午后肢肿，寐短早醒，脘安，纳可，渴饮。脉弦滑，舌红。现测血压150/75 mmHg。耄耋之年，肝肾皆有不足，络瘀气滞。治拟滋补肝肾，化瘀通络，理气泄浊之法。制膏代煎。

炒当归100 g	葛根100 g	天麻300 g	水蛭30 g	桑椹子150 g	龟板胶60 g
制黄精150 g	威灵仙100 g	生白果100 g	白僵蚕90 g	穞豆衣100 g	鳖甲胶60 g
肥玉竹150 g	杜仲300 g	竹叶60 g	补骨脂100 g	旱墨莲100 g	胡桃仁100 g
生黄芪180 g	桑寄生300 g	生石膏150 g	骨碎补60 g	女贞子100 g	黄酒200 g
玉米须120 g	炒黄芩60 g	石斛150 g	太子参300 g	生晒参100 g	
茶树根150 g	炒川连15 g	天花粉150 g	生淮山药300 g	西洋参100 g	上药一料，
枸杞子150 g	生地黄300 g	丹参皮[各]120 g	猪苓300 g	虫草15 g	如法收膏。
生首乌300 g	天麦冬[各]180 g	牛膝90 g	茯神300 g	珍珠粉[冲]15 g	
脱力草300 g	南北沙参[各]90 g	炒知柏[各]90 g	玳瑁60 g	羚羊角粉[冲]3 g	
功劳叶100 g	虎杖100 g	片姜黄60 g	龙齿300 g	陈阿胶250 g	

[就诊时间] 乙酉年孟冬，二诊谨拟（2005年11月14日）。

岁前进服膏滋一料，年内安良。头晕、口渴、多饮之症已减，动辄汗出，夜汗湿衣之象已少。但腰酸肢酸痛且沉，右指麻，艰寐，昼困乏，倦怠，善忘，神疲乏力。半年前头颅CT检查示“左侧放射冠区腔梗”。今血压166/70 mmHg。脉细弦，苔薄。原有“高血压，冠心病，高血糖，高血脂”，再拟滋补肝肾，化瘀通络，理气泄浊之法。制膏代煎。

炒当归100 g	炒川断120 g	女贞子100 g	益智仁100 g	玉米须100 g	灯心草15 g
制黄精150 g	虎杖150 g	玉竹150 g	炒当归100 g	茶树根100 g	远志30 g
肥玉竹150 g	脱力草300 g	楮实子100 g	炒赤白芍[各]100 g	猪苓300 g	石菖蒲60 g
生黄芪180 g	功劳叶100 g	旱墨莲100 g	炒苍白术[各]100 g	茯神300 g	郁金90 g
杜仲300 g	穞豆衣100 g	枸杞子120 g	生淮山药150 g	制黄精100 g	潼白蒺藜[各]100 g
炒川芎60 g	桑椹子100 g	生首乌300 g	水蛭50 g	合欢皮300 g	天麻180 g

生石决明300 g	天花粉150 g	玳瑁90 g	灵芝草100 g	羚羊角粉[冲]3 g	上药一料，
陈皮30 g	莲心30 g	龙齿300 g	景天三七100 g	陈阿胶250 g	如法收膏。
姜半夏60 g	莲肉200 g	柏枣仁[各]150 g	生晒参100 g	龟板胶60 g	
竹叶60 g	葛根120 g	五味子30 g	西洋参100 g	鳖甲胶60 g	
生石膏150 g	威灵仙120 g	桃仁90 g	虫草15 g	黄酒150 g	
天麦冬[各]180 g	片姜黄60 g	红花30 g	珍珠粉[冲]15 g		

［就诊时间］丙戌年孟冬，三诊谨拟（2006年11月13日）。

入冬每进膏滋一料，连已两载皆良。头晕之苦仅限动作稍快之时，气短见于登楼之际，口渴与寐汗皆减。活动之后自汗，神疲乏力，肢软膝酸痛，善忘，耳失聪明，糖耐量试验见有异常。脉弦细滑，舌红。素有高血压、腔梗、冠心病、高血糖、高血脂。再拟滋补肝肾，化瘀通络，理气降逆，泄浊之法。制膏代煎。

益智仁90 g	玉米须100 g	杜仲150 g	骨碎补90 g	莲心30 g	珍珠粉[冲]20 g
锁阳90 g	生熟地黄[各]90 g	桑寄生100 g	远志30 g	莲肉200 g	羚羊角粉[冲]3 g
五味子30 g	砂蔻仁[各]30 g	牛膝100 g	天麻180 g	大枣100 g	黄酒150 g
穞豆衣100 g	生黄芪100 g	伸筋草90 g	潼白蒺藜[各]120 g	淮小麦300 g	
女贞子100 g	生淮山药150 g	石楠叶90 g	炒柴胡60 g	生晒参100 g	上药一料，
旱墨莲100 g	大狼把草300 g	柏枣仁[各]120 g	制香附90 g	西洋参100 g	如法收膏。
桑椹子100 g	猪茯苓[各]150 g	炒苍白术[各]90 g	天麦冬[各]120 g	龟板胶60 g	
山萸肉300 g	景天三七90 g	太子参300 g	玄参100 g	鳖甲胶60 g	
巴戟肉100 g	灵芝草100 g	功劳叶90 g	炙鳖甲150 g	陈阿胶300 g	
玉竹100 g	葛根90 g	脱力草150 g	炙龟板150 g	河车粉[冲]50 g	
黄精100 g	威灵仙90 g	补骨脂90 g	玳瑁60 g	虫草15 g	

［就诊时间］丁亥年季秋，四诊谨拟（2007年11月12日）。

耄耋之年，耳渐失聪，善忘，头晕，肢软易跌，动即见喘息短气，寐艰短，神疲乏力，倦怠，胸闷，晨起咯痰，趾指作麻，腰酸，腿肢胁腹拘引，受寒便稀，手足欠温，且多感冒咳嗽，纳谷欠馨，入暮胫肿，易汗。舌净，脉小弦滑。查有血糖、三酰甘油增高，有高血压、腔梗、冠心病、高血糖、高血脂。肝肾不足，肺脾气虚，经脉失濡。治拟滋养肝肾，补益肺脾，濡养经脉之法。制膏代煎。

制首乌120 g	生熟地黄[各]90 g	桃仁90 g	杜仲120 g	猪茯苓[各]90 g	生黄芪120 g
枸杞子120 g	玉竹120 g	红花30 g	虎杖90 g	泽泻90 g	大狼把草300 g
山萸肉150 g	黄精120 g	丹参皮[各]90 g	炒赤白芍[各]90 g	天麦冬[各]90 g	脱力草300 g
巴戟肉90 g	玉米须90 g	生淮山药120 g	炒苍白术[各]90 g	太子参150 g	功劳叶90 g

葛根90 g	柏枣仁[各]30 g	灵芝草90 g	羚羊角粉[冲]6 g	虫草15 g	龟板胶60 g
穞豆衣90 g	五味子30 g	景天三七90 g	莲心30 g	珍珠粉[冲]25 g	黄酒150 g
女贞子90 g	木瓜90 g	炙鳖甲120 g	莲肉200 g	河车粉[冲]50 g	
旱墨莲90 g	益智仁90 g	炙龟板120 g	生晒参100 g	陈阿胶300 g	上药一料，
合欢皮90 g	远志30 g	玳瑁90 g	西洋参100 g	鳖甲胶60 g	如法收膏。

［就诊时间］**戊子年孟冬，五诊谨拟**（2008年11月10日）。

岁前膏滋良。善忘，耳鸣失聪，头晕，肢软，神疲乏力倦卧。登楼后气短，夜尿多，大便烂，纳谷乏味，髋膝痛楚，收引拘急时见，胸闷喜太息，血糖已正常，血脂见高，易汗，易感冒。或见低热，脉细小，舌净红，有高血压、腔梗、冠心病、高血糖、高血脂、颈椎病等病史。耄耋之年元精亏损，治从补益元精之法，制膏代煎。

山萸肉200 g	玉米须300 g	陈皮60 g	益智仁90 g	炙龟板120 g	珍珠粉[冲]30 g
巴戟肉90 g	天麦冬[各]180 g	丹参皮[各]90 g	肉果90 g	生蒲黄[包]90 g	羚羊角粉[冲]6 g
生熟地黄[各]150 g	脱力草300 g	炒赤白芍[各]90 g	白扁豆300 g	五灵脂90 g	河车粉[冲]50 g
砂蔻仁[各]30 g	功劳叶120 g	桃仁100 g	炒川芎90 g	独活90 g	陈阿胶300 g
枸杞子150 g	穞豆衣90 g	桃树胶200 g	炒川断120 g	炙蒌皮90 g	龟板胶60 g
制首乌150 g	女贞子90 g	大狼把草300 g	金狗脊90 g	莲心30 g	鳖甲胶60 g
炒党参180 g	旱墨莲90 g	虎杖150 g	灵芝草90 g	莲肉200 g	黄酒180 g
炒淮山药90 g	桑椹子90 g	杜仲150 g	景天三七90 g	生晒参100 g	
炙黄芪120 g	楮实子90 g	葛根90 g	玳瑁90 g	西洋参100 g	上药一料，
玉竹150 g	炒柴胡90 g	五味子30 g	天花粉120 g	虫草15 g	如法收膏，
黄精150 g	炒苍白术[各]90 g	木瓜90 g	炙鳖甲120 g	西红花6 g	不入糖类。

［就诊时间］**乙丑年孟冬，六诊谨拟**（2009年11月9日）。

历年膏滋尽剂良。善忘，耳渐失聪，头晕倦怠，肢软腰膝酸楚或痛易寒，多汗多感冒，咳嗽兼伴身热缠绵难已。胸闷气短，天气阴沉或遇登楼活动则显。筋脉多见抽掣引急作痛。有高血压、腔梗、冠心病、高血糖、高血脂、颈椎病等病史。年内又见尿白细胞，血IgA升高，IgM下降，血肌酐、尿酸轻微增高，血糖亦见增高。脉细小，苔薄。耄耋之年无精亏损，治守补益元精之法，制膏代煎。

玉米须300 g	功劳叶150 g	炒党参100 g	玉竹90 g	女贞子90 g	杜仲180 g
山萸肉150 g	大狼把草300 g	炒白术芍[各]90 g	黄精90 g	楮实子90 g	金狗脊90 g
巴戟肉150 g	生黄芪180 g	枸杞子150 g	土茯苓180 g	生熟地黄[各]150 g	虎杖90 g
脱力草300 g	生淮山药150 g	制首乌90 g	旱墨莲90 g	砂蔻仁[各]30 g	穞豆衣100 g

桑椹子120 g	炙鳖龟甲各120 g	川断120 g	生晒参另冲3 g	陈阿胶250 g	不入糖类。
羌独活各100 g	陈皮50 g	芡实150 g	西洋参100 g	鳖龟甲胶60 g	
防风己各90 g	木瓜90 g	金樱子150 g	虫草15 g	黄酒150 g	
紫苏叶梗各60 g	伸筋草90 g	覆盆子120 g	西红花5 g		
坎炁10根	炒当归90 g	莲心30 g	河车粉冲60 g	上药一料，	
炒知柏各90 g	川芎90 g	莲肉200 g	羚羊角粉冲6 g	如法收膏，	

病例4 陈某，女，53岁。

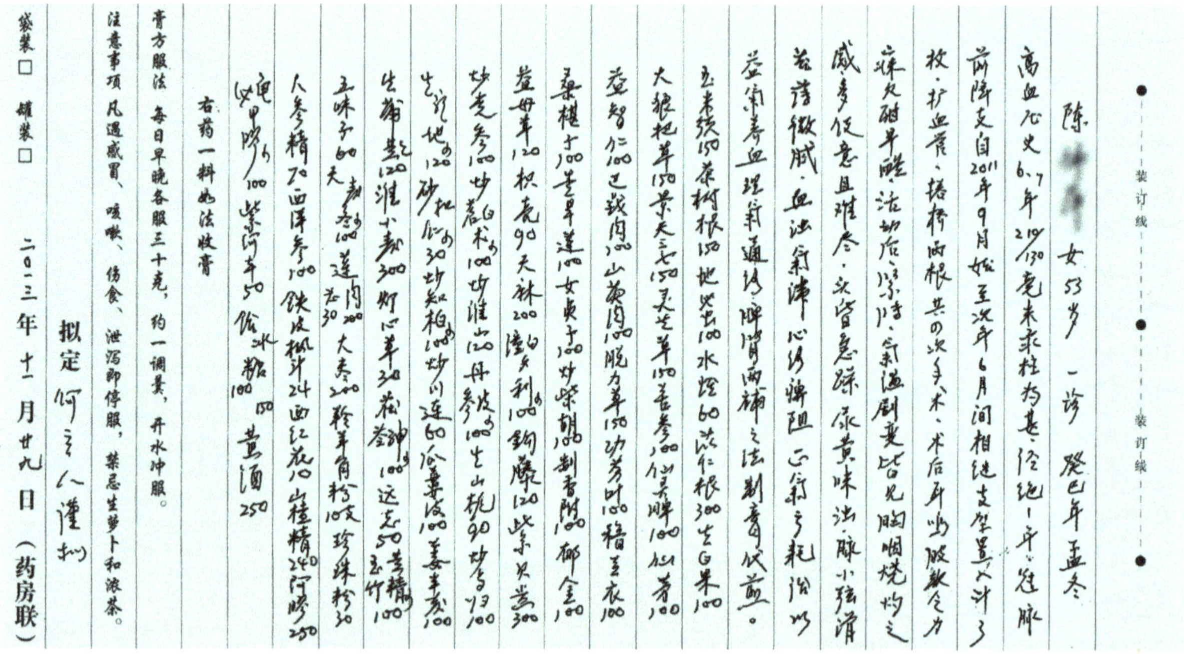
陈[redacted] 女 53岁 一诊 癸巳年孟冬
高血压史6-7年 210/130毫米汞柱为甚 经绝1年 冠脉前降支自2011年9月始至次年6月间相继支架置入计3枚。扩血管、搭桥两根共四次手术，术后耳鸣，肢软乏力，寐欠酣早醒，活动后紧张，气温剧变皆见胸咽烧灼之感，多便意且难尽，头昏急躁，尿黄味浊。脉小弦滑，苔薄微腻。血浊气滞，心络痹阻，正气亏耗，治以益气养血，理气通络，脾肾两补之法。制膏代煎。
玉米须150 茶树根150 地骨皮100 水蛭60 苡仁根300 生G果100
大狼把草150 景天三七150 灵芝草150 苦参100 仙灵脾100 仙茅100
益智仁100 巴戟肉100 山萸肉100 脱力草150 功劳叶100 穞豆衣100
桑椹子100 旱莲草100 女贞子100 炒柴胡100 制香附100 郁金100
益母草120 枳壳90 天麻200 潼白蒺藜各100 钩藤120 紫贝齿300
炒党参100 炒苍白术各100 炒淮山120 丹皮参各100 生山栀90 炒当归100
生熟地各120 砂仁30 炒知柏各100 炒川连60 茯苓皮100 姜半夏100
生龙牡各120 淮小麦300 灯心草30 茯苓神各100 远志50 黄精 玉竹100
五味子60 天麦冬各100 莲肉200 芡实30 大枣200 羚羊角粉10支 珍珠粉30
人参精20 西洋参100 铁皮枫斗24 西红花10 山楂精240 阿胶250
龟鳖甲胶各100 紫河车50 冰糖150 饴糖100 黄酒250
右药一料如法收膏
膏方服法 每日早晚各服三十克，约一调羹，开水冲服。
注意事项 凡遇感冒、咳嗽、伤食、泄泻即停服，禁忌生萝卜和浓茶。
袋装☐ 罐装☐
拟定 何立人谨拟
二〇一三年十一月廿九日 （药房联）
装订线
装订线

[就诊时间] 癸巳年孟冬，一诊谨拟（2013年11月29日）。

· 高血压史6～7年，210/130 mmHg为甚，经绝1年，冠脉前降支自2011年9月始至次年6月间相继支架置入计3枚。扩血管、搭桥两根共四次手术，术后耳鸣，肢软乏力，寐欠酣早醒，活动后紧张，气温剧变皆见胸咽烧灼之感，多便意且难尽，头昏急躁，尿黄味浊。脉小弦滑，苔薄微腻。血浊气滞，心络痹阻，正气亏耗。治以益气养血，理气通络，脾肾两补之法。制膏代煎。

四、病毒性心肌炎后遗症调治

心肌炎（myocarditis）是心肌的炎症性疾病。最常见的病因为病毒感染，细菌、真菌、螺旋体、立克次体、原虫、蠕虫等感染也可引起心肌炎，但相对少见。非感染性心肌炎的病因包括药物、毒物、放射、结缔组织病、血管炎、巨细胞心肌炎、结节病等。起病急缓不定，少数呈暴发性导致急性泵衰竭或猝死。病程多有自限性，但也可进展为扩张型心肌病。中医门诊以后遗症期多见。

中医学并无“心肌炎”之病名，结合本病病位、病性及主症，主要归属于中医“心悸”“怔忡”之范畴。早在《黄帝内经》中，就有类似本病的某些证候的描述，如“心中憺憺大动”“心惕惕如人将捕之”，并提出此病与天时不正、感受六淫病邪密切相关。东汉张仲景提出应用炙甘草汤、真武汤等有效方剂进行辨治，为后世辨证治疗本病奠定了基础。元代朱丹溪提出了血虚致病的理论，清代王清任对瘀血导致的心悸做了补充，明代张景岳还提出了“患此者速宜节欲房劳，切戒酒色”等护养措施。

心肌炎后遗症期患者病机有两大特点：虚实夹杂，虚多实少。心主血，脾统血，脾气虚弱，运化失司，气血生化乏源，血虚而心无所主；心肾不交，水火失济，亦致心悸不宁。故治疗首当益心气，补心血，脾肾双补，佐以理气活血、宁心安神，则化生有源，水火既济，心神得安，亦可杜绝病毒性心肌炎的反复与发作。心肌炎病情迁延多致气阴两虚，故当投以益气养阴之品。邪气入侵是发病的重要原因，心肌炎后遗症期虽虚多实少，但有邪仍应不忘祛毒邪、清心热。膏方治疗当施以健脾温肾、理气活血、滋阴补血、清热解毒同用，消补共施，防治兼顾。

病例1 刘某，男，54岁。

[就诊时间] 己酉年孟冬，一诊谨拟（2005年11月28日）。

重症心肌炎、扩张型心肌病、室性早搏、短时间阵发性室性心动过速，曾见阿-斯综合征。有高血压、胆囊曾接受手术。现但神疲乏力，入暮后心悸，有早搏。药后调治已将一载，近期复查之，指标皆正常。苔薄腻，舌边有齿痕，脉弦细小滑。治以养心益肾，健脾调肝，化湿通络，理气散瘀。诸法合为膏滋，代煎进服。

炒党参120克	白芥子100 g	生熟地黄各120 g	石菖蒲100 g	玉竹100 g	西洋参100 g
炒苍白术各90 g	桂枝30 g	砂蔻仁各30 g	莪术90 g	黄精100 g	虫草20 g
炒淮山药150 g	益智仁100 g	制首乌120 g	陈胆星100 g	天麻150 g	陈阿胶250 g
虎杖150 g	锁阳100 g	苦参60 g	猪苓150 g	玳瑁90 g	藏红花10 g
生炙黄芪各120 g	炒柴胡90 g	脱力草120 g	灵芝草100 g	茯神300 g	白冰糖300 g
炒当归90 g	葛根90 g	功劳叶100 g	远志30 g	灯心草15 g	黄酒50 g
补骨脂120 g	炒川芎90 g	楮实子100 g	景天三七100 g	莲心15 g	
枸杞子150 g	白扁豆120 g	女贞子100 g	川象贝母各100 g	莲肉200 g	上药一料，
骨碎补100 g	山萸肉120 g	墨旱莲100 g	八月札90 g	大枣200 g	如法收膏。
望江南120 g	巴戟肉120 g	穞豆衣100 g	北秫米包150 g	太子参100 g	

[就诊时间] **丙戌年孟冬，膏方二诊谨拟**（2006年11月7日）。

岁前膏滋一料，尽剂悉安。心悸早搏已将控制。纳便调，寐艰短。入秋之后，血压渐次上升。今测得为138/94 mmHg，脉细小，苔薄微腻。昔日曾罹重症心肌炎，见发室性早搏、室性心动过速、阿-斯综合征及扩张型心肌病。经药石调治诸症得以渐入坦途，心脾肝肾不足之象日渐康泰。际兹冬令再拟健心扶脾、益肾养肝之法，制膏日服。

炒党参120 g	茯神300 g	生白果90 g	杭菊花90 g	炙甘草60 g	白冰糖300 g
生炙黄芪[各]120 g	远志30 g	脱力草150 g	葛根90 g	莲心30 g	饴糖150 g
炒党参120 g	柏枣仁[各]150 g	功劳叶100 g	防风90 g	莲肉200 g	黄酒100 g
生炙黄芪[各]120 g	五味子30 g	穞豆衣100 g	防己120 g	生晒参100 g	
生熟地黄[各]120 g	姜半夏90 g	桑椹子100 g	天麻150 g	西洋参100 g	上药一料，
天麦冬[各]90 g	北秫米[包]300 g	合欢皮300 g	潼白蒺藜[各]150 g	虫草15 g	如法收膏。
山萸肉90 g	玉竹90 g	灯心草30 g	钩藤150 g	珍珠粉[冲]25 g	
巴戟肉90 g	黄精90 g	灵芝草100 g	生石决明300 g	羚羊角粉[冲]6 g	
青皮90 g	枸杞子90 g	景天三七100 g	玳瑁90 g	陈阿胶300 g	
陈皮45 g	制首乌90 g	桑叶皮[各]90 g	淮小麦300 g	龟板胶60 g	
猪茯苓[各]90 g	苦参90 g	地骨皮90 g	大枣200 g	鳖甲胶60 g	

[就诊时间] **丁亥年孟冬，膏方三诊谨拟**（2009年12月14日）。

岁前膏滋尽剂良。年内动态心电图示：房性早搏157次/24小时，室性早博6次/24小时。心超急查心腔内径未再见明显增大，EF值48%。1周前经住院检查2项指标值大致正常，或有疲乏，寐而多梦，血压间有增高，今血压132/80 mmHg，苔薄舌红，脉小弦。曾患重症心肌炎见室性早搏、短时间阵发性室性心动过速并发阿-斯综合征、高血压、扩张型心肌病，为胆囊术后。总以心肝脾肾不足，治以健心扶脾、益肾养肝之法。制膏代煎。

炒党参120 g	猪茯苓[各]300 g	灵芝草120 g	玳瑁90 g	莲心30 g	鳖甲胶60 g
生炙黄芪[各]90 g	泽泻90 g	景天三七120 g	虎杖90 g	莲肉200 g	白冰糖300 g
炒苍白术[各]90 g	枸杞子120 g	葛根90 g	钩藤120 g	大枣200 g	饴糖150 g
砂蔻仁[各]30 g	制首乌120 g	泽漆90 g	潼白蒺藜[各]90 g	生晒参粉[冲]6 g	黄酒100 g
生熟地黄[各]120 g	苦参90 g	泽兰叶90 g	生石决明300 g	虫草15 g	
天麦冬100 g	生白果90 g	白芥子90 g	姜半夏90 g	珍珠粉[冲]25 g	上药一料，
山萸肉100 g	脱力草300 g	防风己[各]90 g	姜黄60 g	羚羊角粉[冲]6 g	如法收膏。
巴戟肉100 g	功劳叶90 g	青皮90 g	桃仁90 g	河车粉[冲]50 g	
玉竹120 g	穞豆衣90 g	陈皮60 g	合欢皮90 g	陈阿胶250 g	
黄精120 g	桑椹子90 g	天麻150 g	灯心草30 g	龟板胶60 g	

[就诊时间] **己丑年孟冬，四诊谨拟**（2009年12月14日）。

历年膏滋尽剂皆良。心悸早搏频多，紧张每有不适，寐多梦扰。饱多亦易作悸，脉结代苔薄。重症心肌炎，扩张型心肌病频发室性早搏，短时间阵发性室性心动过速，曾有阿-斯综合征，经抢救而愈，迄今4年余。膏方三诊迄今已间隔1年。心功能减退，左室内径亦较前增大明显。治拟健心扶脾、益肾养肝之法再进。

炒党参120 g	生白果90 g	枳壳90 g	虎杖90 g	山萸肉90 g	饴糖200 g
炒苍白术[各]120 g	白芥子90 g	猪茯苓[各]120 g	石菖蒲90 g	生晒参粉[另冲]4 g	冰糖300 g
川朴30 g	葶苈子[包]150 g	焦楂曲[各]100 g	夏枯草90 g	西洋参100 g	羚羊角粉[冲]6 g
青皮90 g	玉米须300 g	炙鸡金90 g	白河车60 g	西红花10 g	珍珠粉[冲]30 g
陈皮50 g	玉竹90 g	脱力草300 g	八月札90 g	胡桃肉200 g	
炙黄芪150 g	黄精90 g	功劳叶90 g	清黛末[包]60 g	紫河车100 g	上药一料，
炒当归120 g	天麦冬[各]90 g	泽漆90 g	穞豆衣90 g	阿胶350 g	如法收膏。
炒淮山药150 g	炒川连30 g	泽泻90 g	桑椹子150 g	鳖龟甲胶100 g	
灵芝草180 g	炒知柏[各]90 g	郁金90 g	远志30 g	鹿角胶50 g	
景天三七120 g	桃仁90 g	佛耳草90 g	补骨脂90 g	黄酒150 g	
苦参100 g	炒柴胡90 g	平地木300 g	巴戟肉90 g	蛤蚧[去头足研，冲]1对	

病例2 朱海琼，女，33岁。

[就诊时间] **己酉年仲冬，一诊谨拟**（2005年12月15日）。

心肌炎早搏心悸史1年。胸膺痞闷，药后调治以来渐安全，适逢冬令之临，欲以膏滋续服。但有手足感冷，晨起见吞酸嗳气。苔薄，脉细小。心脾之气渐复，治以补益之法，制膏代煎助之。

炒党参120 g	炒川连30 g	墨旱莲100 g	郁金90 g	莲肉200 g	饴糖150 g
炒苍白术[各]100 g	吴茱萸30 g	桑椹子100 g	瓦楞子100 g	生晒参100 g	黄酒200 g
炒当归100 g	山萸肉100 g	柏枣仁[各]90 g	旋覆花[包]90 g	西洋参100 g	枫斗10 g
生炙黄芪[各]150 g	巴戟肉100 g	淮小麦300 g	苦参50 g	虫草15 g	
生淮山药150 g	补骨脂90 g	龙葵90 g	生白果50 g	陈阿胶350 g	上药一料，
茯苓150 g	木香30 g	白花蛇舌草90 g	丹参90 g	龟板胶60 g	如法收膏。
陈皮30 g	脱力草120 g	石见穿90 g	丹皮60 g	鹿角胶50 g	
姜半夏100 g	功劳叶90 g	八月札90 g	炒白芍90 g	珍珠粉[冲]10 g	
生熟地黄[各]100 g	穞豆衣100 g	炒柴胡90 g	炙甘草60 g	河车粉[冲]50 g	
砂蔻仁[各]30 g	女贞子100 g	枳壳90 g	大枣200 g	白冰糖350 g	

[就诊时间] 丙戌年孟冬，二诊谨拟（2006年11月30日）。

岁前冬令膏滋一料尽剂颇安。吞酸嗳气已无，寐安纳可经调。悲泣之故，因又见天寒阴雨。连日来有心悸早搏。咽梗不适，易急躁郁怒，口干多饮，手足则仍不温。经前乳胀痛，劳则带下多。脉细苔薄，病毒性心肌炎史2年，查有乳房小叶增生。治守补益之法，佐以疏肝理气解郁。制膏代煎。

炒党参120 g	丹皮60 g	黄精90 g	川象贝母各60 g	佛手90 g	河车粉冲50 g
炒苍白术各90 g	郁金100 g	白扁豆300 g	穞豆衣90 g	制甘松60 g	白冰糖350 g
炒当归90 g	生栀子90 g	莲心15 g	女贞子90 g	陈香橼60 g	饴糖150 g
生熟地黄各120 g	苦参100 g	莲肉200 g	墨旱莲100 g	生晒参100 g	黄酒200 g
砂蔻仁各30 g	生白果90 g	炒知柏各90 g	焦枳壳90 g	西洋参100 g	
生炙黄芪各120 g	橘叶90 g	百合90 g	楮实子90 g	虫草15 g	上药一料，
炒柴胡90 g	橘络15 g	淮小麦300 g	大枣200 g	陈阿胶350 g	如法收膏。
八月札90 g	青皮90 g	灯心草30 g	龙葵100 g	龟板胶60 g	
炒淮山药150 g	陈皮45 g	旋覆根90 g	白花蛇舌草100 g	鳖甲胶60 g	
炒川连30 g	脱力草150 g	生瓦楞子300 g	石见穿100 g	枫斗15 g	
吴茱萸30 g	功劳叶90 g	海螵蛸120 g	石斛120 g	珍珠粉冲15 g	
丹参90 g	玉竹90 g	桑螵蛸120 g	天麦冬各90 g	羚羊角粉冲3 g	

[就诊时间] 丁亥年季秋，三诊谨拟（2007年11月8日）。

岁前膏滋冬令尽剂年内安。心悸早搏基无，活动运动皆安宁。性情已转温。经前胸乳胀痛减，小叶增生不甚。脉细小弦，苔薄舌净。有鼻炎史，多涕，喉间有痰。病毒性心肌炎病史3年。心肝气火伤阴，肺脾痰滞。治拟滋养心肝之阴，清泄火木，补益肺脾之气，化痰消滞。制膏代煎。

柏枣仁各150 g	生黄芪120 g	功劳叶90 g	灵芝草90 g	夏枯草50 g	珍珠粉冲15 g
炒当归90 g	五味子30 g	穞豆衣90 g	景天三七90 g	莲心30 g	羚羊角粉冲3 g
生熟地黄各120 g	炒柴胡90 g	女贞子90 g	大狼把草300 g	莲肉200 g	河车粉冲50 g
山萸肉90 g	生栀子90 g	墨旱莲90 g	川象贝母各90 g	大枣200 g	白冰糖300 g
天麦冬各90 g	炒苍白术各90 g	桑椹子90 g	鱼腥草120 g	生晒参100 g	饴糖100 g
玉竹120 g	炒淮山药90 g	八月札90 g	辛夷90 g	西洋参100 g	黄酒100 g
黄精120 g	炒党参90 g	郁金100 g	炒黄芩90 g	虫草15 g	
丹参90 g	南北沙参各90 g	厚朴花60 g	石见穿90 g	陈阿胶350 g	上药一料，
丹皮60 g	石斛90 g	炙蒌皮60 g	姜半夏60 g	龟板胶50 g	如法收膏。
苦参90 g	百合90 g	枳壳90 g	陈皮30 g	鳖甲胶50 g	
生白果90 g	脱力草300 g	橘叶90 g	竹茹50 g	枫斗15 g	

五、心律失常调治

心律失常（cardiac arrhythmia）是指心脏冲动的频率、节律、起源部位、传导速度或激动次序的异常，心律失常在临床多见心中动悸不宁，自觉心中跳动，惊慌不安，呈阵发性或持续不止，伴有眩晕、胸闷、心烦易激动、气短乏力，甚者胸痛、喘促肢冷、汗出、晕厥、黑朦、呼吸困难等症状，属中医“心悸”范畴。恶性心律失常或心律失常进行性加重，甚可发生心源性猝死。

心悸之为病，脏腑功能失常为本，心脏失养为标，心悸虽病位在心，但不可拘泥于治心，五脏六腑之间气血相关，是一个不可分割的整体。《医贯》有云：“凡脾胃肝胆，各有一系，系于心包络之旁，以通于心。”然而根据中医五行生克乘侮的关系，肝脾肺肾分别可以导致心悸的发生，然而一脏的病理变化又可以导致它脏的变化成为心悸发病的复合因素，即脏腑致悸的多元性、相关性和复杂性。此外，临床中“无疾病”的心悸，即“有症状、无心律失常”的心悸发病越来越多，这与现代人体力活动减少、生存工作压力增大等因素密切相关，对于此类患者西医治疗手段有限，疗效欠理想。然而，中医却有独到的优势，中医学理论较早地认识到引起心悸的主要原因不外乎血脉运行的障碍和情志思维的异常，其理法方药更是百家争鸣、源远流长，对于心悸病的诊疗当结合人体的生存环境、生活方式、体质进化的改变，从天、地、人的宏观角度，对病因病机、发病机制、理法方药进行分析运用。

《伤寒论》及《金匮要略》中，心悸病因不外正虚和水饮两个方面，在诸多经方之中，我又最喜甘麦大枣汤，《经方例释》中曾言：“此（甘麦大枣汤）为诸清心方之祖，不独脏躁宜之。”平素喜以甘麦大枣汤加脱力草、功劳叶，灵芝草、景天三七，当归、白芍，党参、苍白术，益气和缓，养心补心，活血而不动血。若肝肾气不足者加穞豆衣、楮实子，肝肾阴不足者加女贞子、墨旱莲，肝肾阳不足者加用仙茅、仙灵脾等。根据辨证，心阳不振者可予桂枝甘草汤补益心阳，心血虚者予炙甘草汤通阳复脉，心肾阳虚兼有肿喘者可予五苓散利湿泻热，脾肾阳虚、水气内停者可予真武汤温阳利水，饮遏心阳者可予半夏麻黄丸宣阳化饮，中阳不足者可予茯苓甘草汤温中散水，气滞阳郁者可予四逆散疏肝解郁，肝胆不疏、情志怫郁者可给予小柴胡汤和解少阳，大汗之后损及心阳或肾阴不足者可予茯苓桂枝甘草大枣汤温阳健脾、行水定悸，阴虚内扰者可予百合地黄汤滋阴清热。膏方处方时，当注意益气、养血、镇静、通经、温阳、强心、化湿、扶阴同用。

病例1 李某，女，37岁。

[就诊时间] 己酉年季秋，一诊谨拟（2005年10月27日）。

有早搏史，感冒之后多见心悸胸闷。紧张进食过快或遇有冷热易泄，经临每易气郁急躁。早喜饮，唇躁，乏力肢体软，神疲倦怠，眼易疲劳。脉小苔薄，经查血脂皆高。肝脾不和，气血少荣。治拟调和肝脾，濡养气血。制膏代煎。

炒柴胡90 g	制香附100 g	炒党参90 g	功劳叶90 g	黄精90 g	焦楂曲各150 g
枳壳90 g	益母草90 g	南北沙参各90 g	穞豆衣90 g	生栀子60 g	白扁豆300 g
炒当归90 g	郁金90 g	石斛90 g	女贞子90 g	炒川连15 g	苦参45 g
炒苍白术各60 g	丹参皮各90 g	麦冬90 g	墨旱莲90 g	淮小麦300 g	生白果90 g
炒淮山药100 g	生熟地黄各90 g	炙黄芪90 g	桑椹子90 g	炒防风50 g	八月札100 g
炒赤白芍各90 g	砂蔻仁各25 g	脱力草120 g	玉竹90 g	苏叶50 g	大枣200 g

莲肉200 g	西洋参100 g	陈阿胶60 g	白冰糖300 g	上药一料，
生晒参100 g	虫草10 g	黄酒150 g		如法收膏。

［就诊时间］丙戌年孟冬，二诊谨拟（2006年11月23日）。

岁前膏滋一料尽剂后颇适。年内或有心中不适，间或心悸，不耐劳累，易感乏力神疲伴阴坠，目沉且重，口渴欲饮，肌肤燥，感冒已少见。脉小苔薄。治拟再守调和肝脾、濡养气血之法，制膏代煎。

生炙黄芪各150 g	淮小麦300 g	墨旱莲100 g	太子参300 g	郁金90 g	龟板胶100 g
生熟地黄各120 g	大枣200 g	天麦冬各100 g	炒党参100 g	炒川连30 g	鳖甲胶100 g
砂蔻仁各30 g	炒柴胡90 g	丹参皮各90 g	炒防风45 g	焦楂曲各300 g	白冰糖300 g
炒当归120 g	江枳壳120 g	虎杖100 g	枸杞子120 g	白扁豆300 g	饴糖100 g
炒苍白术各120 g	玉竹200 g	八月札90 g	制首乌120 g	桑椹子120 g	黄酒200 g
陈皮30 g	黄精200 g	苦参90 g	百合120 g	莲肉200 g	
姜半夏60 g	脱力草180 g	生白果100 g	生升麻60 g	生晒参100 g	上药一料，
川朴30 g	功劳叶100 g	灵芝草100 g	桔梗30 g	西洋参100 g	如法收膏。
炒淮山药120 g	穞豆衣100 g	石斛120 g	益母草100 g	虫草10 g	
茯神300 g	女贞子100 g	南北沙参各100 g	制香附90 g	陈阿胶250 g	

［就诊时间］丁亥年孟冬，三诊谨拟（2007年11月12日）。

历年膏滋尽剂良。年内曾有2次感冒但即转安，乏力，心中不适，或有隐隐胸痛心悸。口干多饮，肌肤燥。纳可便调，寐酣已无目沉之感。亦无阴坠之感。脉小苔净。心肺气阴不足，治拟益气养阴之法，制膏代煎。

脱力草300 g	枸杞子90 g	砂蔻仁各30	女贞子90 g	麻仁90 g	白冰糖300 g
功劳叶90 g	制首乌150 g	玄参90 g	旱墨莲90 g	玉蝴蝶30 g	饴糖100 g
生炙黄芪各150 g	炒党参120 g	灵芝草90 g	炙蓁皮60 g	凤凰衣90 g	黄酒200 g
玉竹90 g	山萸肉90 g	景天三七90 g	决明子90 g	川贝粉冲50 g	珍珠粉冲25 g
炒苍白术各90 g	巴戟肉90 g	丹参皮各90 g	虎杖90 g	生晒参100 g	枫斗25 g
炒防风90 g	陈皮30 g	五味子30 g	甜苁蓉60 g	西洋参100 g	
炒淮山药90 g	南北沙参各90 g	益母草90 g	百合90 g	虫草5 g	上药一料，
苦参60 g	天麦冬各90 g	制香附90 g	莲心30 g	陈阿胶250 g	如法收膏。
生白果90 g	黄精90 g	桑椹子90 g	莲肉200 g	龟板胶100 g	
穞豆衣90 g	生熟地黄各150 g	楮实子90 g	大枣200 g	鳖甲胶100 g	

病例2 戚某，女，69岁。

[就诊时间] 丙戌年孟冬，一诊谨拟（2006年11月30日）。

室性早搏史半载，甚呈二联律，24小时动态心电图检查示：2 169次/24 h。即刻心律不齐，早搏似频。“喜郁”，现情志调。口干欲饮，肩臂麻，夜尿之后难以入睡，左耳不聪，有颈椎病、贫血病史。脉细小，苔薄。古稀之年，心肝肾三脏虚亏。治拟养心柔肝益肾，佐以理气散郁之法。制膏代煎。

灵芝草120 g	砂蔻仁各30 g	威灵仙90 g	八月札90 g	桑螵蛸100 g	白冰糖500 g
景天三七120 g	生白果100 g	伸筋草100 g	郁金90 g	生晒参100 g	饴糖150 g
制首乌120 g	苦参100 g	片姜黄60 g	炒赤白芍各90 g	西洋参100 g	黄酒50 g
枸杞子120 g	茯神300 g	炒党参90 g	穞豆衣100 g	虫草10 g	
山萸肉120 g	柏枣仁各300 g	炒苍白术各90 g	女贞子100 g	枫斗15 g	上药一料，
巴戟肉120 g	五味子30 g	陈皮30 g	墨旱莲100 g	珍珠粉冲20 g	如法收膏。
玉竹120 g	天麦冬各100 g	生栀子90 g	莲心30 g	羚羊角粉冲3 g	
黄精120 g	丹参皮各90 g	淮小麦300 g	莲肉200 g	陈阿胶250 g	
炒淮山药120 g	京玄参90 g	石楠叶90 g	大枣200 g	龟板胶100 g	
生熟地黄各150 g	葛根90 g	炒柴胡90 g	垂盆子100 g	鳖甲胶100 g	

[就诊时间] 丁亥年季秋，二诊谨拟（2007年11月15日）。

岁前膏滋良，年内安，未见感冒，但劳后见心悸或有早搏。耳鸣，入夜后口渴，腰腿酸痛，受寒遇冷则喉间有痰，喜郁寐短。脉细弦，苔薄微腻。今心率84次/分，律齐未闻及早搏，血压142/52 mmHg。有颈椎病、骨质疏松症、室性早搏、贫血等病史。年方古稀，心肾不足，肝脾不调。治拟补益心肾，调和肝脾之法。制膏代煎。

炒党参120 g	制黄精120 g	景天三七120 g	炒柴胡90 g	西洋参100 g	白冰糖500 g
炒苍白术各90 g	生熟地黄各120 g	大狼把草300 g	制香附90 g	枫斗15 g	饴糖150 g
炒当归90 g	砂蔻仁各30 g	山萸肉120 g	郁金90 g	珍珠母粉冲20 g	黄酒50 g
炒川芎90 g	柏枣仁各300 g	巴戟肉100 g	桑椹子90 g	莲心30 g	
炒川断120 g	五味子30 g	补骨脂90 g	女贞子90 g	莲肉200 g	上药一料，
炙黄芪120 g	合欢皮300 g	骨碎补90 g	墨旱莲90 g	大枣200 g	如法收膏。
枸杞子120 g	炒淮山药150 g	葛根90 g	楮实子90 g	鳖甲胶100 g	
制首乌120 g	丹参皮各90 g	威灵仙90 g	细辛30 g	龟板胶100 g	
脱力草300 g	生白果90 g	石楠叶90 g	陈皮60 g	羚羊角粉冲3 g	
功劳叶90 g	苦参90 g	天麦冬各90 g	姜半夏60 g	河车粉冲30 g	
玉竹120 g	灵芝草150 g	杜仲150 g	生晒参100 g	陈阿胶250 g	

病例3 钱某，男，17岁。

[就诊时间] 丙戌年孟冬，一诊谨拟（2006年11月27日）。

病毒性心肌炎后遗症10余年，动态心电图监测见有Ⅱ度Ⅰ型房室传导阻滞，并见室性早搏与房性早搏。头晕胸闷心悸，尤以活动后易见。或日易更衣2～3次，下物且时烂。苔薄，脉细弦。年少脏气未充之时感邪，邪毒余蕴伤正，心脾气虚。治拟温补心脾之气，兼清余邪之法。制膏代煎。

玉米须300 g	炒党参150 g	制首乌150 g	墨旱莲100 g	青黛末[包]30 g	陈阿胶300 g
山萸肉150 g	茯苓150 g	枸杞子100 g	女贞子100 g	大狼把草150 g	龟板胶100 g
巴戟肉150 g	生白果100 g	山萸肉150 g	炒柴胡90 g	莲心15 g	鳖甲胶100 g
脱力草300 g	苦参100 g	巴戟肉100 g	补骨脂90 g	莲肉200 g	鹿角胶50 g
生炙黄芪[各]250 g	灵芝草150 g	熟附片45 g	景天三七100 g	大枣200 g	白冰糖300 g
炒苍白术[各]150 g	柏枣仁[各]150 g	桂枝30 g	干姜30 g	生晒参100 g	饴糖150 g
炒淮山药150 g	炒川芎60 g	炒赤白芍[各]100 g	楮实子100 g	西洋参100 g	黄酒150 g
炒当归100 g	水蛭30 g	脱力草150 g	玉竹100 g	虫草10 g	
生熟地黄[各]150 g	地鳖虫60 g	功劳叶100 g	黄精100 g	珍珠粉[冲]15 g	上药一料，
砂蔻仁[各]30 g	全蝎30 g	穞豆衣100 g	炒川连30 g	河车粉[冲]50 g	如法收膏。

[就诊时间] 丙戌年孟冬，二诊谨拟（2007年11月5日）。

原膏滋尽剂良，但服用期间便臭、气浊，2个月前24小时动态心电图检查示＞2秒的R–R长间歇共5个，均为Ⅱ度Ⅰ型房室传导阻滞。余无所苦，寐安脘舒，未见头晕心悸胸闷。脉细舌净。病毒性心肌炎后遗症已10余年。治守原膏滋温补心脾之意，兼清余邪、助消导之法。制膏代煎。

玉米须300 g	炒党参150 g	木香90 g	百合90 g	苏叶60 g	鹿角胶50 g
山萸肉150 g	茯神300 g	水蛭30 g	大狼把草300 g	炒防风60 g	白冰糖300 g
巴戟肉150 g	陈皮50 g	全蝎30 g	炒川芎90 g	莲心30 g	饴糖150 g
脱力草300 g	佛手90 g	生白果60 g	桂枝30 g	莲肉200 g	黄酒150 g
生炙黄芪[各]200 g	生楂曲300 g	苦参90 g	炒赤白芍[各]90 g	大枣200 g	
炒苍白术[各]90 g	连翘90 g	灵芝草90 g	地鳖虫60 g	生晒参100 g	上药一料，
炒淮山药120 g	炒黄连15 g	景天三七90 g	天麦冬[各]90 g	西洋参100 g	如法收膏。
生熟地黄[各]150 g	炒黄芩90 g	虎杖90 g	玉竹90 g	虫草10 g	
砂蔻仁[各]30 g	葛根90 g	功劳叶90 g	黄精90 g	珍珠粉[冲]20 g	

[就诊时间] 戊子年孟冬，三诊谨拟（2008年11月10日）。

岁前冬令膏滋一料尽剂颇良，唯似于服膏滋之时排便味浊气酸臭。岁间复查24小时动态心电图示有室性早搏1个，房性早搏11个。Ⅱ度房室传导阻滞脱漏276个，＞2秒的R–R间期共29个，均见于夜间。进食不慎之时，间有中脘隐痛。脉细滑苔薄。入冬后手足冷，病毒性心肌炎后遗症史12年。治守温补心脾之意，增清除余邪、添助消导之品。制膏代煎。

玉米须300 g	茯苓90 g	枳壳90 g	桂枝30 g	陈皮60 g	陈阿胶250 g
山萸肉150 g	茯神300 g	连翘90 g	地鳖虫60 g	莪术90 g	龟板胶60 g
巴戟肉150 g	柏枣仁各120 g	生炙黄芪各120 g	紫石英90 g	炒川芎90 g	鳖甲胶60 g
脱力草300 g	炒川连45 g	大狼把草300 g	青黛末包30 g	肉果30 g	白冰糖300 g
炒党参120 g	炒知柏各90 g	灵芝草90 g	地鳖虫60 g	莲心30 g	饴糖100 g
太子参120 g	炒黄芩90 g	景天三七90 g	女贞子90 g	莲肉200 g	黄酒100 g
南北沙参各120 g	生栀子90 g	桃仁90 g	墨旱莲90 g	大枣200 g	
玄参90 g	制川军90 g	生熟地黄各150 g	天麦冬各90 g	生晒参100 g	上药一料，
苦参90 g	生楂曲各300 g	砂蔻仁各30 g	五味子30 g	西洋参100 g	如法收膏。
丹参皮各90 g	莱菔子150 g	葛根90 g	炙甘草90 g	虫草10 g	
炒苍白术各90 g	炙鸡金90 g	水蛭30 g	炒柴胡90 g	河车粉冲50 g	
炒淮山药90 g	川朴45 g	全蝎30 g	八月札90 g	珍珠粉冲30 g	

[就诊时间] **乙酉年孟冬，四诊谨拟**（2009年11月9日）。

岁前冬令膏滋尽剂良。岁中复查24小时动态心电图结论有所改善，见Ⅱ度房室传导阻滞脱漏5个，R–R间歇＞2秒仅1个，室性早搏1个，房性早搏5个。脘已安，寐寤时有胸闷，大便日1～2次，引下物烂。脉小弦，苔薄润。病毒性心肌炎后遗症史10年余。治守原膏滋温补心脾，清除余邪，辅以消导之品，制膏代煎。

炒党参130 g	炒知柏各60 g	干姜30 g	灵芝草90 g	羌独活各90 g	陈阿胶300 g
太子参150 g	炒黄芩90 g	木香90 g	景天三七90 g	炒荆防各30 g	龟鳖甲胶各100 g
南北沙参各90 g	生栀子90 g	苏叶60 g	紫石英90 g	炒赤白芍各90 g	冰糖300 g
玄参90 g	生楂曲各300 g	苏梗90 g	天麦冬各60 g	大枣200 g	饴糖150 g
苦参90 g	炙鸡金120 g	桂枝45 g	生熟地黄各90 g	莲心30 g	黄酒150 g
生白果90 g	莱菔子60 g	地鳖虫50 g	砂蔻仁各30 g	莲肉200 g	
丹参皮各90 g	连翘120 g	水蛭50 g	生炙黄芪各120 g	生晒参100 g	上药一料，
炒苍白术各90 g	贯众60 g	全蝎50 g	大狼把草300 g	西洋参100 g	如法收膏。
炒淮山药90 g	青黛末包30 g	炒柴胡90 g	炙甘草90 g	虫草10 g	
茯苓90 g	柏枣仁各100 g	八月札90 g	肉果45 g	河车粉冲50 g	
茯神300 g	淮小麦300 g	陈皮60 g	草果30 g	珍珠粉冲30 g	
炒川连50 g	枳壳90 g	莪术90 g	炒川芎90 g	西红花10 g	

病例4 朱某，女，58岁。

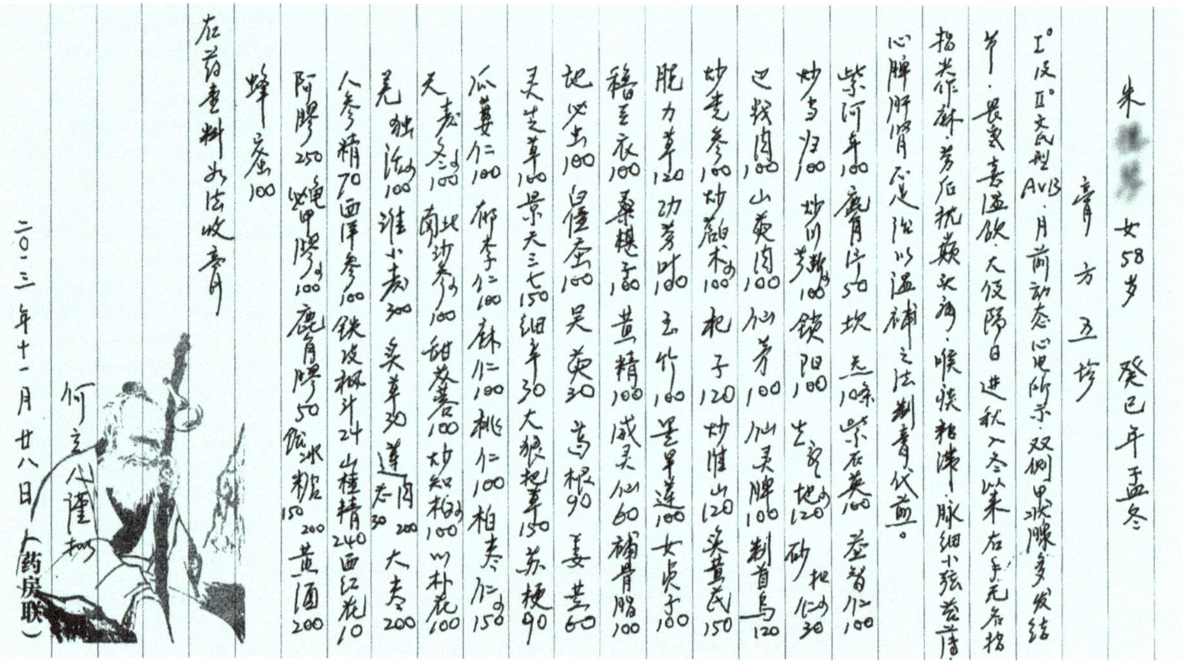

朱[redacted] 女 58岁 癸巳年孟冬

膏方 五诊

Ⅰ°及Ⅱ°文氏型AVB，月前动态心电所示，双侧甲状腺多发结节，畏寒喜温饮，大便隔日，进秋入冬以来右手无名指指尖作麻，劳后枕巅头痛，喉痰黏滞，脉细小弦，苔薄，心脾肾不足，治以温补之法，制膏代煎。

紫河车100 鹿角片50 炙远志100 紫石英100 益智仁100

炒当归100 炒川芎100 锁阳100 生熟地各120 砂仁拌30

巴戟肉100 山萸肉100 仙茅100 仙灵脾100 制首乌120

炒党参100 炒白术100 杞子120 炒怀山120 炙黄芪150

脱力草120 功劳叶100 玉竹100 墨旱莲100 女贞子100

穞豆衣100 桑椹子100 黄精100 威灵仙60 补骨脂100

地鳖虫100 僵蚕100 吴萸30 葛根90 姜黄60

灵芝草100 景天三七150 细辛30 大狼把草150 苏梗90

瓜蒌仁100 郁李仁100 麻仁100 桃仁100 柏枣仁各150

天麦冬各100 南北沙参各100 甜苁蓉100 炒知柏各100 川朴花100

羌独活各100 淮小麦300 炙甘草30 莲肉200 太子30 大枣200

人参精70 西洋参100 铁皮枫斗24 山楂精240 西红花10

阿胶250 龟鳖甲胶各100 鹿角胶50 饴冰糖150 200 黄酒200

蜂蜜100

右药专料如法收膏

二〇一三年十一月廿八日 何立人谨拟 （药房联）

［就诊时间］癸巳年孟冬，五诊谨拟（2013年11月28日）。

· Ⅰ度及Ⅱ度文氏型房室传导阻滞（AVB），月前动态心电图检查所示。双侧甲状腺多发结节，畏寒喜温饮，大便隔日。进秋入冬以来，右手环指指尖作麻，劳后枕巅头痛，喉痰黏滞。脉细小弦，苔薄。心脾肾不足，治以温补之法，制膏代煎。

[就诊时间] **甲午年孟秋，六诊谨拟**（2014年10月30日）。

· 历年膏滋尽剂良，大便已转调，畏寒改善，右小指、环指麻已减，左少腹痛仅见一两次，喜温喜按，后背及右巅顶稍有不适。3日前动态心电图检查仅示有Ⅰ度房室传导阻滞(AVB)，脉小弦，苔薄。治以温中益肾、调摄冲任之法，制膏代煎。

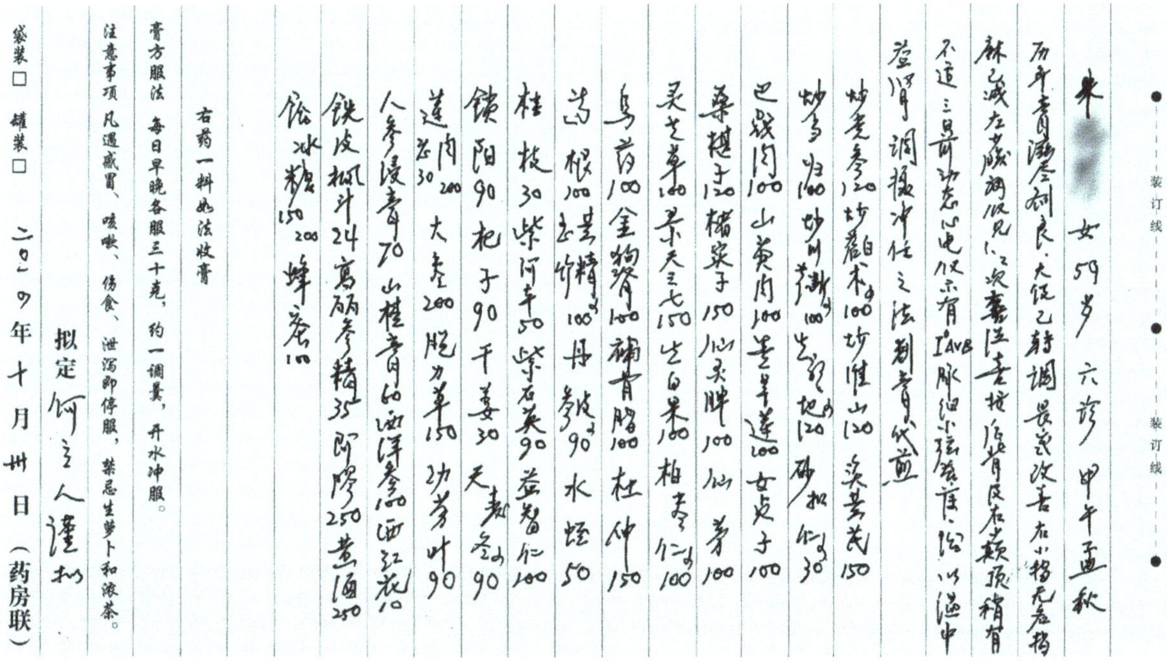

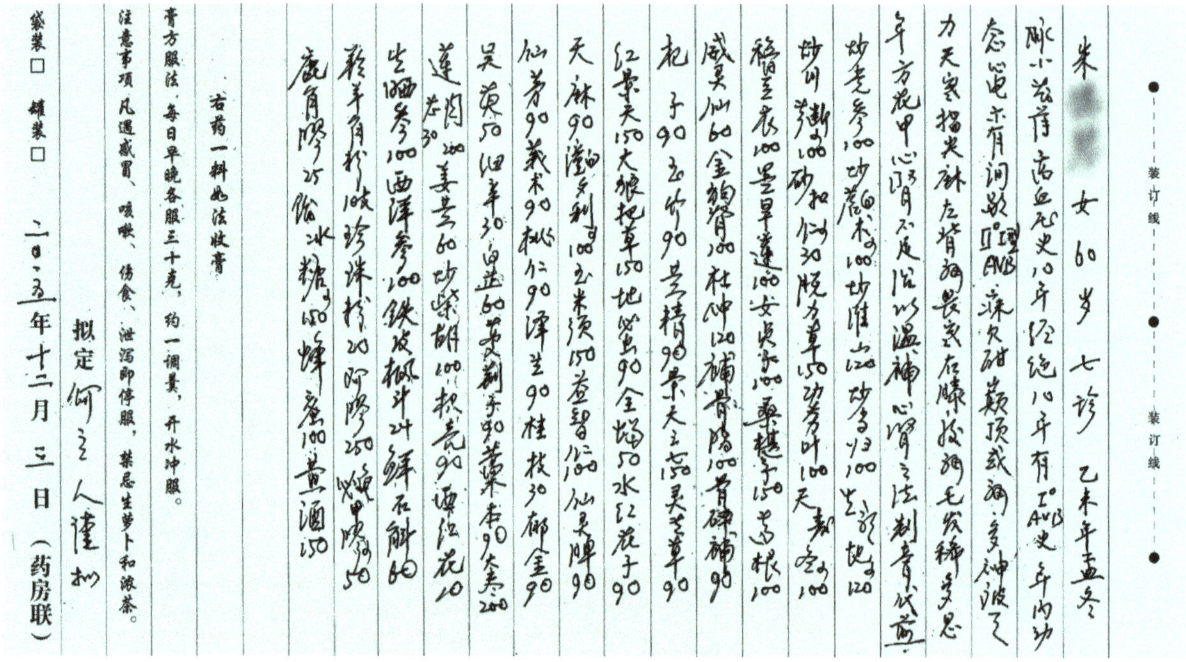

[就诊时间] 乙未年孟冬，七诊谨拟（2015年12月3日）。

· 脉小苔薄，高血压史10年，经绝10年，有Ⅰ度房室传导阻滞（AVB）史，年内动态心电图检查示有间歇Ⅱ度Ⅰ型房室传导阻滞（AVB）。寐欠酣，巅顶或痛，多神疲乏力，天寒指尖麻，左背痛，畏寒，右膝酸痛，毛发稀，多思。年方花甲，心肾不足，治以温补心肾之法，制膏代煎。

病例5 黄某，男，25岁。

［就诊时间］癸巳年孟冬，一诊谨拟（2013年11月21日）。

·“心动过缓”史5年余。1个月前动态心电图检查示窦性心动过速与窦性心动过缓，最慢心率36次/分，平均心率65次/分。间歇性Ⅰ度AVB，单个房性早搏19次，R–R间期最长1.9秒，房性心动过速2次，房性心动过速后最长R–R间期2.02秒，短时间阵发性心房颤动1次。经中药调治后，1周前动态心电复查示房性早搏单个9次，心率如前述，未见其他心律失常。曾见唇干红，口气浊。脉细小弦，苔薄。心脾郁热伤及气阴，治以清心脾郁热、养心脾之气阴。

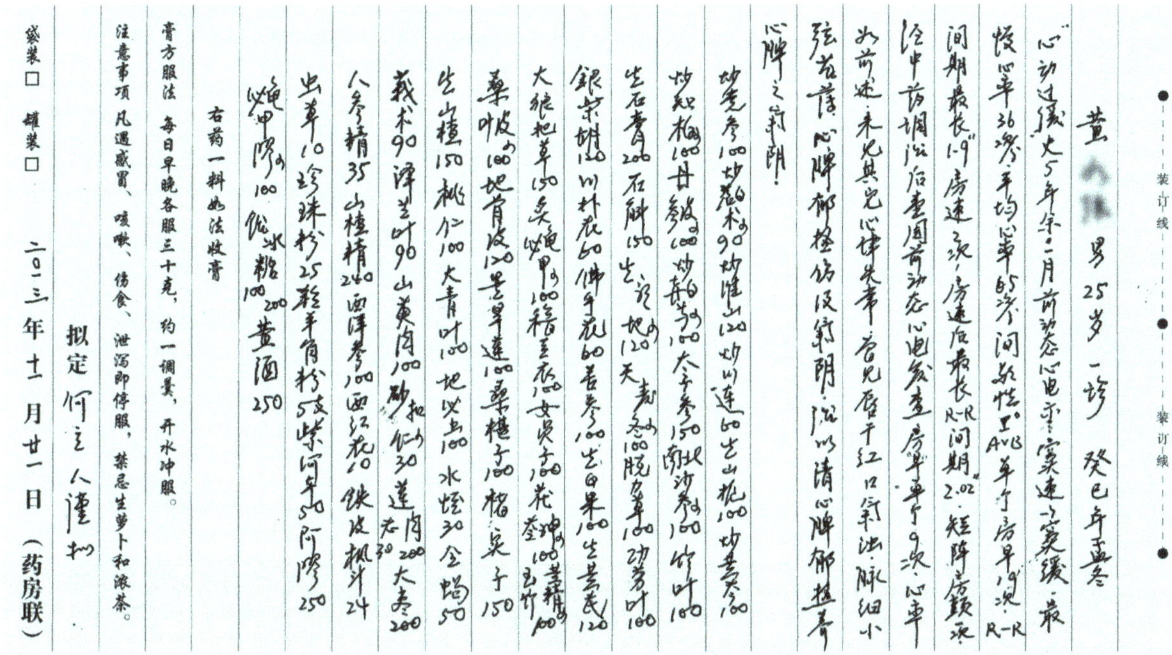
黄[redacted] 男 25岁 一诊 癸巳年孟冬
心动过缓史5年余。1月前动态心电示窦速与窦缓，最慢心率36次/分，平均心率65次/分，间歇性Ⅰ°AVB，单个房早19次，R-R间期最长1.9″，房速2次，房速后最长R-R间期2.02″，短阵房颤1次。经中药调治后查动态心电复查房早单个9次，心率如前述，未见其他心律失常。曾见唇干红，口气浊。脉细小弦，苔薄。心脾郁热伤及气阴，治以清心脾郁热，养心脾之气阴。
炒党参100 炒白术90 炒淮山120 炒川连60 生山栀100 炒黄芩100
炒知母100 丹皮100 炒赤芍100 太子参150 南北沙参各100 竹叶100
生石膏200 石斛150 生地120 天麦冬各100 脱力草100 功劳叶100
银柴胡120 川朴花60 佛手花60 苦参100 生白果100 生黄芪120
大狼把草150 炙鳖甲100 穞豆衣100 女贞子100 茯苓 茯神各100 玉竹 黄精各100
桑叶皮各100 地骨皮120 墨旱莲100 桑椹子100 楮实子150
生山楂150 桃仁100 大青叶100 地鳖虫100 水蛭30 全蝎50
莪术90 泽兰叶90 山萸肉100 砂仁 扣仁各30 莲肉200 志30 大枣200
人参精35 山楂精240 西洋参100 西红花10 铁皮枫斗24
虫草10 珍珠粉25 羚羊角粉5支 紫河车50 阿胶250
龟鳖甲胶各100 饴糖100 冰糖200 黄酒250
右药一料如法收膏
膏方服法 每日早晚各服三十克，约一调羹，开水冲服。
注意事项 凡遇感冒、咳嗽、伤食、泄泻即停服，禁忌生萝卜和浓茶。
拟定 何立人谨拟
袋装□ 罐装□ 二〇一三年十一月廿一日 （药房联）
装订线 装订线

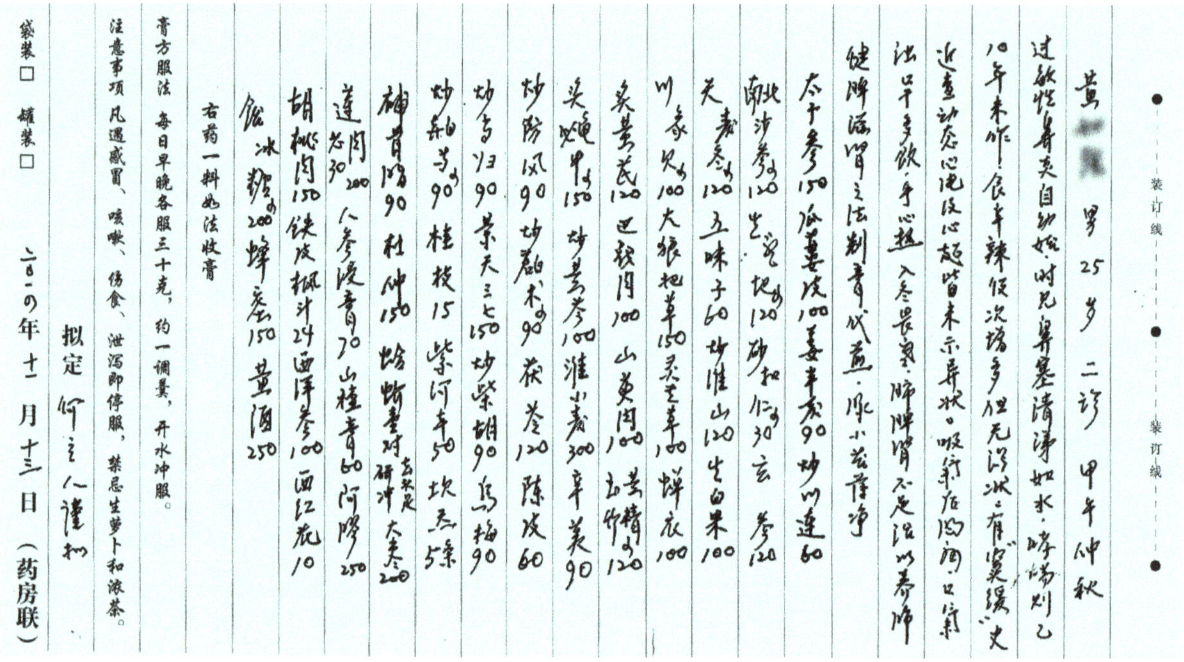

黄[redacted] 男 25岁 二诊 甲午仲秋

过敏性鼻炎自幼始，时见鼻塞清涕如水，哮喘则已10年未作，食辛辣便次增多，但无泻状。有窦性心动过缓史，近查动态心电图及心超皆未示异状。吸气后胸痛，口气浊，口干多饮，手心热，入冬畏寒。肺脾肾不足，治以养肺健脾滋肾之法，制膏代煎。脉小，苔薄净

太子参150 陈姜皮100 姜半夏90 炒川连60
南北沙参各120 生熟地各120 砂扣仁各30 玄参120
天麦冬各120 五味子60 炒淮山120 生白术100
川象贝各100 大狼把草150 灵芝草100 蝉衣100
炙黄芪120 巴戟肉100 山萸肉100 黄精、玉竹各120
炙僵虫各150 炒党参100 淮小麦300 辛夷90
炒防风90 炒苍白术各90 茯苓120 陈皮60
炒当归90 景天三七150 炒柴胡90 乌梅90
炒赤白芍各90 桂枝15 紫河车50 坎炁5条
补骨脂90 杜仲150 蛤蚧一对去头足研冲 大枣200
莲肉200 芡30 人参液膏70 山楂膏60 阿胶250
胡桃肉150 铁皮枫斗24 西洋参100 西红花10
饴冰糖各200 蜂蜜150 黄酒250

右药一料如法收膏

膏方服法 每日早晚各服三十克，约一调羹，开水冲服。

注意事项 凡遇感冒、咳嗽、伤食、泄泻即停服，禁忌生萝卜和浓茶。

拟定 何立人谨拟

二〇一四年 十一 月 十三 日 （药房联）

瓶装□ 罐装□

装订线

[就诊时间] 甲午年仲秋，二诊谨拟（2014年11月13日）。

· 过敏性鼻炎自幼始，时见鼻塞清涕如水，哮喘则已10年未作，食辛辣，便次增多，但无泻状。有“窦性心动过缓”史，近查动态心电图及心超皆未示异状。吸气后胸痛，口气浊，口干多饮，手心热，入冬畏寒。肺脾肾不足，治以养肺健脾滋肾之法，制膏代煎。脉小，苔薄净。

[就诊时间] 乙未年孟冬，三诊谨拟（2015年11月19日）。

・脉细小弦，苔薄微腻，有"哮喘""窦性心动过缓"史，过敏性鼻炎，自幼始下肢冷，乳蛾易有肿痛，口疳，渴饮，年内动态心电仅见房性早搏13次。原膏滋尽剂良，今守方续调。

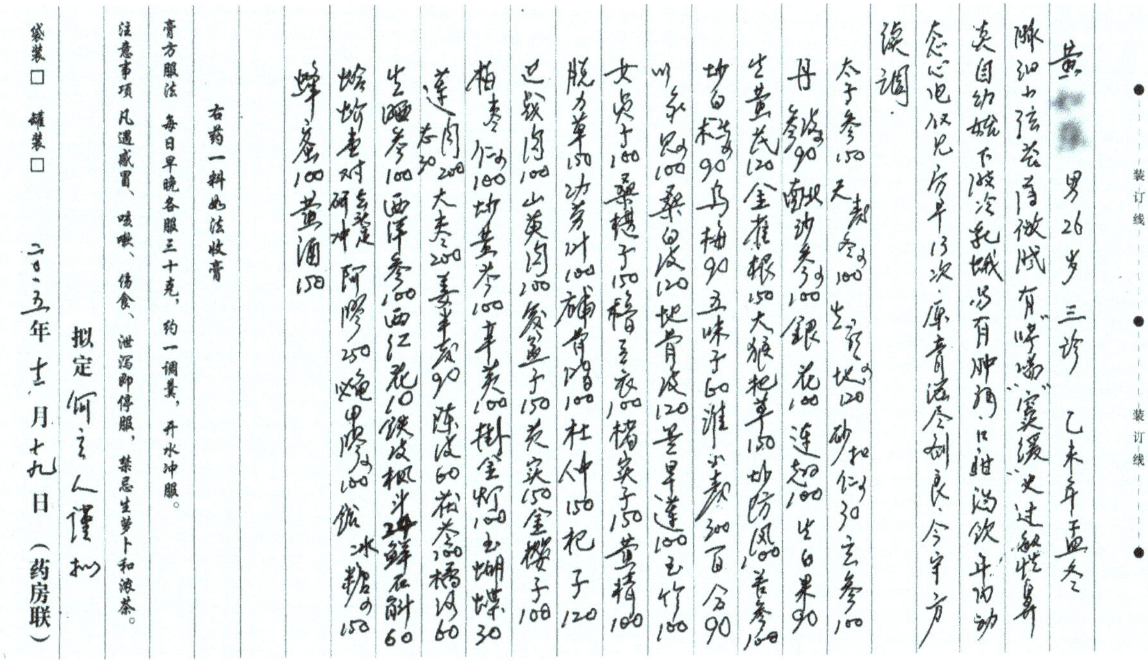
黄[redacted] 男26岁 三诊 乙未年孟冬
脉细小弦，苔薄微腻，有"哮喘""窦缓"史，过敏性鼻炎，自幼始下肢冷，乳蛾易有肿痛，口疳，渴饮，年内动态心电仅见房早13次，原膏滋尽剂良，今守方续调。
太子参150 天麦冬各100 生熟地各120 砂仁30 玄参100
丹参90 南北沙参各100 银花100 连翘100 生白果90
生黄芪120 金雀根150 大狼把草150 炒防风100 苦参100
炒白术 苍术各90 乌梅90 五味子60 淮小麦300 百合90
川象贝各100 桑白皮120 地骨皮120 旱莲草100 玉竹100
女贞子100 桑椹子150 穞豆衣100 楮实子150 黄精100
脱力草150 功劳叶100 补骨脂100 杜仲150 杞子120
巴戟肉100 山萸肉100 菟丝子150 芡实150 金樱子100
柏枣仁各100 炒黄芩100 辛夷100 挂金灯100 玉蝴蝶30
莲肉200 [illegible]30 大枣200 姜半夏90 陈皮60 茯苓100 橘络60
生晒参100 西洋参100 西红花10 铁皮枫斗24 鲜石斛60
蛤蚧壹对去头足研冲 阿胶250 龟甲胶100 饴 冰糖各150
蜂蜜100 黄酒150
右药一料如法收膏
膏方服法 每日早晚各服三十克，约一调羹，开水冲服。
注意事项 凡遇感冒、咳嗽、伤食、泄泻即停服，禁忌生萝卜和浓茶。
袋装☐ 罐装☐
二〇一五年十一月十九日 拟定 何立人谨拟 （药房联）

病例6 浦某，男，76岁。

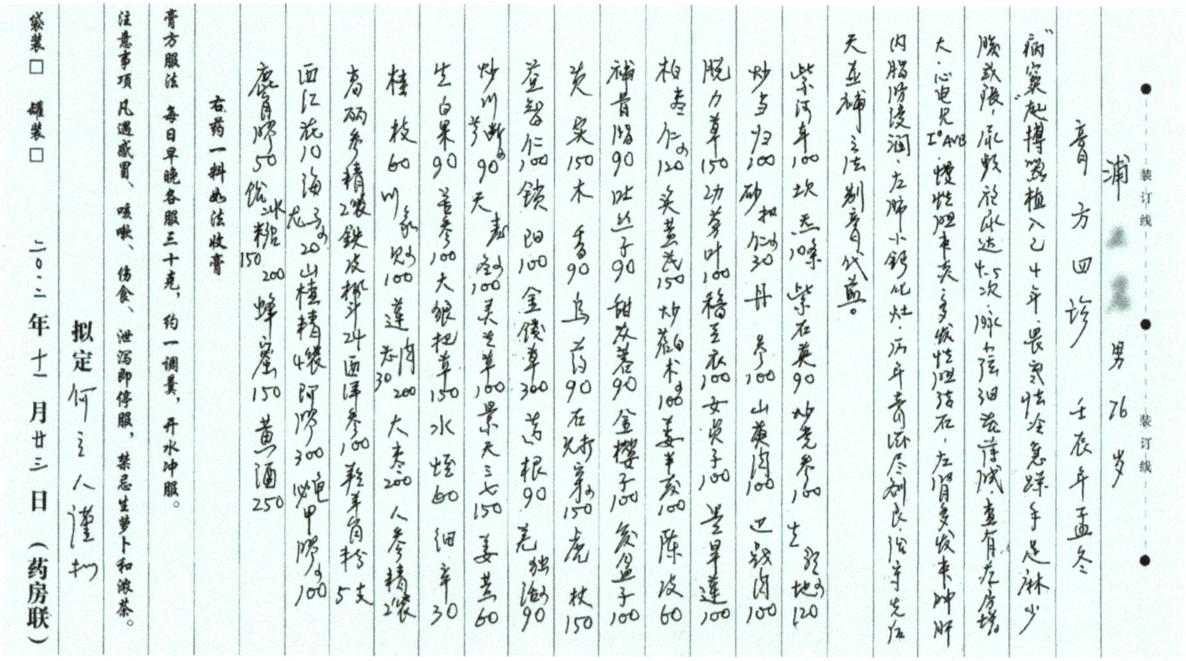
浦[redacted] 男 76岁
膏方四诊 壬辰年孟冬
"病窦"起搏器植入已4年，畏寒怯冷急躁手足麻，少
腹或胀，尿频，夜尿达4-5次，脉小弦细，苔薄腻，查有左房增
大，心电见I°AVB，慢性胆囊炎，多发性胆结石，左肾多发囊肿，肝
内脂肪浸润，左肺小钙化灶，历年膏滋尽剂良，治守先后
天并补之法，制膏代煎。
紫河车100 坎炁10条 紫石英90 炒党参100 生熟地各120
炒当归100 砂仁30拌 丹参100 山萸肉100 巴戟肉100
脱力草150 功劳叶100 穞豆衣100 女贞子100 墨旱莲100
柏枣仁各120 炙黄芪150 炒苍白术各100 姜半夏100 陈皮60
补骨脂90 菟丝子90 甜苁蓉90 金樱子100 覆盆子100
芡实150 木香90 乌药90 石[illegible]各150 虎杖150
益智仁100 锁阳100 金钱草300 葛根90 羌独活各90
炒川芎断各90 天[illegible]各100 灵芝草100 景天三七150 姜黄60
生白果90 苦参100 大狼把草150 水蛭60 细辛30
桂枝60 川象贝各100 莲肉200 [illegible]术30 大枣200 人参精2袋
高丽参精2袋 铁皮枫斗24 西洋参100 羚羊角粉5支
西红花10 海龙各20 山楂精4袋 阿胶300 龟鳖甲胶各100
鹿角胶50 饴冰糖150 200 蜂蜜150 黄酒250
右药一料如法收膏
膏方服法 每日早晚各服三十克，约一调羹，开水冲服。
注意事项 凡遇感冒、咳嗽、伤食、泄泻即停服，禁忌生萝卜和浓茶。
拟定 何立人谨拟
二〇一二年十一月廿三日（药房联）
袋装□ 罐装□
装订线
装订线

[就诊时间] 壬辰年孟冬，四诊谨拟（2012年11月23日）。

·"病窦（病态窦房结综合征）"起搏器植入已4年，畏寒怯冷，急躁，手足麻，少腹或胀，尿频，夜尿达4～5次。脉小弦细，苔薄腻。查有左房增大、心电图检查见Ⅰ度AVB，慢性胆囊炎，多发性胆结石，左肾多发囊肿，肝内脂肪浸润，左肺小钙化灶。历年膏滋尽剂良，治守先后天并补之法，制膏代煎。

[就诊时间] 癸巳年孟冬，五诊谨拟（2013年11月29日）。

·“病窦”起搏器植入已5年，查有“慢性胆囊炎”“胆囊泥沙样结石”“左肾多发囊肿”“肝内脂肪浸润”“左肺小钙化灶”，今血生化检查正常，但有形寒手足冷，左下肢针刺样痛、抽掣，多食脘腹痞胀，喉间多痰。脉细弦，苔薄。历经冬令，先后天并补膏滋已四载，尽剂皆良，际兹冬令再续之。

浦[redacted] 男 77岁 癸巳年孟冬

膏方五诊

“病窦”起搏器植入已五年，查有“慢性胆囊炎”、“胆囊泥沙样结石”、“左肾多发囊肿”、“肝内脂肪浸润”、“左肺小钙化灶”，今血生化正常，但有形寒手足冷，左下肢针刺样痛、抽掣，多食脘腹痞胀，喉间多痰，脉细弦，苔薄，历经冬令先后天并补膏滋已四载，尽剂皆良，际兹冬令再续之。

紫河车100 紫石英100 益智仁100 巴戟肉100 山萸肉100
補骨脂100 菟丝子100 甜苁蓉100 金樱子100 复盆子100
炒党参100 炒茅术100 炒淮山120 炙黄芪120 柏子仁100
炒当归100 生熟地各120 砂仁30 脱力草100 功劳叶100
穞豆衣100 桑椹子100 墨旱莲100 女贞子100 楮实子150
制黄精100 玉竹100 坎炁10条 锁阳100 枸杞子120 丹参100 芡实150 水蛭60
木香90 乌药90 陈皮50 葛根60 细辛30 桂枝60 苦参90
川象贝各100 虎杖150 姜黄50 羌独活各90 天麦冬各100 生白术100 灵芝草100
景天三七150 大狼把草150 炒川断川芎各100 金钱草150 莲肉200 莲芯30 羚羊角粉5支
大枣200 高丽参精70 人参精70 铁皮枫斗24 西洋参100 西红花10 海龙马各20
山楂精240 阿胶250 龟鳖甲胶各100 鹿角胶50 饴糖150 冰糖200 蜂蜜100 黄酒250

右药一料如法收膏

膏方服法 每日早晚各服三十克，约一调羹，开水冲服。

注意事项 凡遇感冒、咳嗽、伤食、泄泻即停服，禁忌生萝卜和浓茶。

拟定 何立人谨拟

袋装□ 罐装□ 二〇一三年十一月廿九日 （药房联）

装订线 装订线

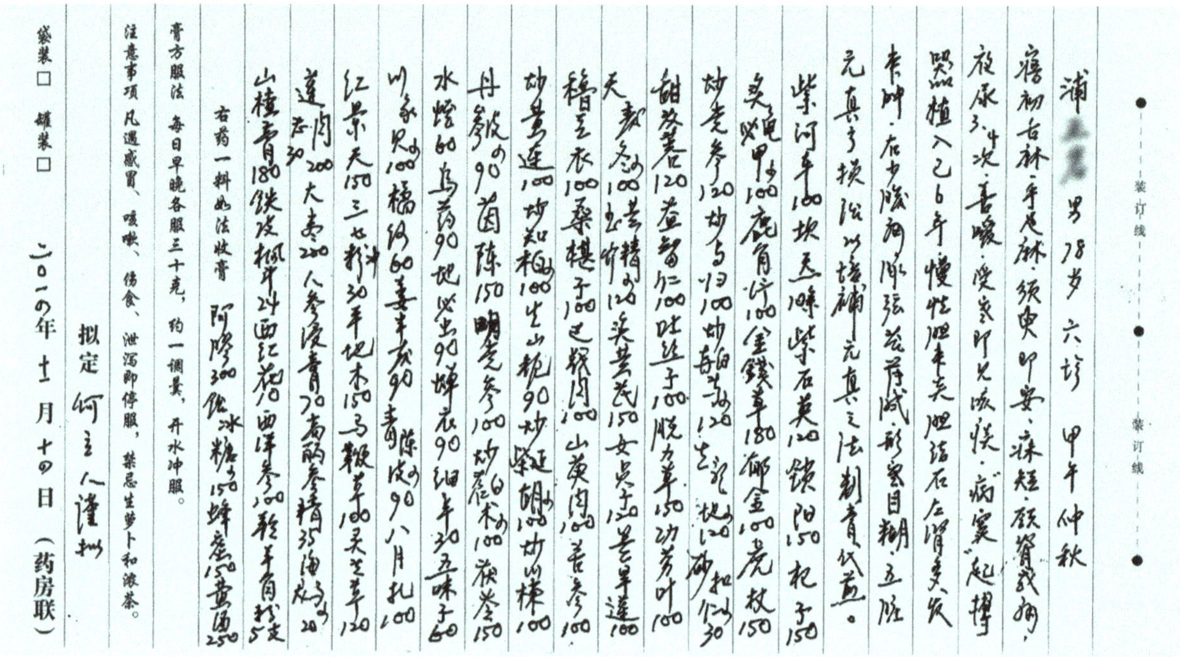

浦[redacted] 男 78岁 六诊 甲午仲秋

寤初舌麻，手足麻，须臾即安，寐短，颈脊或痛，夜尿3-4次，善嗳，受寒即见咳痰，病窦，起搏器植入已6年，慢性胆囊炎，胆结石，左肾多发囊肿，右少腹痛，脉弦，苔薄腻，形寒目糊，五脏元真亏损，治以培补元真之法，制膏代煎。

紫河车100 坎炁1条 紫石英120 锁阳150 杞子150
炙鳖甲100 鹿角片100 金钱草180 郁金100 虎杖150
炒党参120 炒当归100 炒白芍120 生地120 砂仁30
胡芦巴120 益智仁100 菟丝子100 脱力草150 功劳叶100
天麦冬各100 黄精120 炙黄芪150 女贞子120 墨旱莲100
穞豆衣100 桑椹子100 巴戟肉100 山萸肉100 苦参(?)100
炒黄连100 炒知母100 生山栀90 炒延胡(?)100 炒山楂100
丹参、皮各90 茵陈150 明党参100 炒白术100 茯苓150
水蛭60 乌药90 地龙90 蝉衣90 细辛30 五味子60
川象贝各100 橘络60 姜半夏90 青陈皮各90 八月札100
红景天150 三七粉30 平地木150 马鞭草100 灵芝草120
莲肉200 [illegible]30 大枣200 人参浸膏70 高丽参精35 海龙(?)20
山楂膏180 铁皮枫斗24 西红花10 西洋参100 羚羊角粉5支

右药一料如法收膏 阿胶300 饴冰糖各150 蜂蜜150 黄酒250

膏方服法 每日早晚各服三十克，约一调羹，开水冲服。

注意事项 凡遇感冒、咳嗽、伤食、泄泻即停服，禁忌生萝卜和浓茶。

拟定 何立人谨拟

袋装□ 罐装□ 二〇一四年十一月十四日（药房联）

装订线

[就诊时间] **甲午年仲秋，六诊谨拟（2014年11月14日）。**

· 寤初舌麻，手足麻，须臾即安，寐短，颈脊或痛，夜尿三四次，善嗳，受寒即见咳痰，“病窦”、起搏器植入已6年，慢性胆囊炎，胆囊结石，左肾多发囊肿，右少腹痛，脉弦，苔薄腻，形寒目糊。五脏元真亏损，治以培补元真之法，制膏代煎。

病例7 朱某，女，85岁。

[就诊时间] **癸巳年孟冬，九诊谨拟**（2013年11月14日）。

·头晕心悸早搏，脘嘈嗳腐，口气浊，尿频，午后每小时1次，夜尿2～3次，连日来便秘不畅，脉弦细滑，苔薄腻，高血压史35年，阵发性房颤史6年。半年前见一次性房颤发作，当时动态心电图检查示室性早搏1 134次，房性早搏418次，房颤一阵。有“颈椎病”史，“类风关”史，“脂肪肝”趋势，2个月前血三酰甘油2.45 mmol/L↑，胆固醇6.50 mmol/L↑。肌肤燥痒麻已无。治守原滋，培本固元之意再进。

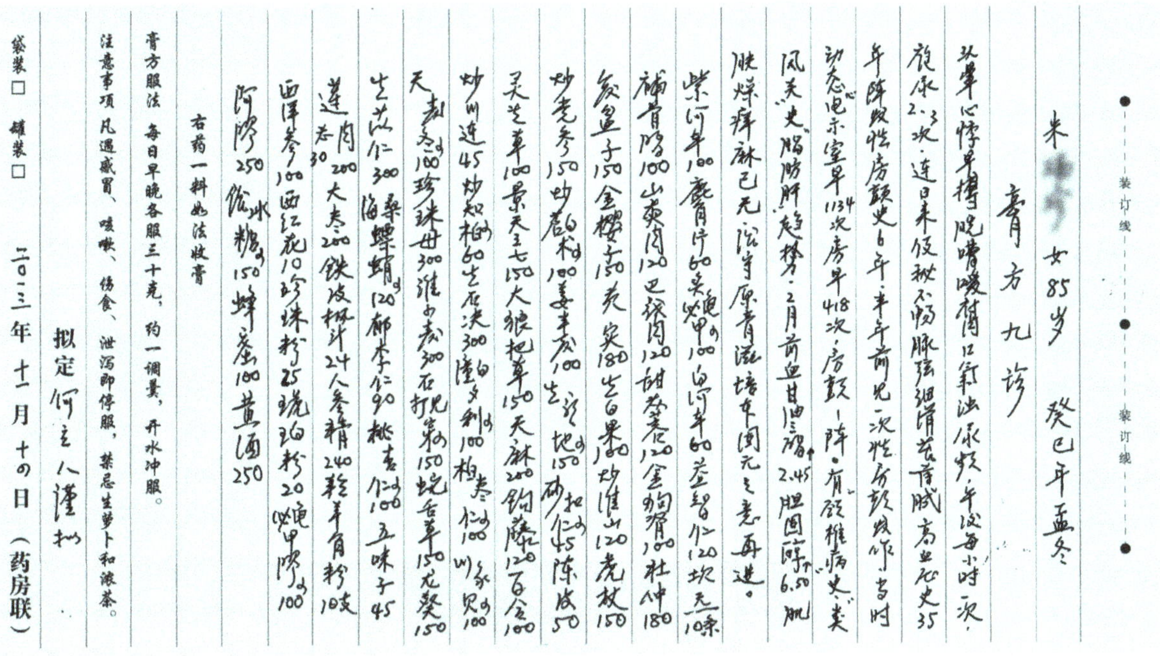
朱[redacted] 女 85岁 癸巳年孟冬

膏方九诊

头晕心悸早搏，脘嘈嗳腐，口气浊，尿频，午后每小时一次，夜尿2-3次，连日来便秘不畅，脉弦细滑，苔薄腻，高血压史35年，阵发性房颤史6年，半年前见一次性房颤发作，当时动态心电示室早1134次，房早418次，房颤一阵。有颈椎病史、类风关史、脂肪肝趋势，2月前血甘油三酯2.45，胆固醇6.50，肌肤燥痒麻已无，治守原滋，培本固元之意再进。

紫河车100 鹿角片60 炙龟鳖甲各100 白河车60 益智仁120 坎炁10条

补骨脂100 山萸肉120 巴戟肉120 甜苁蓉120 金狗脊100 杜仲180

覆盆子150 金樱子150 芡实180 生白果100 炒淮山120 虎杖150

炒党参150 炒白术各100 姜半夏100 生熟地各150 砂蔻仁各45 陈皮50

灵芝草100 景天三七150 大狼把草150 天麻200 钩藤120 百合100

炒川连45 炒知柏各60 生石决300 潼白蒺藜各100 柏枣仁各100 川浙贝各100

天麦冬各100 珍珠母300 淮小麦300 石打穿 石见穿各150 蛇舌草150 龙葵150

生苡仁300 海桑螵蛸各120 郁李仁90 桃杏仁各100 五味子45

莲肉200 (太30) 大枣200 铁皮枫斗24 人参精240 羚羊角粉10支

西洋参100 西红花10 珍珠粉25 琥珀粉20 炙龟甲胶各100

阿胶250 饴冰糖各150 蜂蜜100 黄酒250

右药一料如法收膏

膏方服法 每日早晚各服三十克，约一调羹，开水冲服。

注意事项 凡遇感冒、咳嗽、伤食、泄泻即停服，禁忌生萝卜和浓茶。

瓶装□ 罐装□

二〇一三年十一月十四日 拟定 何立人谨拟

（药房联）

装订线 装订线

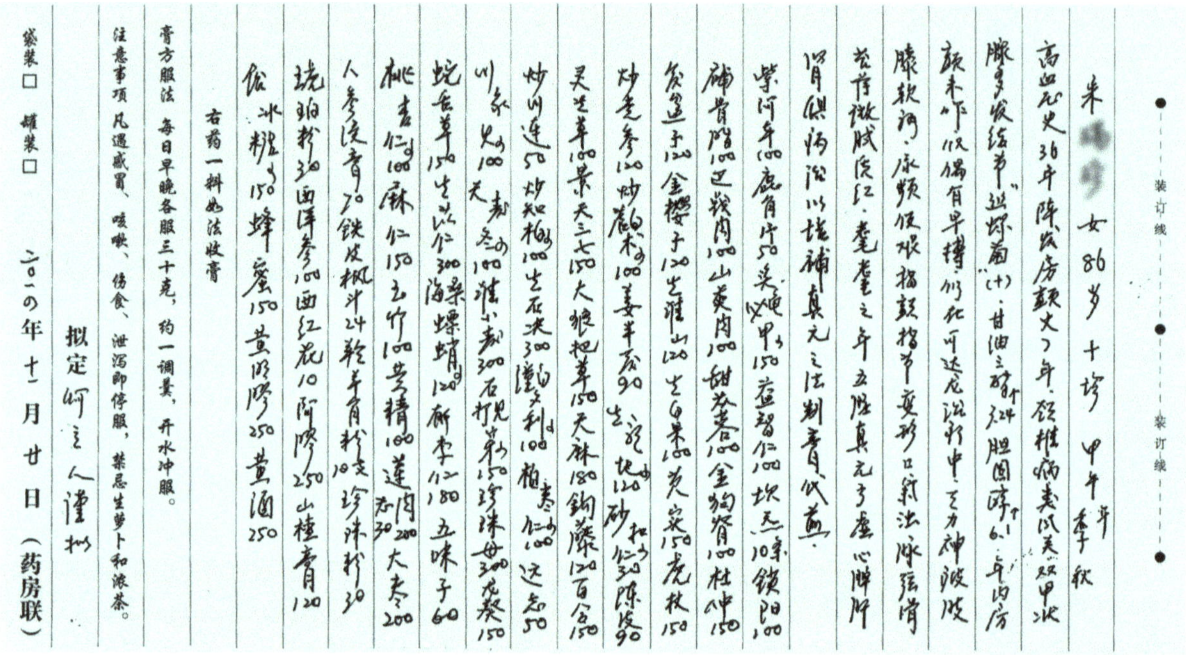

朱[redacted] 女 86岁 十诊 甲午年季秋

高血压史36年，阵发房颤史7年，颈椎病、类风关、双甲状腺多发结节，幽螺菌（+），甘油三酯3.24，胆固醇6.1，年内房颤未作，仅偶有早搏，仍在可达龙治疗中。乏力神疲，肢膝软痛，尿频便艰，指颤指节变形，口气浊，脉弦滑，苔薄微腻质红。耄耋之年，五脏真元亏虚，心脾肝肾俱病，治以培补真元之法，制膏代煎。

紫河车100 鹿角片50 炙龟甲150 益智仁100 坎炁10条 锁阳100

补骨脂100 巴戟肉100 山萸肉100 甜苁蓉100 金狗脊100 杜仲150

覆盆子120 金樱子120 生淮山120 生白术100 芡实150 虎杖150

炒党参120 炒苍白术各100 姜半夏90 生龙牡各120 砂仁30 陈皮90

灵芝草100 景天三七150 大狼把草150 天麻180 钩藤120 百合150

炒川连50 炒知柏各100 生石决300 [illegible]100 柏枣仁各100 远志50

川象贝各100 天麦冬各100 淮小麦300 石见穿 石打穿各150 珍珠母300 龙葵150

蛇舌草150 生苡仁300 海桑螵蛸各120 郁李仁180 五味子60

桃杏仁各100 麻仁150 玉竹100 黄精100 莲肉200 [illegible]30 大枣200

人参浸膏70 铁皮枫斗24 羚羊角粉10支 珍珠粉30

琥珀粉30 西洋参100 西红花10 阿胶250 山楂膏120

饴 冰糖各150 蜂蜜150 黄明胶250 黄酒250

右药一料如法收膏

膏方服法 每日早晚各服三十克，约一调羹，开水冲服。

注意事项 凡遇感冒、咳嗽、伤食、泄泻即停服，禁忌生萝卜和浓茶。

拟定 何立人谨拟

二〇一〇年十一月廿日 （药房联）

瓷装□ 罐装□

［就诊时间］甲午年季秋，十诊谨拟（2014年11月20日）。

· 高血压史36年，阵发性房颤史7年，颈椎病、类风湿关节炎、甲状腺多发结节。“幽螺菌（幽门螺杆菌）”（+），三酰甘油3.24 mmol/L↑，胆固醇6.10 mmol/L↑，年内房颤未作，仅偶有早搏，仍在可达龙（盐酸胺碘酮）治疗中。乏力神疲，肢膝软痛，尿频便艰，指颤指节变形，口气浊。脉弦滑，苔薄微腻质红。耄耋之年，五脏真元亏虚，心脾肝肾俱病，治以培补真元之法，制膏代煎。

病例8 杨某，男，27岁。

[就诊时间] 甲午年孟秋，一诊谨拟（2014年10月23日）。

· 拟为心源性迷走神经反射性晕厥，动态心电图检查示“窦缓”，最慢心率30次/分，17个＞2秒的心室停搏，其中最长2.1秒。朝起每有头晕，善怒，易激动或有便秘痔血，夜尿2～3次。脉小缓，舌净。心肝肾不调，治以宁心养肝滋肾之法，以助清空。

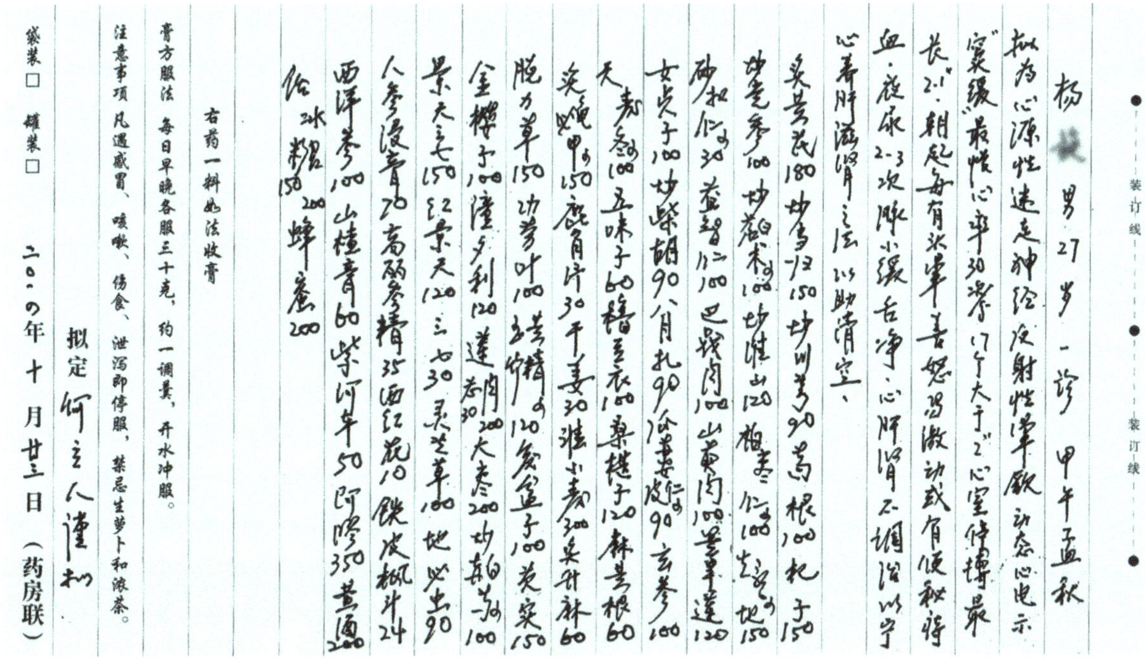
杨 男 27岁 一诊 甲午孟秋
拟为心源性迷走神经反射性晕厥，动态心电示
“窦缓”，最慢心率30次，17个大于2"心室停搏，最
长2.1"，朝起每有头晕，善怒，易激动，或有便秘痔
血，夜尿2-3次，脉小缓，舌净，心肝肾不调，治以宁
心养肝滋肾之法，以助清空。
炙黄芪180 炒当归150 炒川芎90 葛根100 杞子150
炒党参100 炒苍白术各100 炒淮山120 柏枣仁各100 生熟地各150
砂仁30 益智仁100 巴戟肉100 山萸肉100 墨旱莲120
女贞子100 炒柴胡90 八月札90 桃杏仁各90 玄参100
天麦冬各100 五味子60 穞豆衣100 桑椹子120 麻黄根60
炙龟鳖甲各150 鹿角片30 干姜30 淮小麦300 炙升麻60
脱力草150 功劳叶100 玉竹黄精各120 覆盆子100 芡实150
金樱子100 潼蒺藜120 莲肉200 莲心30 大枣200 炒扁豆100
景天三七150 红景天120 三七30 灵芝草100 地鳖虫90
人参浸膏20 高丽参精35 西红花10 铁皮枫斗24
西洋参100 山楂膏60 紫河车50 阿胶350 黄酒200
冰糖150 饴糖200 蜂蜜200
右药一料如法收膏
膏方服法 每日早晚各服三十克，约一调羹，开水冲服。
注意事项 凡遇感冒、咳嗽、伤食、泄泻即停服，禁忌生萝卜和浓茶。
拟定 何立人谨拟
袋装□ 罐装□ 二〇一四年十月廿三日（药房联）
装订线

六、心功能不全

心功能不全（cardiac dysfunction）或心功能障碍是一个广泛的概念，伴有临床症状的心功能不全称为心力衰竭，简称心衰。心力衰竭（heart failure, HF）是各种心脏结构或功能性疾病导致心室充盈和（或）射血功能受损，心排血量不能满足机体组织代谢需要，以肺循环和（或）体循环淤血，器官、组织血液灌注不足为临床表现的一组综合征，主要表现为呼吸困难、体力活动受限和体液潴留。

心功能不全可归属于中医学“心悸”“喘证”“水肿”的范畴。患者的临床症状可以总结为：喘、闷、肿、悸、冷、乏、紫、邪。其喘者初责之于心肺，后责之于肾，用药当予化痰、平喘、纳气同用；其闷者，责之于胸阳不振，当予通阳之法；其肿象，心主血失司，血不利则为水，血不载气，气化不利，故药予以开鬼门，洁净府，去菀陈莝以利水；其心神不宁而有悸者，当予定悸之法；形寒怯冷者佐以温阳，神疲乏力者健脾益气；四肢末端、口唇发绀者，加量活血；而其发病多有邪扰，是以当祛之。如此化痰平喘、温肾纳气、通阳利水、安神定悸、益气活血、温阳健脾兼顾祛邪之法，不可漏一。

病例1 刘某，男，21岁。

［就诊时间］辛卯年孟冬，一诊谨拟（2011年11月17日）。

饮酒史30年余，罹患酒精性心肌病、扩张型心肌病，查见全心扩大，左室收缩活动弥漫性减弱，不协调，左室收缩功能19%。夜难平卧，肢体微肿。日有更衣，大便多。疲乏，畏寒，腹胀，脘嘈。脉小，苔薄净。酒积之患，热毒蕴湿潴留君主之乡，脾肾亏损无从运化。治以固本助运，勉图其功。制膏代煎。

葛花300 g	皂角针90 g	莱菔子150 g	鸭跖草300 g	益智仁90 g	冰糖200 g
枳椇子300 g	白僵蚕90 g	五加皮50 g	鱼腥草90 g	桂枝45 g	胡桃肉200 g
砂蔻仁各30 g	地龙100 g	白河车90	生槐花90 g	五味子50 g	全蝎60 g
佛手100 g	苦参100 g	桃杏仁各90	天麦冬各120 g	补骨脂90 g	蜈蚣10条
川朴花100 g	生白果100 g	红花60 g	炒当归90 g	山楂精180 g	蛤蚧去头足研，冲1对
制香附90 g	灵芝草100 g	玉米须300 g	生熟地黄各90 g	人参精70 g	
制甘松60 g	景天三七100 g	茶树根150 g	紫河车100 g	西红花10 g	上药一料，
陈香橼100 g	大狼把草150 g	炒党参120 g	坎炁10根	铁皮枫斗24 g	如法收膏。
猪茯苓各200 g	灵磁石150 g	炒苍白术各100 g	炙龟鳖甲各100 g	鳖龟甲胶各100 g	
泽泻漆各100 g	白芥子100 g	炙黄芪90 g	玉竹90 g	阿胶300 g	
佛耳草90 g	葶苈子包300 g	水红花子90 g	黄精90 g	饴糖150 g	

随访：次年冬季膏滋时复诊，岁间已能平卧，肢体无肿，仍有畏寒、腹胀之象，心超复查示EF 35%，续求膏滋进服，治守前法以尽人事。

按 酒精性心肌病的发病与长期大量的酒精摄入有密切关系，通常有10年以上过度嗜酒史，临床表现多样化，主要表现为心功能不全和心律失常。欧美及俄罗斯等国发病率高，国内近年来发病呈上升趋势，多数病例戒酒后病情可自行缓解或痊愈。本例患者年纪较轻，已进展为扩张型心肌病，心功能低下，尤为可惜，临证交代务必戒酒戒烟，配合治疗。方中除以温阳利水、健脾益气、活血滋肾、滋阴养血之品外，还加入葛花、枳椇子等解酒毒之药，补益清解兼顾。

病例2 包某，男，70岁。

[就诊时间] **乙酉年仲冬，初诊谨拟**（2005年12月5日）。

心悸早搏之感始自1978年，安有24年。3年来心悸早搏频发，查为房性早搏，胸闷疲软乏力，活动后全胸痛及背，但有胸背外伤史，拟诊冠心病。今律齐，血胆固醇、血黏度皆已增高数十年，有轻度脂肪肝。中脘嘈杂烧心，胃镜检查示有慢性胃窦部浅表性胃炎，Hp（+），B超示有肝内胆管结石。寐不酣，既往曾甚为彻夜瞠目，口苦，大便成形，日一二行，头晕腰酸耳鸣。脉弦细带滑，苔薄偏胖厚，质红。心脾肾皆虚之体，治拟养心健脾益肾、和胃安神之法，制膏代煎。

炒党参100 g	玉竹100 g	柏枣仁[各]90 g	骨碎补100 g	丹参150 g	白冰糖250 g
炒苍白术[各]90 g	黄精100 g	苦参90 g	补骨脂90 g	生蒲黄[包]90 g	黄酒60 g
炒淮山药120 g	生熟地黄[各]120 g	生白果90 g	虎杖90 g	水蛭25 g	石见穿150 g
炒当归90 g	砂蔻仁[各]30 g	葛根90 g	金钱草300 g	莲肉200 g	炒川连25 g
生炙黄芪[各]100 g	炙蒌皮60 g	威灵仙90 g	龙葵150 g	大枣200 g	石打穿120 g
茯神300 g	枳壳90 g	灵芝草100 g	白花蛇舌草120 g	生晒参100 g	
远志30 g	郁金100 g	景天三七100 g	穞豆衣100 g	西洋参100 g	上药一料，
制首乌150 g	山萸肉100 g	脱力草120 g	桑椹子120 g	虫草15 g	如法收膏。
枸杞子120 g	巴戟肉100 g	功劳叶100 g	杜仲150 g	陈阿胶300 g	

[就诊时间] **丙戌年孟冬，二诊谨拟**（2006年12月11日）。

冠心病四五年，胸痛，冠脉前降支近、中段狭窄80%，置入支架1枚已半年。经查血脂增高，胆固醇9 mmol/L，三酰甘油2.75 mmol/L，在服普伐他汀钠片，或见心悸，血黏度已恢复至正常。空腹或食后有脘痛隐隐，中脘畏寒，喜嗳气，无吞酸，查有胃窦浅表性胃炎。大便稀薄不正常，肛有坠滞，肠鸣，臀部坐冷、多食均易致泻，夜寐依赖安眠药有成瘾之嫌，寐中有口渴，夜尿三四次，昼尿顺畅。脉细弦，苔薄。心脾肾虚寒，治拟温补治法，制膏代煎。

炒党参180 g	炒当归120 g	柏枣仁[各]300 g	益智仁120 g	补骨脂120 g	桂枝18 g
炒苍白术[各]150 g	炙黄芪300 g	水蛭30 g	锁阳120 g	巴戟肉150 g	煨肉果90 g
炒淮山药120 g	生熟地黄[各]150 g	砂蔻仁[各]30 g	白扁豆300 g	山萸肉150 g	脱力草180 g

功劳叶90 g	沉香30 g	旋覆梗90 g	莲肉200 g	陈阿胶350 g	黄酒100 g
穞豆衣100 g	降香30 g	生楂曲[各]300 g	大枣200 g	龟板胶100 g	
旱莲草100 g	炒川楝90 g	仙茅90 g	生晒参100 g	鹿角胶50 g	上药一料，
女贞子100 g	石见穿100 g	仙灵脾90 g	西洋参100 g	虫草15 g	如法收膏。
桑椹子100 g	石打穿90 g	甜苁蓉100 g	西红花5 g	白冰糖350 g	
熟附片30 g	炮姜30 g	菟丝子100 g	河车粉[冲]60 g	饴糖150 g	

［就诊时间］丁亥年季秋，三诊谨拟（2007年11月12日）。

年内虽仍或见心慌，但无早搏，多年不寐易醒已较既往改善，安眠药量已减，仍多梦扰。感冒次数已少，昼夜尿频。年内仅一两次。头晕耳鸣，腰背酸痛，肢软乏力，中脘嗳气，畏寒，腹有隐痛，肠鸣便稀，矢气多，脉细弦，舌净红。查悉肝内胆管结石，右肾小囊肿，血胆固醇6.47 mmol/L，三酰甘油2.04 mmol/L，则均较年前降。头颅CT（－），颈椎病，脑供血不足，有胃窦炎史，冠心病五六年，置入支架于冠脉前降支处已一年半。心脾肾虚寒，治拟温补之法，制膏代煎。

炒党参180 g	砂蔻仁[各]30 g	天麦冬[各]90 g	仙茅90 g	生晒参100 g	鹿角胶30 g
炒白术芍[各]90 g	生熟地黄[各]120 g	干姜30 g	仙灵脾90 g	西洋参100 g	白冰糖250 g
炒当归90 g	山萸肉120 g	菟丝子90 g	锁阳90 g	西红花5 g	饴糖100 g
炒川芎90 g	巴戟肉120 g	脱力草180 g	杜仲90 g	玉竹90 g	黄酒100 g
炒川断120 g	益智仁90 g	功劳叶90 g	穞豆衣90 g	黄精90 g	
金狗脊120 g	桂枝15 g	沉香30 g	桑寄生90 g	莲肉200 g	上药一料，
丹参90 g	生炙黄芪[各]150 g	降香60 g	葛根90 g	大枣200 g	如法收膏。
炒淮山药90 g	熟附片30 g	旋覆花[包]90 g	牛膝90 g	陈阿胶300 g	
水蛭30 g	鹿角片30 g	旋覆梗90 g	防风己[各]90 g	龟板胶100 g	

［就诊时间］戊子年仲冬，四诊谨拟（2008年12月8日）。

岁前膏滋尽剂安。感冒年内少见，见亦轻，寐虽有梦已较往日酣，头晕已属偶作，心悸动，或数早搏偶尔，耳鸣，腰背酸痛，足跟痛，劳后胸有瞬间刺痛感，食后脘痞，嗳气少，却多矢气，大便日1次，多不成形，尿频急，午后渐多。查见胆固醇6.68 mmol/L，三酰甘油2.01 mmol/L，低密度脂蛋白4.25 mmol/L，皆有增高。脉细弦滑，舌净。冠心病史近7年，支架置入两年余，有颈椎病、胃窦炎史。心脾肾俱有不足，治从温补之法制膏。

益智仁200 g	砂蔻仁[各]30 g	炒党参150 g	柏子仁90 g	青皮90 g	炙龟鳖甲[各]120 g
锁阳300 g	制首乌300 g	玉竹120 g	酸枣仁300 g	陈皮60 g	肉果90 g
仙灵脾150 g	枸杞子150 g	炒苍白术[各]90 g	合欢皮200 g	天麦冬[各]60 g	脱力草300 g
仙茅150 g	山萸肉180 g	炒淮山药90 g	远志30 g	五味子30 g	功劳叶90 g
生熟地黄[各]300 g	巴戟肉180 g	茯苓神[各]300 g	淮小麦300 g	黄精90 g	生白果90 g

苦参60 g	石楠叶90 g	干姜45 g	芡实90 g	西红花10 g	上药一料，
白扁豆300 g	紫石英150 g	沉香30 g	莲肉200 g	河车粉冲50 g	如法收膏。
炙黄芪90 g	葛根90 g	降香60 g	炒知柏各60 g	阿胶300 g	
补骨脂90 g	威灵仙90 g	穞豆衣90 g	炒川连30 g	龟鳖甲胶各100 g	
杜仲120 g	细辛30 g	女贞子90 g	人参精35 g	鹿角胶50 g	
桑寄生120 g	熟附片45 g	旱莲草90 g	生晒参50 g	饴糖100 g	
水蛭30 g	鹿角片50 g	楮实子90 g	西洋参100 g	冰糖250 g	
乌药90 g	桂枝20 g	覆盆子90 g	虫草10 g	黄酒200 g	

［就诊时间］**辛卯年季秋，六诊谨拟**（2011年10月27日）。

庚寅年冬自行仿乙丑冬膏方续服一料。岁间安好，气短、胸闷明显改善，夜寐亦安，中脘安已两载，日有心悸早搏一二个，耳鸣，午后尿急，夜尿频多，大便或不成形，日有两三次，多食即萌生便意，伴有脘腹痞胀。脉弦细小滑带数，或有不匀，舌净。冠脉支架置入5年，查悉三酰甘油1.74 mmol/L，胆固醇7.14 mmol/L，糖化血红蛋白6.2%，今血压160/80 mmHg。年逾七旬，五脏真元亏损，治以培补真元之法，制膏续进。

紫河车100 g	丹参皮各90 g	茯苓神各120 g	天麻200 g	莲心30 g	阿胶300 g
制首乌120 g	炙黄芪90 g	大狼把草150 g	潼白蒺藜各120 g	莲肉200 g	龟鳖甲胶各100 g
枸杞子120 g	炒党参90 g	苦参90 g	钩藤120 g	大枣200 g	胡桃肉200 g
墨旱莲90 g	炒苍白术各90 g	天麦冬各100 g	柏枣仁各120 g	人参精70 g	饴糖100 g
女贞子90 g	陈皮50 g	炙远志45 g	炙龟鳖甲各120 g	高丽参精70 g	冰糖200 g
穞豆衣90 g	炒淮山药120 g	生白果90 g	生熟地各120 g	西红花10 g	黄酒200 g
桑椹子90 g	灵芝草90 g	山萸肉120 g	砂蔻仁各30 g	铁皮枫斗12 g	
炒当归90 g	景天三七90 g	巴戟肉90 g	芡实150 g	羚羊角粉6 g	上药一料，
玉竹90 g	脱力草120 g	楮实子120 g	覆盆子100 g	山楂精120 g	如法收膏。
黄精90 g	功劳叶90 g	益智仁90 g	金樱子90 g	海马龙各20 g	

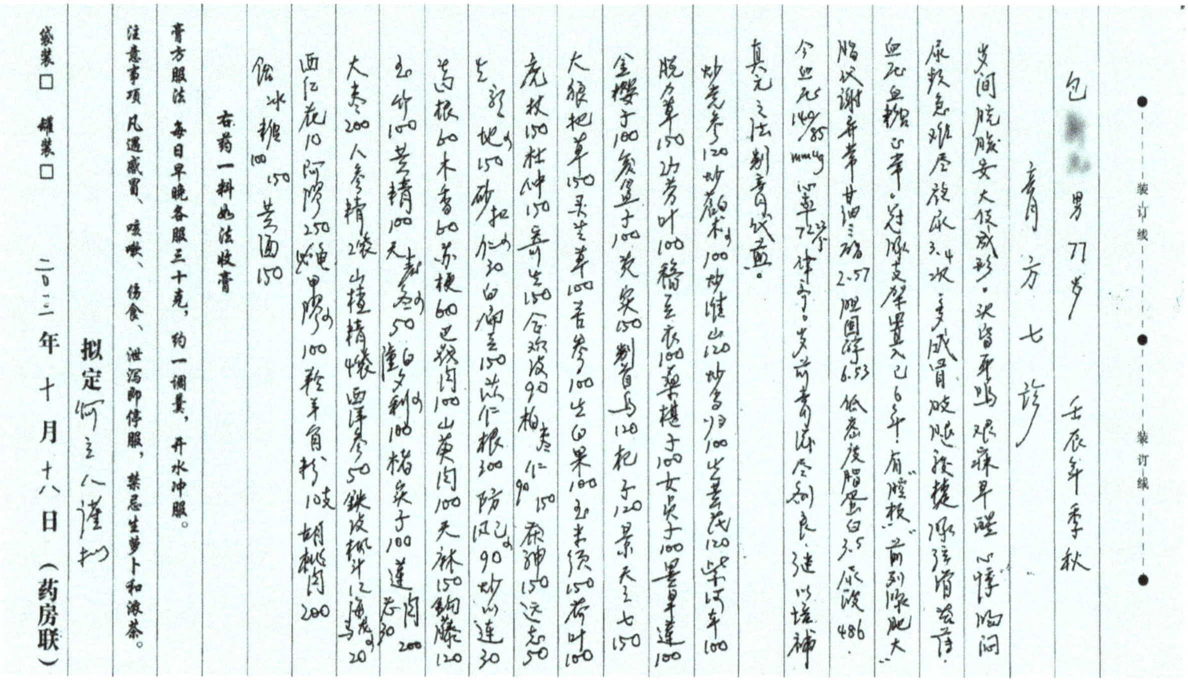

[就诊时间] **壬辰年季秋，七诊谨拟**（2012年10月18日）。

· 岁间脘腹安，大便成形。头昏耳鸣，艰寐早醒，心悸胸闷，尿频急难尽，夜尿3～4次，多感冒，肢腿酸楚。脉弦苔薄，血压血糖正常。冠脉支架置入已6年，有“腔梗”“前列腺肥大”“脂代谢异常”，三酰甘油2.57 mmol/L，胆固醇6.53 mmol/L，低密度脂蛋白3.4 mmol/L，尿酸486 μmol/L，今血压140/85 mmHg，心率72次/分，律齐。岁前滋膏尽剂良，继以培补真元之法，制膏代煎。

[就诊时间] **癸巳年孟冬，八诊谨拟**（2013年11月28日）。

·多心悸，活动后气短息促，头昏耳鸣，肢沉软，夜尿频达3～4次，多梦，历节酸楚或痛。脉细弦滑，太薄。冠脉置入支架已7年，有“腔梗”史，查见“三酰甘油2.66 mmol/L↑，胆固醇6.16 mmol/L↑，低密度脂蛋白正常3.45 mmol/L，糖化血红蛋白始终为6.5%”。迭经培补真元膏滋冬令一料，进服尽剂安，今再续之。

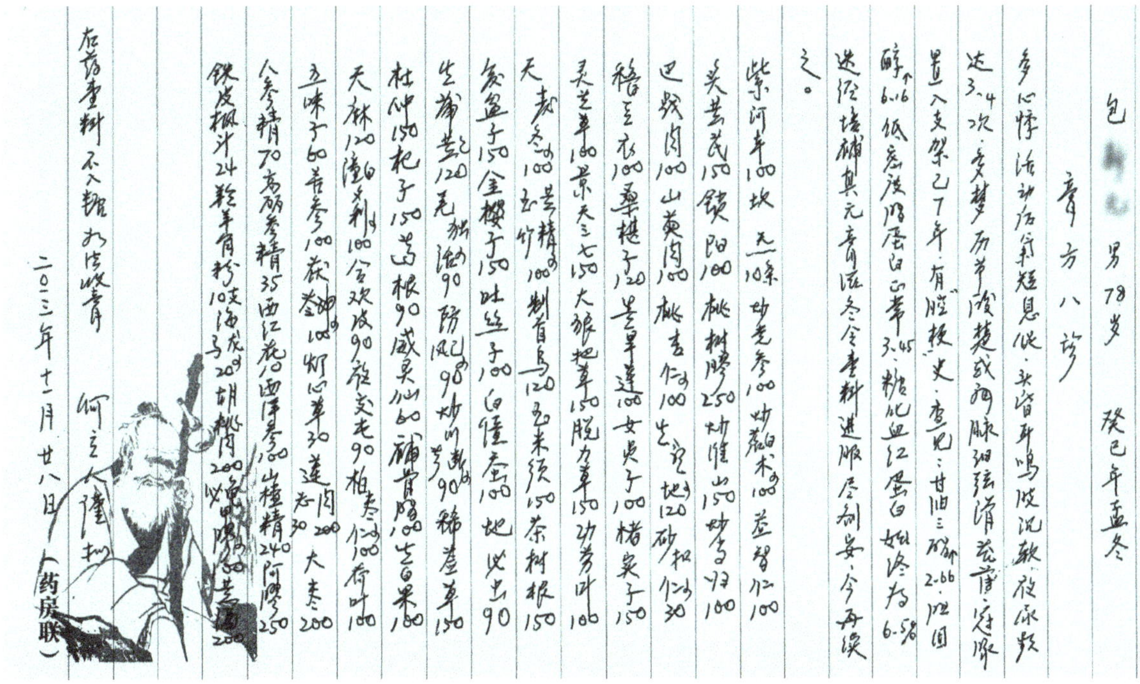
包[redacted] 男 78岁 癸巳年孟冬
膏方八诊
多心悸，活动后气短息促，头昏耳鸣，肢沉软，夜尿频达3、4次，多梦，历节酸楚或痛，脉细弦滑，苔薄，冠脉置入支架已7年，有腔梗史，查见：甘油三酯↑2.66，胆固醇↑6.16，低密度脂蛋白正常3.45，糖化血红蛋白始终为6.5%，迭经培补真元膏滋冬令一料，进服尽剂安，今再续之。
紫河车100 坎炁10条 炒党参100 炒白术100 益智仁100
炙黄芪150 锁阳100 桃树胶250 炒淮山150 炒当归100
巴戟肉100 山萸肉100 桃杏仁各100 生熟地各120 砂蔻仁各30
穞豆衣100 桑椹子120 [illegible]莲100 女贞子100 楮实子150
灵芝草100 景天三七150 大[illegible]草150 脱力草150 功劳叶100
天麦冬各100 玉竹 黄精各100 制首乌120 玉米须150 茶树根150
覆盆子150 金樱子150 菟丝子100 白僵蚕100 地鳖虫90
生蒲黄120 苍白术各90 防风己各90 炒川芎断各90 豨莶草150
杜仲150 杞子150 葛根90 威灵仙60 补骨脂100 白果100
天麻120 潼白蒺藜各100 合欢皮90 旋覆花90 柏枣仁各100 荷叶100
五味子60 苦参100 茯苓神各100 灯心草30 莲肉200 太子参30 大枣200
人参精70 高丽参精35 西红花10 西洋参100 山楂精240 阿胶250
铁皮枫斗24粒 羚羊角粉10支 海龙20 胡桃肉200 [illegible]150 [illegible]200
右药壹料 不入糖 如法收膏
何立人谨拟
二〇一三年十一月廿八日
（药房联）

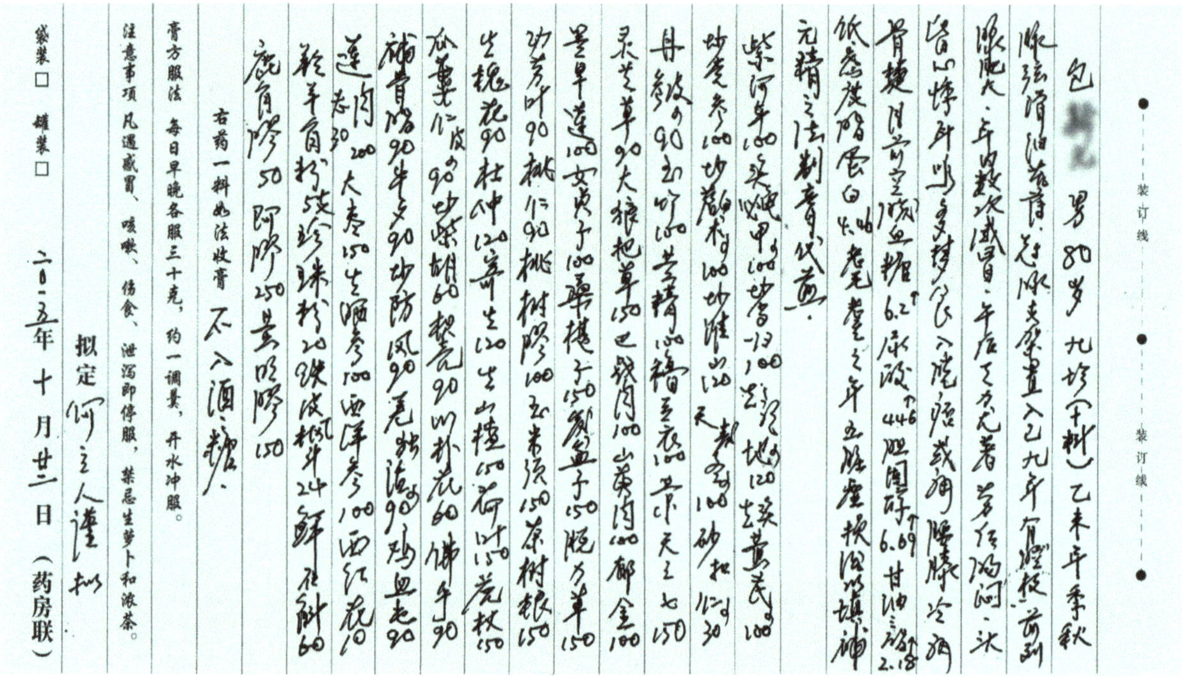

包[redacted] 男 80岁 九诊(十料) 乙未年季秋

脉弦滑细，苔薄。冠脉支架置入已九年，有"腔梗""前列腺肥大"，年内数次感冒，午后乏力尤著，劳后胸闷，头昏心悸，耳鸣多梦，食入脘痞或痛，腰膝冷痛，骨楚。目前空腹血糖6.2↑，尿酸446↑，胆固醇6.69↑，甘油三酯2.18↑，低密度脂蛋白4.46。耄耋之年五脏虚损，治以填补元精之法，制膏代煎。

紫河车100 炙鳖甲100 炒当归100 熟地120 炙黄芪100

炒党参100 炒苍术100 炒淮山120 天麦冬各100 砂仁30

丹参90 玉竹100 黄精100 穞豆衣100 景天三七150

灵芝草90 大狼把草150 巴戟肉100 山萸肉100 郁金100

墨旱莲100 女贞子100 楮实子150 覆盆子150 脱力草150

功劳叶90 桃仁90 桃树胶100 玉米须150 茶树根150

生槐花90 杜仲120 薏苡仁120 生山楂150 荷叶150 虎杖150

瓜蒌仁皮各90 炒柴胡60 枳壳90 川朴花60 佛手90

补骨脂90 半夏90 炒防风90 晚蚕沙90 鸡血藤90

莲肉200 远志30 大枣150 生晒参100 西洋参100 西红花10

羚羊角粉5 珍珠粉20 铁皮枫斗24 鲜石斛60

鹿角胶50 阿胶250 黄明胶150

右药一料如法收膏 不入酒、糖。

膏方服法 每日早晚各服三十克，约一调羹，开水冲服。

注意事项 凡遇感冒、咳嗽、伤食、泄泻即停服，禁忌生萝卜和浓茶。

拟定 何立人谨拟

二〇一五年 十 月 廿二 日 （药房联）

袋装□ 罐装□

［就诊时间］乙未年季秋，九诊谨拟（2015年10月22日）。

· 脉弦滑细，苔薄。冠脉支架置入已9年，有"腔梗""前列腺肥大"，年内数次感冒，午后乏力尤著，劳后胸闷，头昏心悸，耳鸣多梦，食入脘痞或痛，腰膝冷痛，骨楚。目前空腹血糖6.2 mmol/L↑，尿酸446 μmol/L↑，胆固醇6.69 mmol/L↑，三酰甘油2.18 mmol/L↑，低密度脂蛋白4.46 mmol/L。耄耋之年五脏虚损，治以填补元精之法，制膏代煎。

病例3 苏某，女，83岁。

[就诊时间] 癸巳年季秋，一诊谨拟（2013年10月25日）。

· 有糖尿病史20余年，无高血压史，月前以冠心病心衰，B型钠尿肽增高1 900 pg/ml，心律失常，动态心电室早5 000～9 000次住院。心悸气短，中脘痞胀，肢肿轻微，乏力身软，口干，不欲饮，纳谷乏味，目花咽痒，作呛。脉小弦滑，苔薄，微腻白，胃镜检查示食管及胃底静脉曲张、糜烂性胃炎。耄耋之年，心肺脾肾亏耗，由病及损，慎防血脱。治以益气摄血，养胃护脉，滋肾纳气补肺之法。制膏代煎。

苏 女 83岁

膏方一诊 癸巳年季秋

有糖尿病史20余年，无高血压史，月前以冠心病心衰

B型钠尿肽增高1900pg/ml，心律失常，动态心电室早9000~5000次住院。

心悸气短，中脘痞胀，肢肿轻微，乏力身软，口干不欲饮，纳

谷乏味，目花咽痒作呛，脉小弦滑，苔薄微腻白，胃镜示

食道及胃底静脉曲张，糜烂性胃炎。耄耋之年

心肺脾肾亏耗，由病及损，慎防血脱，治以益气摄血养

胃护脉，滋肾纳气补肺之法，制膏代煎。

炒党参120 太子参100 南北沙参各120 炒白术100 炒淮山120

炙黄芪120 脱力草150 功劳叶100 墨旱莲100 桑椹子150

穞豆衣100 女贞子100 炒当归100 生熟地各120 砂扣仁各30

景天三七150 灵芝草100 大狼把草150 猪茯苓各150 苡仁根300

水红花子90 桃杏仁各100 桃树胶180 玉米须150 玉竹100

生白果90 黄精90 天麦冬各100 五味子60 石见穿各150

桑叶皮各120 地骨皮120 鸭跖草150 白芨90 血余炭60

生山楂90 炒黄芩90 炒黄连30 白河车50 柏枣仁各90

百合90 莲肉200 [illegible]30 人参精2袋 西洋参100 铁皮枫斗24 阿胶300

龟鳖甲胶各100 珍珠粉20 羚羊角粉5支 紫河车50

右药一料如法收膏 不入糖酒

膏方服法 每日早晚各服三十克，约一调羹，开水冲服。

注意事项 凡遇感冒、咳嗽、伤食、泄泻即停服，禁忌生萝卜和浓茶。

拟定 何立人谨拟

二〇一三年十月廿五日（药房联）

袋装□ 罐装□

装订线 装订线

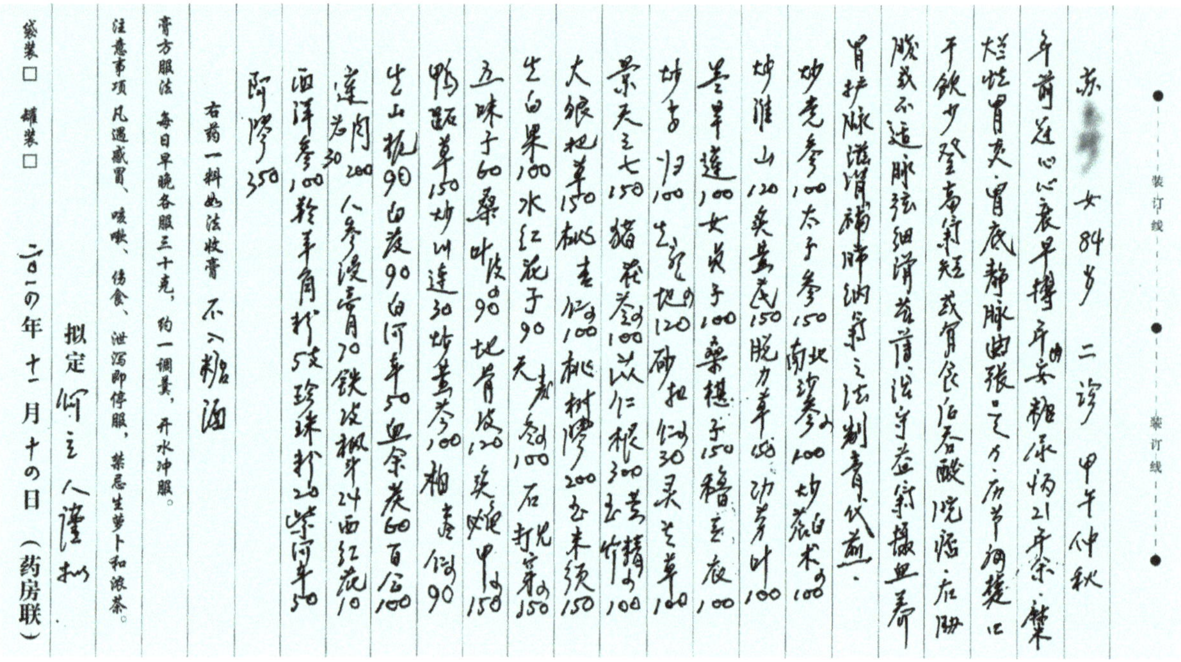

苏[redacted] 女 84岁 二诊 甲午仲秋

年前冠心心衰早搏，年内安。糖尿病21年余，糜烂性胃炎，胃底静脉曲张。乏力，历节痛楚，口干饮少，登高气短，或有食后吞酸，脘痞，右胁腹或不适。脉弦细滑，苔薄。治守益气摄血、养胃护脉、滋肾补肺纳气之法，制膏代煎。

炒党参100 太子参150 南北沙参各100 炒苍白术各100
炒淮山120 炙黄芪150 脱力草150 功劳叶100
墨旱莲100 女贞子100 桑椹子150 穞豆衣100
炒当归100 生熟地各120 砂蔻仁各30 灵芝草100
景天三七150 猪茯苓各100 苡仁根300 玉竹、黄精各100
大狼把草150 桃杏仁各100 桃树胶200 玉米须150
生白果100 水红花子90 天麦冬各100 石打穿150
五味子60 桑叶皮各90 地骨皮120 炙鸡内金150
鸭跖草150 炒川连30 炒黄芩100 柏枣仁各90
生山楂90 白芨90 白河车50 血余炭60 百合100
莲肉200 莲芯30 人参浸膏70 铁皮枫斗24 西红花10
西洋参100 羚羊角粉5支 珍珠粉20 紫河车50
阿胶350

右药一料如法收膏 不入糖酒

膏方服法 每日早晚各服三十克，约一调羹，开水冲服。

注意事项 凡遇感冒、咳嗽、伤食、泄泻即停服，禁忌生萝卜和浓茶。

拟定 何立人谨拟

二〇一四年 十一月 十四日 （药房联）

瓷装□ 罐装□

装订线

[就诊时间] **甲午年仲秋，二诊谨拟（2014年11月14日）。**

·年前冠心病、心衰、早搏，年内安。糖尿病21年余，糜烂性胃炎，胃底静脉曲张。乏力，历节痛楚，口干饮少，登高气短，或有食后吞酸，脘痞，右胁腹或不适。脉弦细滑，苔薄。治守益气摄血、养胃护脉、滋肾补肺纳气之法，制膏代煎。

病例4　赵某，男，64岁。

[就诊时间] **癸巳年孟冬，四诊谨拟**（2013年11月1日）。

·面色黧黑，喘促息短，不能平卧，寐艰，咳嗽无痰，夜尿量少但频，口气浊。脉小结，苔薄腻。“风心史”10年余，“房颤”史9～10年，心超示：“二尖瓣轻狭伴重闭不全，主动脉瓣轻狭伴重闭不全，三尖瓣重闭不全”，肺动脉高压：66 mmHg，双房增大，左心收缩功能FS 40%，EF 71%，“痛风”史五六年。血尿酸563 μmol/L，空腹血糖8.5 mmol/L，糖尿病史五六年，三酰甘油1.77 mmol/L。瓣口面积：1.9 cm^2。前列腺肥大术后史2年余。岁前滋膏尽剂良。治守温养心肾、调治肝脾之法，制膏再进。

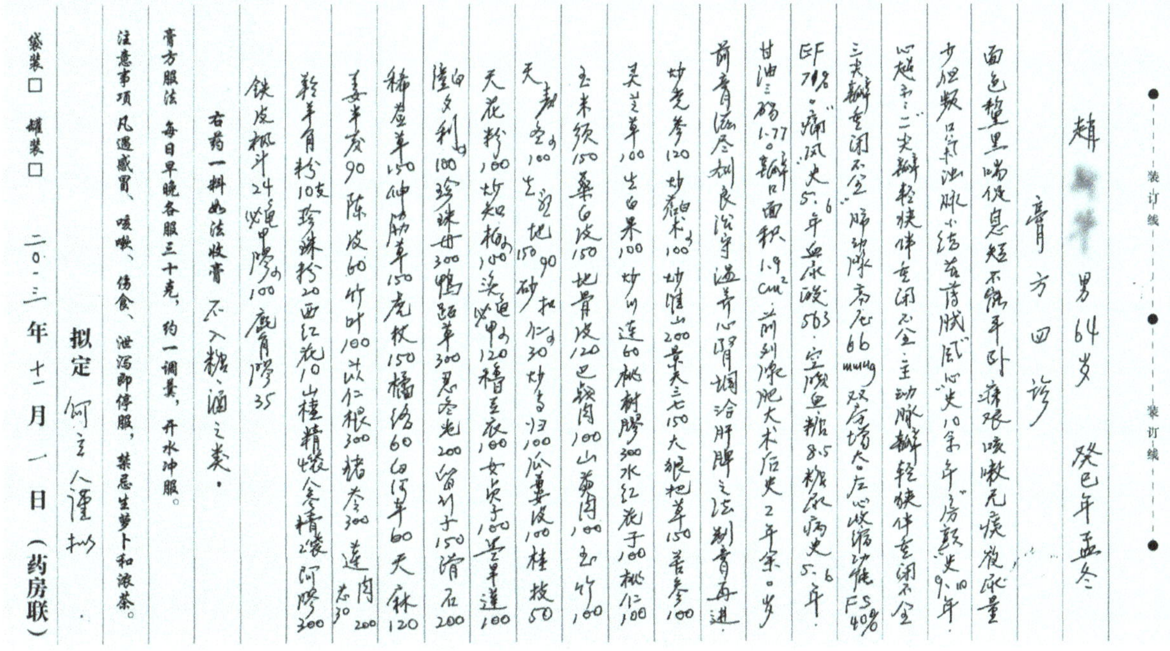
趙 [illegible]　男　64岁　癸巳年孟冬
膏方　四诊
面色黧黑，喘促息短，不能平卧，寐艰，咳嗽无痰，夜尿量少但频，口气浊。脉小结，苔薄腻。风心史10余年，房颤史9、10年。心超示：二尖瓣轻狭伴重闭不全，主动脉瓣轻狭伴重闭不全，三尖瓣重闭不全。肺动脉高压66 mmHg，双房增大，左心收缩功能FS 40%，EF 71%。痛风史5、6年，血尿酸563，空腹血糖8.5，糖尿病史5、6年。甘油三酯1.77，瓣口面积1.9 cm^2。前列腺肥大术后史2年余。岁前滋膏尽剂良，治守温养心肾、调治肝脾之法，制膏再进。
炒党参120　炒白术100　炒淮山200　景天三七150　大狼把草150　苦参100
灵芝草100　生白果100　炒川连60　桃树胶300　水红花子100　桃仁100
玉米须150　桑白皮150　地骨皮120　巴戟肉100　山萸肉100　玉竹100
天麦冬各100　生熟地150 90　砂蔻仁各30　炒当归100　瓜蒌皮100　桂枝50
天花粉100　炒知柏各100　炙龟鳖甲各120　穞豆衣100　女贞子100　墨旱莲100
潼白蒺藜各100　珍珠母300　鸭跖草300　鬼箭羽200　留行子150　滑石200
豨莶草150　伸筋草150　虎杖150　橘络60　白河车60　天麻120
姜半夏90　陈皮60　竹叶100　苡仁根300　猪苓300　莲肉200　太30
羚羊角粉10支　珍珠粉20　西红花10　山楂精　蛤蚧精各2袋　阿胶300
铁皮枫斗24　炙龟甲胶100　鹿角胶35
右药一料如法收膏　不入糖、酒之类。
膏方服法　每日早晚各服三十克，约一调羹，开水冲服。
注意事项　凡遇感冒、咳嗽、伤食、泄泻即停服，禁忌生萝卜和浓茶。
拟定　何立人谨拟
二〇一三年十一月一日（药房联）
袋装□　罐装□

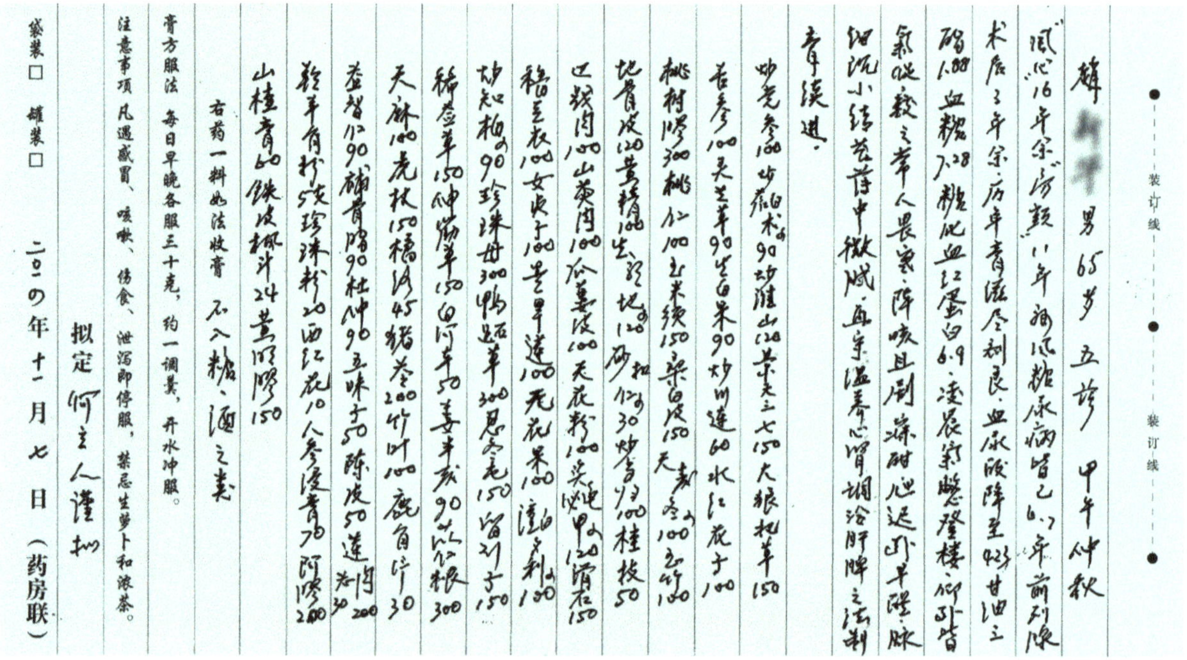

薛[redacted] 男 65岁 五诊 甲午仲秋

风心16年余，房颤11年，痛风、糖尿病皆已6、7年，前列腺术后3年余。历年膏滋尽剂良，血尿酸降至423，甘油三酯1.88，血糖7.28，糖化血红蛋白6.9。凌晨气憋，登楼、仰卧皆气促，较之常人畏寒，阵咳且剧，寐酣，但迟卧早醒。脉细沉小结，苔薄中微腻。再守温养心肾、调治肝脾之法，制膏续进。

炒党参100 炒白术各90 炒淮山120 参三七150 大狼把草150

苦参100 炙甘草90 生白果90 炒川连60 水红花子100

桃树胶300 桃仁100 玉米须150 桑白皮150 天麦冬各100 玉竹100

地骨皮120 黄精100 生熟地各120 砂仁（拌）30 炒当归100 桂枝50

巴戟肉100 山萸肉100 冬瓜皮100 天花粉100 炙鳖甲120 灵磁石150

穞豆衣100 女贞子100 墨旱莲100 无花果100 潼白蒺藜各100

炒知柏各90 珍珠母300 鸭跖草300 忍冬藤150 留行子150

豨莶草150 伸筋草150 紫河车50 姜半夏90 芦竹根300

天麻100 虎杖150 橘络45 猪苓200 竹叶100 鹿角片30

益智仁90 补骨脂90 杜仲90 五味子50 陈皮50 莲肉200 莲芯30

羚羊角粉5（另） 珍珠粉20 西红花10 人参浸膏70 阿胶200

山楂膏60 铁皮枫斗24 黄明胶150

右药一料如法收膏 不入糖、酒之类

膏方服法 每日早晚各服三十克，约一调羹，开水冲服。

注意事项 凡遇感冒、咳嗽、伤食、泄泻即停服，禁忌生萝卜和浓茶。

拟定 何立人谨拟

瓷装☐ 罐装☐ 二〇一四年十一月七日 （药房联）

装订线

［就诊时间］ **甲午年仲秋，五诊谨拟**（2014年11月7日）。

・“风心史”16年余，“房颤”11年，痛风、糖尿病皆已六七年，前列腺术后3年余。历年膏滋尽剂良，血尿酸降至423 μmol/L，三酰甘油1.88 mmol/L，血糖7.28 mmol/L，糖化血红蛋白6.9%。凌晨气憋，登楼、仰卧皆气促，较之常人畏寒，阵咳且剧，寐酣，但迟卧早醒。脉细沉小结，苔薄中微腻。再守温养心肾、调治肝脾之法，制膏续进。

第十二讲 肝脾系疾病膏滋病脉证并治

肝脾系疾病即肝胆系和脾胃系疾病，相当于西医消化系统，故还应包括大肠、小肠类疾病和肝脾系疾病的发病，与饮食劳倦密切相关，其他还与感受外邪、情志因素等有关。其发病除累及相关脏腑出现气血阴阳失调外，常使机体气机升降失常，湿浊痰饮内阻，病久而累及它脏。脾胃为后天之本，为气机升降之枢，因此膏方中十分注重健脾和胃、助运消导的调摄。

肝为将军之官，与胆相表里，在志为怒，在液为泪，在体合筋，开窍于目，其华在爪。生理上，肝主气、血、津液、情志、脾胃运化功能、胆汁、男子排精与女子月经之疏泄，又主藏血，“其职主藏血而摄血”。具有体阴而用阳、喜条达而恶抑郁的特性，故言其阳常有余，阴常不足，治疗上尤其应注意顺应其性，采用疏肝之法以条达气机，滋阴养血养血以益肝体，从而达到疏肝敛阳的目的。

脾胃者，仓廪之官，与胃相表里，在志为思，在液为涎，在体合肌肉、主四肢，开窍于口，其华在唇。脾主水谷、水液之运化，胃主受纳和腐熟水谷。脾主升清和统血，其以升为健，喜燥恶湿，为后天之本。胃以降为和，以通为顺。其一升一降，被称为气机之枢纽。明代李忠梓《医宗必读》指出“一有此身，必资谷气”，故治疗中，当注意无论何疾一者顾护脾胃使元气有生，二者保护脾胃使药食易于吸收，三者注意健运，使得全身之气充盛为盼。

一、调治要点

1. 补益消导同用

气虚即气不足，与脾胃虚弱关系密切，脾胃运化无权，升降失司，导致痰饮水湿形成，或进一步堆积，痰饮伏留体内，又可进一步阻滞脏腑气机，影响脾胃的升降功能，使清阳不升，浊阴不降，中焦受阻，如此循环往复，致使病情迁延难遇。此外，脾胃虚弱，消化功能较差，而补虚药大多药性较为滋腻，易加重脾胃负担，出现消化不良、脘痞腹胀等症状，即“虚不受补”的现象。

2. 注重气机疏利

气之升降出入概括了人与外界交换、营养上下输送的过程，而在肝脾系统中，肝主疏泄，脾胃为升降之枢，与气机密切相关，故常以砂蔻仁、苏梗、陈皮、木香、石菖蒲、藿香、佩兰等醒脾助运；焦三鲜、谷麦芽消导助运，青皮破气，川朴消中，枳壳、枳实理气通腑，肉桂、吴茱萸温中，或以黄连、吴茱萸辛开苦降，柴胡、枳壳疏肝理气等。

3. 先后天之本同调

脾为后天之本，气血津液生化之源；肾为先天之本，为阴阳之根本。脾之运化有赖于肾阳的温煦，故曰“脾阳根于肾阳”，肾所藏精气亦有赖于后天脾胃运化生成的水谷精微的充养，先天不足，肾的温煦蒸腾作用虚弱，可影响及脾的化生气血；后天失养，脾运化生不足，则肾中精气匮乏，在运化水谷精微及水液代谢方面，肾阳式微，脾失温煦，或脾阳久虚累及肾本，均可导致腹冷、下利清谷或五更泄泻、尿少水肿等病证。所以，治疗当以脾肾同补，在治疗脾胃的基础上，加用二仙二至、山萸肉、巴戟肉、菟丝子、肉苁蓉之类，滋肾以助后天，脾肾相互促进，以固生之根本。

二、慢性胃炎及消化性溃疡调治

病例1 赵某，男，61岁。

[就诊时间] 丁亥年孟冬，一诊谨拟（2007年11月29日）。

素体健康，10年前曾见中脘痛，曾经胃镜检查为“萎缩性胃炎”，2个月前有类似发作，但无嗳气与吞酸。3年来每因饥饿而头晕汗出，然食则可安然。或易感冒，半年前行前列腺摘除术，术后恢复好，尿畅，但仍见尿频。苔薄，脉小弦滑。脾肾不足，治拟补益脾肾之法，制膏代煎。

炒党参100 g	生熟地黄[各]90 g	制首乌90 g	楮实子90 g	炒防风90 g	蜂蜜100 g
炒苍白术[各]90 g	山萸肉90 g	玉竹90 g	墨旱莲90 g	苏叶45 g	河车粉[冲]60 g
砂蔻仁[各]30 g	巴戟肉90 g	黄精90 g	炒川楝90 g	桂枝30 g	黄酒100 g
炒当归90 g	虎杖90 g	炙甘草30 g	炒延胡索90 g	覆盆子90 g	
姜半夏90 g	白花蛇舌草90 g	脱力草120 g	炒白芍90 g	生晒参100 g	上药一料，
陈皮30 g	益智仁90 g	功劳叶90 g	炒柴胡90 g	西洋参50 g	如法收膏。
茯苓90 g	锁阳90 g	穞豆衣90 g	枳壳90 g	陈阿胶350 g	
炒淮山药90 g	炒知柏[各]90 g	桑椹子90 g	莲肉200 g	白冰糖250 g	
炙黄芪90 g	枸杞子90 g	女贞子90 g	大枣200 g	饴糖150 g	

按 患者耳顺之年，天癸将竭，素有胃疾，有脾胃虚弱之本，近有手术气血耗伤之因，故予以先后天同调，健脾益肾之法，佐以疏肝理气以条达气机，方中细料采用量少，西洋参仅50 g，以无中脘不适、顺利服用为盼。

病例2 赵某，男，65岁。

[就诊时间] **壬辰年孟冬，八诊谨拟**（2012年11月16日）。

"浅表性胃炎，萎缩性胃窦炎，贲门松弛"，高血压岁中平安，血压稳于120/80 mmHg，血生化指标正常。口疳已较少发，偶有烧心，口干苦但少饮，大便艰燥，膏滋服食期间畅行，善忘。脉小弦，苔薄，舌边有齿痕，质淡红。治守益心脾养肝肾，润肠燥之法。制膏代煎。

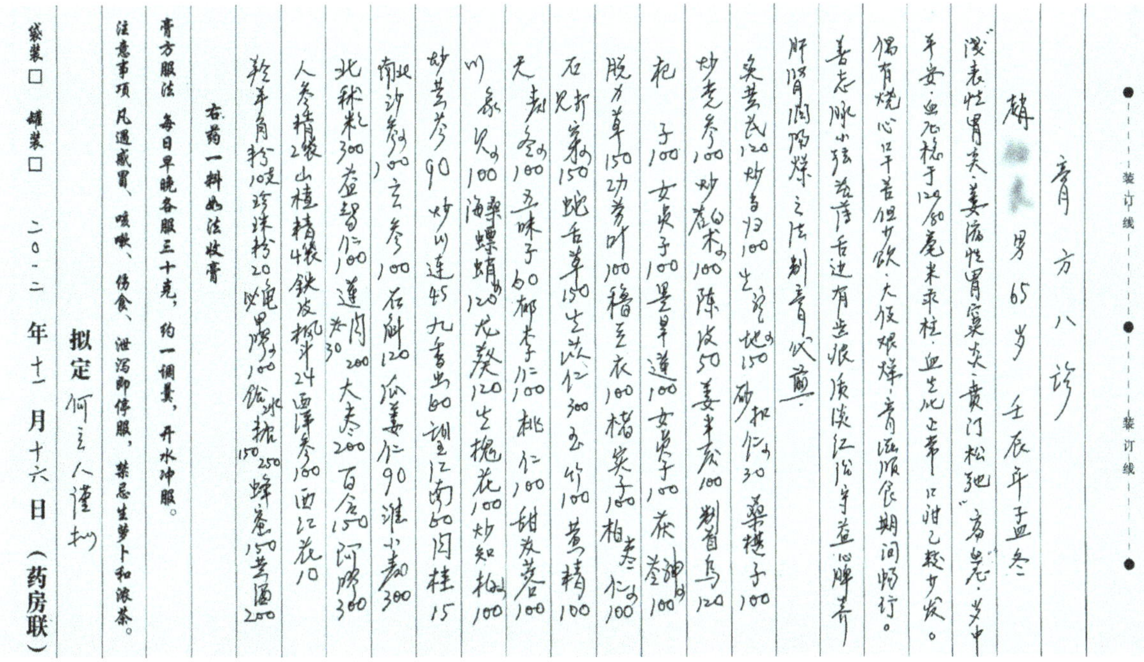
膏方八诊
赵[redacted] 男 65岁 壬辰年孟冬
"浅表性胃炎，萎缩性胃窦炎，贲门松弛"，高血压岁中平安，血压稳于120/80毫米汞柱，血生化正常，口疳已较少发。偶有烧心，口干苦但少饮，大便艰燥，膏滋服食期间畅行。善忘，脉小弦，苔薄，舌边有齿痕，质淡红，治守益心脾养肝肾，润肠燥之法，制膏代煎。
炙黄芪120 炒当归100 生熟地各150 砂蔻仁各30 菟丝子100
炒党参100 炒苍白术各100 陈皮50 姜半夏100 制首乌120
枸杞子100 女贞子100 墨旱莲100 女贞子100 茯苓神各100
脱力草150 功劳叶100 穞豆衣100 楮实子100 柏枣仁各100
石见穿150 蛇舌草150 生苡仁300 玉竹100 黄精100
天麦冬各100 五味子60 郁李仁100 桃仁100 甜苁蓉100
川象贝各100 海螵蛸120 龙葵120 生槐花100 炒知柏各100
炒黄芩90 炒川连45 九香虫60 望江南60 肉桂15
南北沙参各100 玄参100 石斛120 瓜蒌仁90 淮小麦300
北秫米300 益智仁100 莲肉200 芡实30 大枣200 百合150 阿胶300
人参精2袋 山楂精4袋 铁皮枫斗24 西洋参100 西红花10
羚羊角粉1支 珍珠粉20 炒龟甲胶100 饴冰糖150 250 蜂蜜150 黄酒200
右药一料如法收膏
膏方服法 每日早晚各服三十克，约一调羹，开水冲服。
注意事项 凡遇感冒、咳嗽、伤食、泄泻即停服，禁忌生萝卜和浓茶。
拟定 何立人谨拟
袋装□ 罐装□ 二〇一二 年 十一 月 十六 日 （药房联）

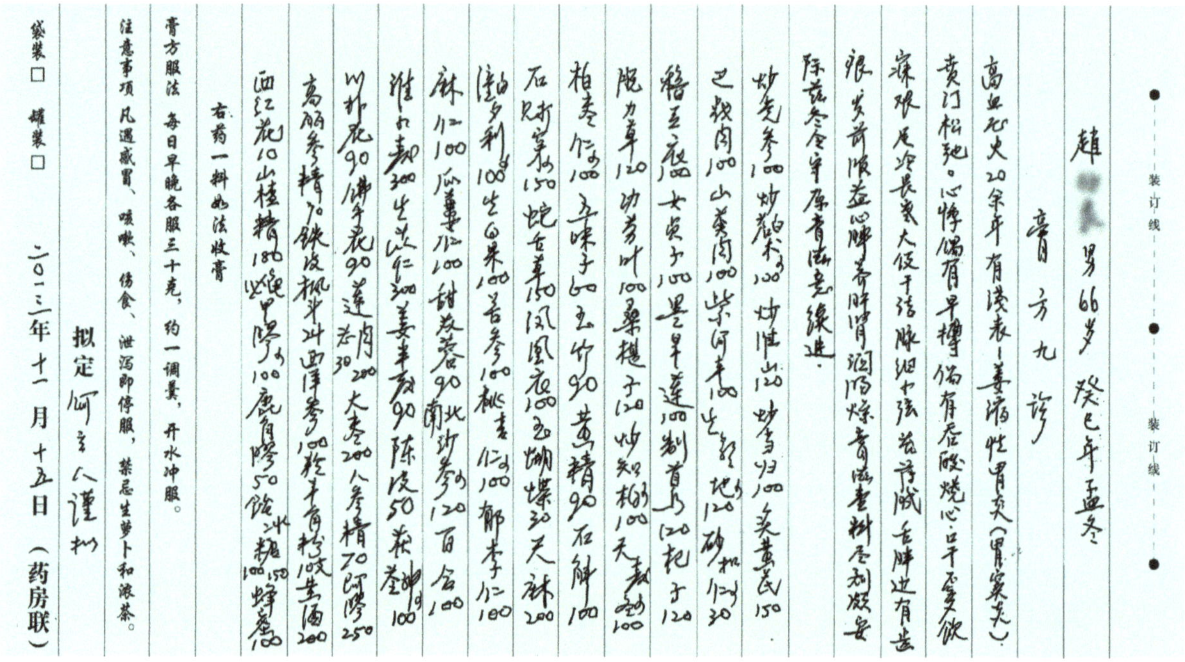

趙[redacted] 男66岁 癸巳年孟冬

膏方九诊

高血压史20余年 有浅表-萎缩性胃炎（胃窦炎）、贲门松弛。心悸偶有早搏 偶有吞酸烧心，口干不多饮 寐艰 足冷畏寒 大便干结 脉细小弦 苔薄腻 舌胖边有齿痕 岁前服益心脾养肝肾润肠燥膏滋壹料尽剂颇安 际兹冬令守原膏滋意续进。

炒党参100 炒白术100 炒怀山120 炒当归100 炙黄芪150
巴戟肉100 山萸肉100 紫河车100 生熟地各120 砂仁（杵）30
穞豆衣 女贞子100 旱莲草100 制首乌120 杞子120
脱力草120 功劳叶100 桑椹子120 炒知柏各100 天麦冬各100
柏枣仁各100 五味子60 玉竹90 黄精90 石斛100
石打穿150 蛇舌草150 凤凰衣100 玉蝴蝶30 天麻200
潼白蒺藜各100 生白果100 苦参100 桃杏仁各100 郁李仁100
麻仁100 瓜蒌仁100 甜苁蓉90 南北沙参各120 百合100
淮小麦300 生苡仁300 姜半夏90 陈皮50 茯苓神各100
川朴花90 佛手花90 莲肉200 大枣200 人参精70 阿胶250
高丽参精70 铁皮枫斗汁 西洋参100 龟板胶10支 黄酒200
西红花10 山楂精180 鳖甲胶100 鹿角胶50 饴糖冰糖各100 150 蜂蜜100

右药一料如法收膏

膏方服法 每日早晚各服三十克，约一调羹，开水冲服。

注意事项 凡遇感冒、咳嗽、伤食、泄泻即停服，禁忌生萝卜和浓茶。

拟定 何立人谨拟

二〇一三年十一月十五日（药房联）

瓶装□ 罐装□

装订线 装订线

[就诊时间] 癸巳年孟冬，九诊谨拟（2013年11月15日）。

· 高血压史20余年，有浅表-萎缩性胃炎（胃窦炎），贲门松弛。心悸偶有早搏，偶有吞酸烧心，口干不多饮，寐艰，足冷畏寒，大便干结。脉细小弦，苔薄腻，舌胖边有齿痕。岁前服益心脾、养肝肾、润肠燥膏滋一料尽剂颇安，际兹冬令守原膏滋意续进。

[就诊时间] **甲午年孟冬，十诊谨拟**（2014年11月28日）。

・高血压史21余年，萎缩性胃窦炎，贲门松弛，胃食管反流，偶有心悸之感，偶有烧心吞酸，大便干结似粟，手足冷趋重，左膝痛。脉细小弦，苔薄微腻黄。继予益心脾、养肝肾、润肠燥膏滋再服。

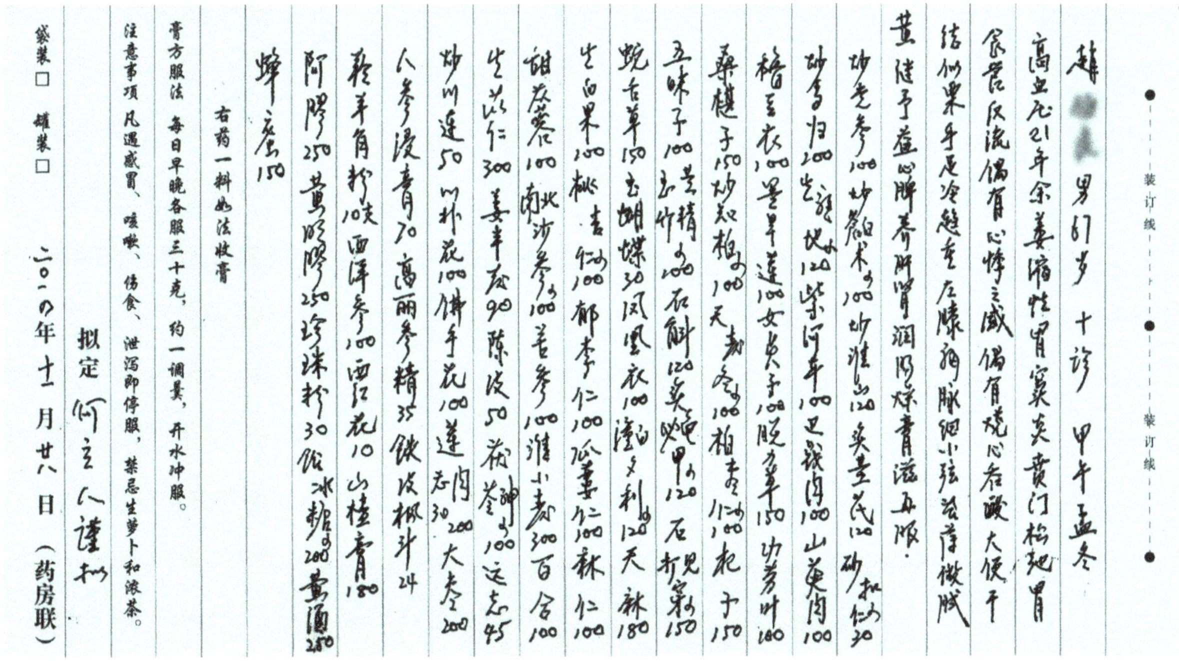
赵[illegible] 男 67岁 十诊 甲午孟冬
高血压21年余，萎缩性胃窦炎，贲门松弛，胃
食管反流，偶有心悸之感，偶有烧心吞酸，大便干
结似栗，手足冷趋重，左膝痛，脉细小弦，苔薄微腻
黄。继予益心脾、养肝肾、润肠燥膏滋再服。
炒党参100 炒白术100 炒淮山120 炙黄芪120 砂仁30
炒当归200 生熟地各120 紫河车100 巴戟肉100 山萸肉100
稽豆衣100 墨旱莲100 女贞子100 [illegible]150 功劳叶100
桑椹子150 炒知柏各100 天麦冬各100 柏子仁100 枸杞子150
五味子100 玉竹 黄精各100 石斛120 炙龟甲各120 [illegible]150
蛇舌草150 玉蝴蝶30 凤凰衣100 [illegible]各120 天麻180
生白果100 桃杏仁各100 郁李仁100 瓜蒌仁100 [illegible]仁100
甜苁蓉100 南北沙参各100 太子参100 淮小麦300 百合100
生苡仁300 姜半夏90 陈皮50 茯苓神各100 远志45
炒川连50 川朴花100 佛手花100 莲肉200 大枣200
人参浸膏70 高丽参精35 铁皮枫斗24
羚羊角粉10支 西洋参100 西红花10 山楂膏180
阿胶250 龟鹿胶250 珍珠粉30 饴糖 冰糖各200 黄酒250
蜂蜜150
右药一料如法收膏
膏方服法 每日早晚各服三十克，约一调羹，开水冲服。
注意事项 凡遇感冒、咳嗽、伤食、泄泻即停服，禁忌生萝卜和浓茶。
拟定 何立人谨拟
袋装□ 罐装□ 二○一四年十一月廿八日 （药房联）
装订线
装订线

病例3 朱某，男，71岁。

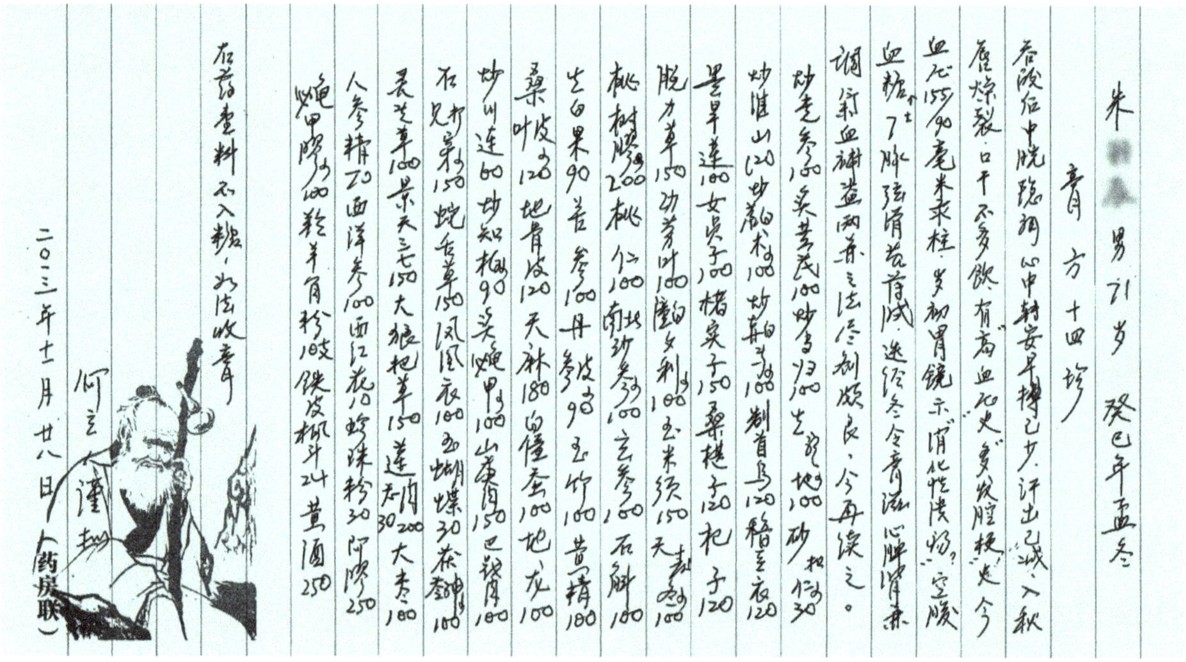
朱[redacted] 男 71岁 癸巳年孟冬
膏方 十四诊
吞酸后中脘隐痛，心中转安，早搏已少，汗出已减，入秋
唇燥裂，口干不多饮，有高血压史，多发腔梗史，今
血压155/90毫米汞柱，岁初胃镜示"消化性溃疡"，空腹
血糖7.0↑，脉弦滑，苔薄。迭经冬令膏滋，心脾肾并
调，气血补益两兼之法，尽剂颇良，今再续之。
炒党参150 炙黄芪100 炒当归100 生熟地各100 砂仁杵30
炒淮山120 炒白术各100 炒白芍各100 制首乌120 穞豆衣120
墨旱莲100 女贞子100 楮实子150 桑椹子120 杞子120
脱力草150 功劳叶100 潼白蒺藜各100 玉米须150 天麦冬各100
桃树胶200 桃仁100 南北沙参各100 玄参100 石斛100
生白果90 苦参100 丹皮参各90 玉竹100 黄精100
桑叶皮各120 地骨皮120 天麻180 白僵蚕100 地龙100
炒川连60 炒知柏各90 炙鳖甲100 山萸肉150 巴戟肉100
石见穿打各150 蛇舌草150 凤凰衣100 玉蝴蝶30 茯苓神各100
灵芝草100 景天三七150 大狼把草150 莲肉200 远志30 大枣100
人参精20 西洋参100 西红花10 珍珠粉30 阿胶250
鳖甲胶100 羚羊角粉1支 铁皮枫斗24 黄酒250
右药煎料不入糖，如法收膏
二〇一三年十一月廿八日 何立人谨拟
（药房联）

[就诊时间] 癸巳年孟冬，十四诊谨拟（2013年11月28日）。

· 吞酸后中脘隐痛，心中转安，早搏已少，汗出已减，入秋唇燥裂，口干不多饮，有"高血压"史，"多发腔梗"史，今血压155/90 mmHg。岁初胃镜检查示"消化性溃疡"，空腹血糖7.0 mmol/L↑。脉弦滑，苔薄。迭经冬令膏滋，心脾肾并调，气血补益两兼之法，尽剂颇良，今再续之。

[就诊时间] **甲午年孟冬，十五诊谨拟**（2014年11月27日）。

·高血压、腔梗、糖尿病、消化性溃疡，仅半载，前有心悸早搏，历两三日即安。拂晓身热汗出，偶有吞酸，脉小苔薄腻白。守气血双补，心脾肾兼调之法，制膏续进。

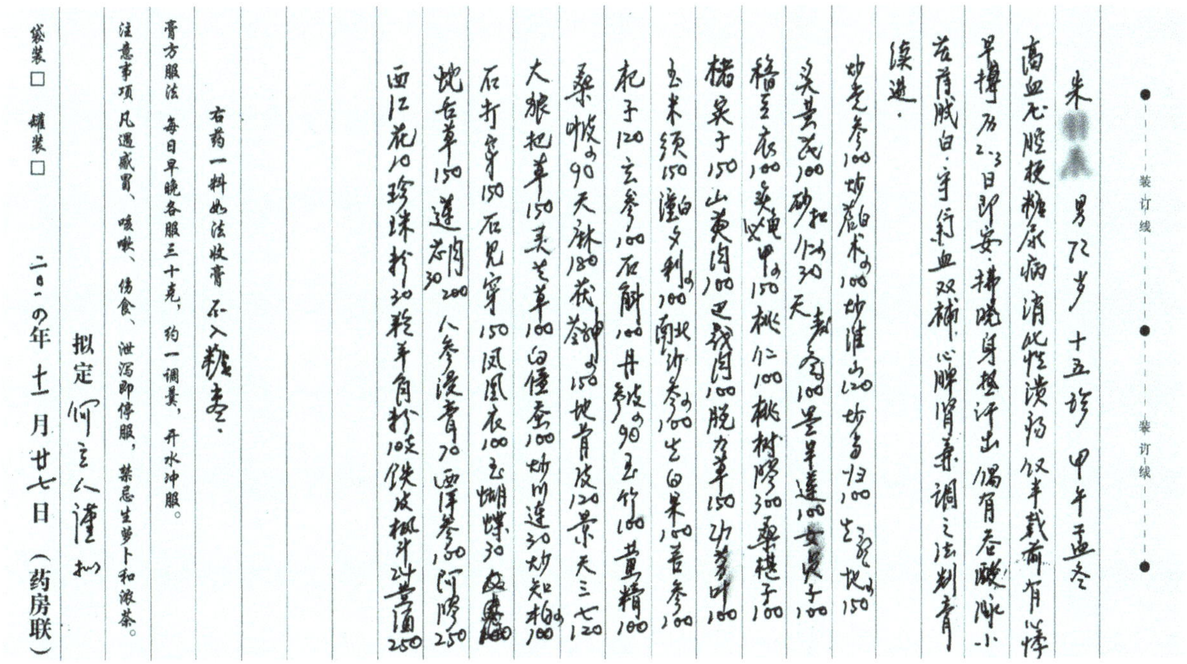

三、肝炎调治

病例 赵某，男，36岁。

［就诊时间］辛卯年孟冬，一诊谨拟（2011年11月25日）。

少寐心悸时作，劳则左胁胀满，入暮则多头晕胀，颈项板滞，咽梗似有异物。月前查胆固醇与低密度脂蛋白接近上限。脉小弦，苔薄。急性戊型病毒性肝炎史将2年。肝失柔养，脾失健运，心神不宁。治以柔肝健脾宁心之法，制膏代煎。

制首乌120 g	炒党参100 g	葛根100 g	景天三七100 g	莲心30 g	阿胶350 g
枸杞子120 g	炙黄芪120 g	威灵仙60 g	大狼把草150 g	莲肉200 g	鳖龟甲胶各100 g
墨旱莲120 g	炒当归90 g	炒川芎断各100 g	柏枣仁各120 g	大枣200 g	饴糖150 g
女贞子120 g	炒赤白芍各100 g	丹参皮各90 g	五味子50 g	人参精70 g	冰糖250 g
穞豆衣120 g	炒苍白术各100 g	平地木150 g	天麦冬各100 g	西洋参100 g	蜂蜜150 g
桑椹子120 g	炒淮山药120 g	脱力草120 g	木瓜90 g	西红花10 g	黄酒250 g
玉竹120 g	姜半夏60 g	功劳叶100 g	炒柴胡90 g	山楂精120 g	
黄精120 g	陈皮50 g	苦参100 g	枳壳90 g	铁皮枫斗24 g	上药一料，
生熟地黄各120 g	苓茯神各120 g	生白果100 g	川朴花60 g	胡桃肉100 g	如法收膏。
砂蔻仁各30 g	虎杖90 g	灵芝草90 g	合欢皮90 g	龙眼肉100 g	

随访：心中转安，头晕胀，颈项板滞皆有改善，唯左胁胀满久劳后仍或见，虑其春应肝气，故门诊汤剂调治，时年春末诸症皆除。

按 心主血脉而又生血，脾主运化为气血生化之源，又见肝之病，知其传脾，当先实脾，故本案虽以心悸来诊，当知其有肝疾之源，脾虚之本，肝疾复瘥后，当以气血同调，培补肾元以助心脾，故治心悸不仅治心，反以柔肝、健脾、益肾为主，理气养阴安神相佐，以奏其效。

四、胆囊病调治

病例1　钱某，女，27岁。

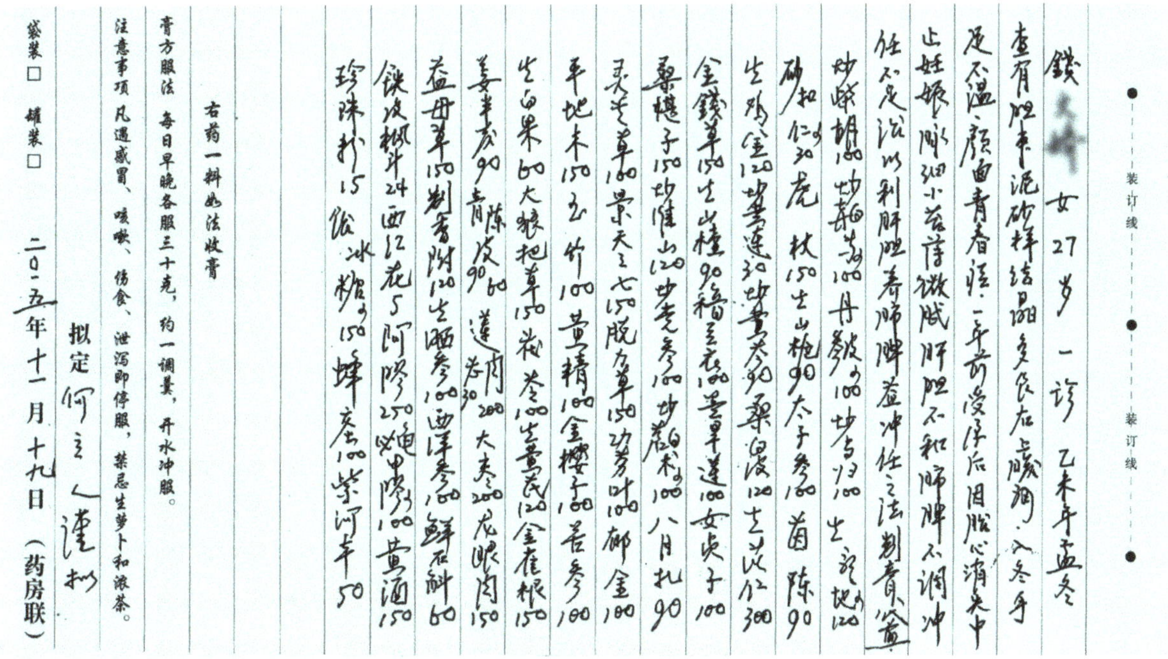
钱[redacted]　女　27岁　一诊　乙未年孟冬
查有胆囊泥砂样结晶，多食右上腹痛，入冬手
足不温，颜面青春痘，一年前受孕后因胎心消失中
止妊娠，脉细小，苔薄微腻，肝胆不和，肺脾不调，冲
任不足，治以利肝胆，养肺脾，益冲任之法，制膏代煎
炒柴胡100　炒黄芩100　丹参100　炒当归100　生地120
砂仁30　虎杖150　生山栀90　太子参100　茵陈90
生鸡金120　炒莲子30　炒黄芪90　桑白皮120　生苡仁300
金钱草150　生山楂90　穞豆衣100　墨旱莲100　女贞子100
桑椹子150　炒淮山120　炒党参100　炒白术100　八月札90
灵芝草100　景天三七150　脱力草150　功劳叶100　郁金100
平地木150　玉竹100　黄精100　金樱子100　苦参100
生白术60　大狼把草150　茯苓100　生黄芪120　金雀根150
姜半夏90　青陈皮各60　莲肉200　大枣200　龙眼肉150
益母草150　制香附120　生晒参100　西洋参100　鲜石斛60
铁皮枫斗24　西红花5　阿胶250　鳖甲胶100　黄酒150
珍珠粉15　饴冰糖各150　蜂蜜100　紫河车50
右药一料如法收膏
膏方服法　每日早晚各服三十克，约一调羹，开水冲服。
注意事项　凡遇感冒、咳嗽、伤食、泄泻即停服，禁忌生萝卜和浓茶。
袋装☐　罐装☐
拟定　何立人谨拟
二〇一五年十一月十九日（药房联）

[就诊时间]　乙未年孟冬，一诊谨拟（2015年11月19日）。

·查有胆囊泥沙样结晶，多食右上腹痛，入冬手足不温，颜面有青春痘，1年前受孕后因胎心消失中止妊娠。脉细小，苔薄微腻。肝胆不和，肺脾不调，冲任不足。治以利肝胆，养肺脾，益冲任之法。制膏代煎。

病例2 楼某，女，59岁。

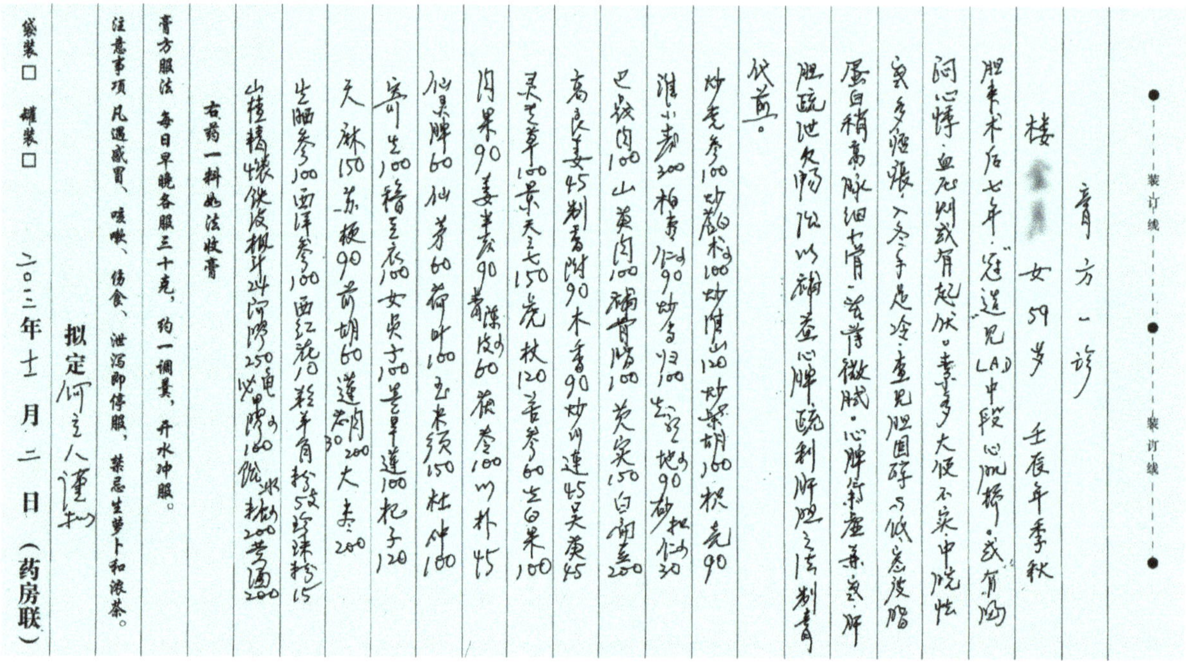

膏方一诊

楼 女 59岁 壬辰年季秋

胆囊术后七年，冠造见LAD中段心肌桥，或有胸闷心悸，血压则或有起伏。素多大便不实，中脘怯寒多痞胀，入冬手足冷，查见胆固醇与低密度脂蛋白稍高。脉细小滑，苔薄微腻。心脾气虚兼寒，肝胆疏泄失畅。治以补益心脾，疏利肝胆之法，制膏代煎。

炒党参100 炒白术各100 炒怀山120 炒柴胡100 枳壳90

淮小麦300 柏子仁各90 炒当归100 生熟地各90 砂蔻仁各30

巴戟肉100 山萸肉100 补骨脂100 芡实150 白扁豆200

高良姜45 制香附90 木香90 炒川连45 吴萸45

炙甘草100 景天三七150 虎杖120 苦参60 生白果100

肉果90 姜半夏90 青陈皮各60 茯苓100 川朴45

仙灵脾60 仙茅60 荷叶100 玉米须150 杜仲100

寄生100 穞豆衣100 女贞子100 墨旱莲100 杞子120

天麻150 苏梗90 前胡60 莲肉200 30 大枣200

生晒参100 西洋参100 西红花10 羚羊角粉5支 珍珠粉15

山楂精 怀铁皮枫斗24 阿胶250 龟甲胶100 饴冰糖各200 黄酒200

右药一料如法收膏

膏方服法 每日早晚各服三十克，约一调羹，开水冲服。

注意事项 凡遇感冒、咳嗽、伤食、泄泻即停服，禁忌生萝卜和浓茶。

缓装□ 罐装□

拟定 何立人谨拟

二〇一二年十一月二日（药房联）

[就诊时间] 壬辰年季秋，一诊谨拟（2012年11月2日）。

· 胆囊术后7年，冠脉造影见LAD中段心肌桥，或有胸闷心悸，血压则或有起伏。素多见大便不实，中脘怯寒多痞胀，入冬手足冷，查见胆固醇与低密度脂蛋白稍高。脉细小滑，苔薄微腻。心脾气虚兼寒，肝胆疏泄失畅。治以补益心脾，疏利肝胆之法。制膏代煎。

［就诊时间］癸巳年孟冬，二诊谨拟（2013年11月1日）。

・岁前膏滋尽剂良，大便转调，入冬畏寒，肢冷中脘痞胀，食稍不慎易有吐泻，头昏时偶有口干，腰背酸疼，肩掣。脉细小滑，苔薄微腻。胆囊术后8年，冠脉造影见LAD中段心肌桥。年方花甲，脾胃虚寒，浊瘀阻络。治以温补脾肾，泄浊通络之法。制膏代煎。

楼[redacted] 女60岁 二诊 癸巳年孟冬

岁前膏滋尽剂良，大便转调，入冬畏寒，肢冷中脘痞胀，食稍不慎易有吐泻，头昏时时偶有口干，腰背酸疼，肩掣。脉细小滑，苔薄微腻。胆囊术后八年，冠造见LAD中段心肌桥。年方花甲，脾胃虚寒，浊瘀阻络，治以温补脾肾，泄浊通络之法，制膏代煎。

炒党参120 炒苍白术各100 炒淮山药100 补骨脂100 肉果100

炒当归100 生熟地各120 砂蔻仁各30 姜半夏90 陈皮50

仙灵脾90 仙茅90 巴戟肉100 山萸肉100 生白果100

葛根90 防风己各90 威灵仙60 姜黄60 杜仲150

苡仁根300 虎杖150 炒柴胡90 炙鸡金90 苦参90

枳壳90 脱力草150 炒川连45 干姜45 吴萸30

灵芝草100 景天三七150 大狼把草150 玉竹90 黄精90

苏叶梗各90 焦楂曲各90 炒麦芽90 制首乌90 杞子120

穞豆衣100 女贞子100 墨旱莲100 桑椹子100 锁阳90

益智仁90 白扁豆150 芡实120 莲肉去芯200 大枣200

生晒参100 西洋参100 西红花10 羚羊角粉5g 阿胶250

紫河车50 珍珠粉15 山楂精4袋 龟甲胶100 鹿角胶25

铁皮枫斗24 饴糖150 冰糖200 黄酒250

右药一料如法收膏

膏方服法 每日早晚各服三十克，约一调羹，开水冲服。

注意事项 凡遇感冒、咳嗽、伤食、泄泻即停服，禁忌生萝卜和浓茶。

拟定 何立人谨拟

二〇一三年十一月一日（药房联）

袋装□ 罐装□

装订线

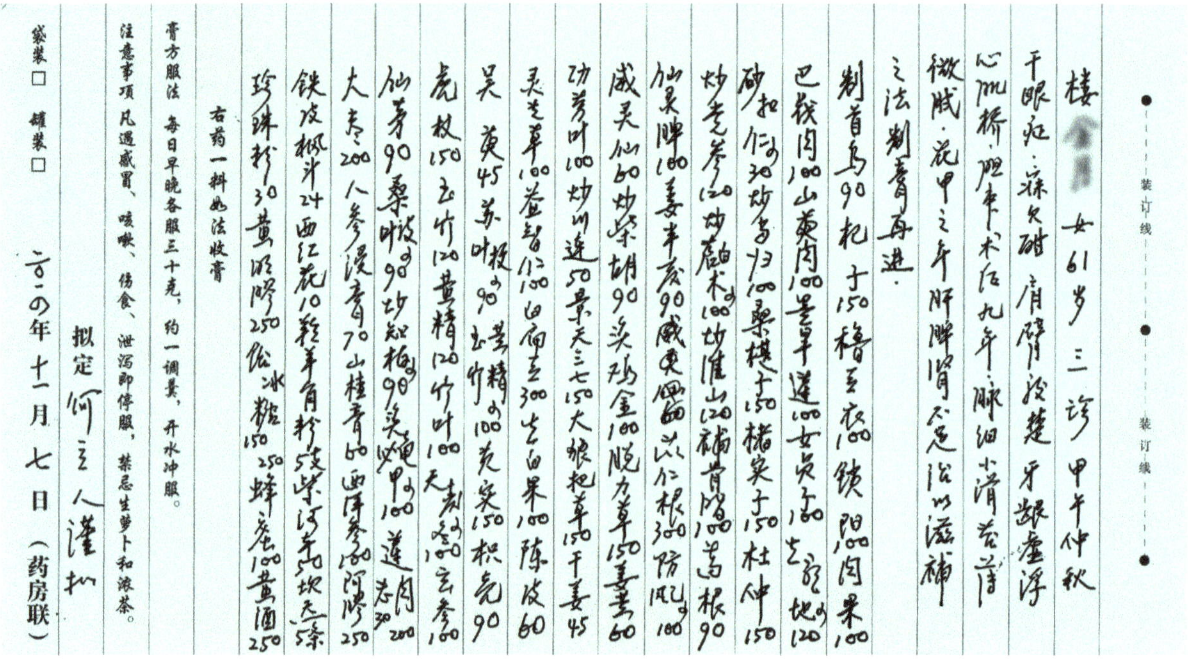

楼[redacted] 女 61岁 三诊 甲午仲秋
干眼症，寐欠酣，肩臂酸楚，牙龈虚浮
心肌桥，胆囊术后九年，脉细小滑，苔薄
微腻，花甲之年，肝脾肾不足，治以滋补
之法，制膏再进。
制首乌90 杞子150 穞豆衣100 锁阳100 肉果100
巴戟肉100 山萸肉100 旱莲100 女贞子100 生熟地各120
砂仁各30 炒当归100 桑椹子150 楮实子150 杜仲150
炒党参120 炒白术各100 炒淮山120 补骨脂100 葛根90
仙灵脾100 姜半夏90 威[illegible] 苡仁根300 防风各100
威灵仙60 炒柴胡90 炙鸡金100 脱力草150 姜黄60
功劳叶100 炒川连50 景天三七150 大狼把草150 干姜45
灵芝草100 益智仁100 白扁豆300 生白果100 陈皮60
吴萸45 苏叶梗各90 玉竹 黄精各100 芡实150 枳壳90
虎杖150 玉竹120 黄精120 竹叶100 天麦冬各100 玄参100
仙茅90 桑叶皮各90 炒知柏各90 炙鳖甲100 莲肉200 志30
大枣200 人参须70 山楂肉60 西洋参100 阿胶250
铁皮枫斗24 西红花10 羚羊角粉5 紫河车粉5 坎炁5条
珍珠粉30 黄明胶250 饴糖250 冰糖150 蜂蜜100 黄酒250
右药一料如法收膏
膏方服法 每日早晚各服三十克，约一调羹，开水冲服。
注意事项 凡遇感冒、咳嗽、伤食、泄泻即停服，禁忌生萝卜和浓茶。
拟定 何立人谨拟
袋装□ 罐装□ 二〇一四年十一月七日（药房联）

［就诊时间］甲午年仲秋，三诊谨拟（2014年11月7日）。

·干眼症，寐欠酣，肩臂酸楚，牙龈虚浮，心肌桥，胆囊术后9年。脉细小滑，苔薄微腻。花甲之年，肝脾肾不足，治以滋补之法，制膏再进。

［就诊时间］**乙未年仲冬，四诊谨拟**（2015年11月11日）。

·胆囊术后10年，冠脉造影示LAD中段心肌桥，年内胃镜检查示反流性食管炎、萎缩性胃炎伴轻度糜烂，腰背疼，口咽干痛，苔薄脉小滑，中脘稍有不适。心肾肝脾不调，治以养心肾、调肝脾之法，制膏续进。

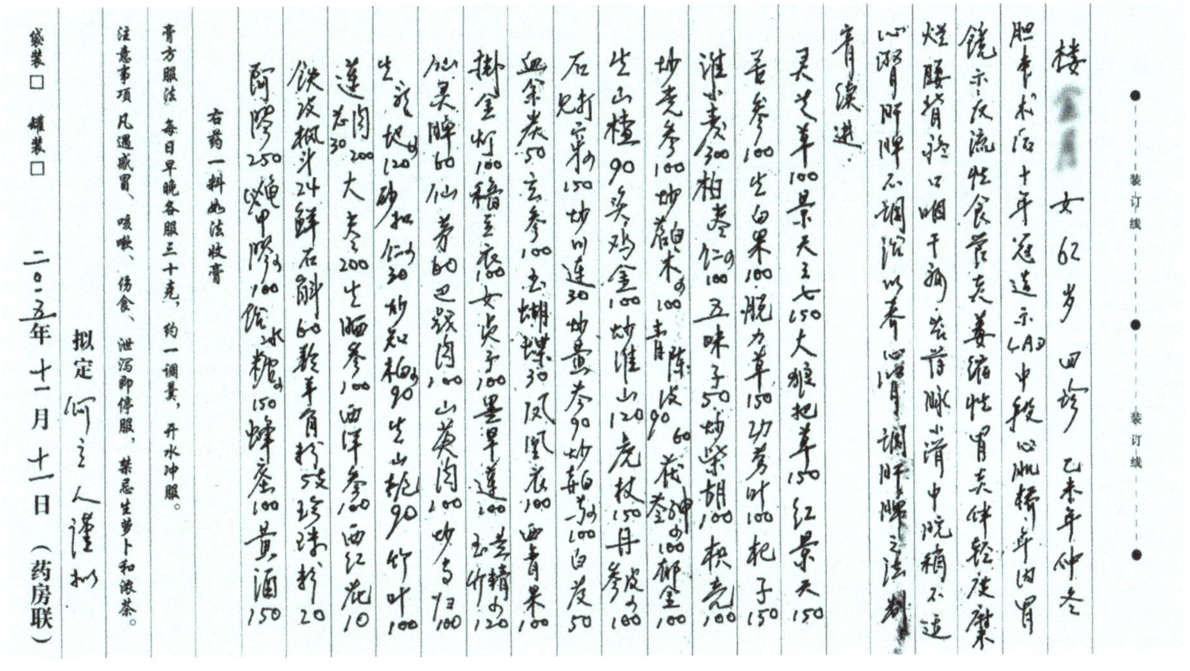

楼[redacted] 女 62岁 四诊 乙未年仲冬

胆囊术后十年，冠造示LAD中段心肌桥，年内胃镜示反流性食管炎，萎缩性胃炎伴轻度糜烂，腰背疼，口咽干痛，苔薄脉小滑，中脘稍不适。心肾肝脾不调，治以养心肾、调肝脾之法，制膏续进。

灵芝草100 景天三七150 大狼把草150 红景天150
苦参100 生白果100 脱力草150 功劳叶100 杞子150
淮小麦300 柏子仁100 五味子50 炒柴胡100 枳壳100
炒党参100 炒白术100 青皮60 陈皮90 茯苓神各100 郁金100
生山楂90 炙鸡金100 炒淮山120 虎杖150 丹参皮各100
石见穿150 炒川连30 炒黄芩90 炒赤白芍各100 白及50
血余炭50 玄参100 玉蝴蝶30 凤凰衣100 西青果100
挂金灯100 穞豆衣100 女贞子100 墨旱莲100 黄精、玉竹各120
仙灵脾60 仙茅60 巴戟肉100 山萸肉100 炒当归100
生龙牡各120 砂仁30 炒知柏各90 生山栀90 竹叶100
莲肉200 莲芯30 大枣200 生晒参100 西洋参100 西红花10
铁皮枫斗24 鲜石斛60 羚羊角粉5 珍珠粉20
阿胶250 龟甲胶100 冰糖150 蜂蜜100 黄酒150

右药一料如法收膏

膏方服法 每日早晚各服三十克，约一调羹，开水冲服。

注意事项 凡遇感冒、咳嗽、伤食、泄泻即停服，禁忌生萝卜和浓茶。

袋装□ 罐装□

拟定 何立人谨拟

二〇一五年十一月十一日（药房联）

五、酒食伤中调治

病例1 沈某，男，42岁。

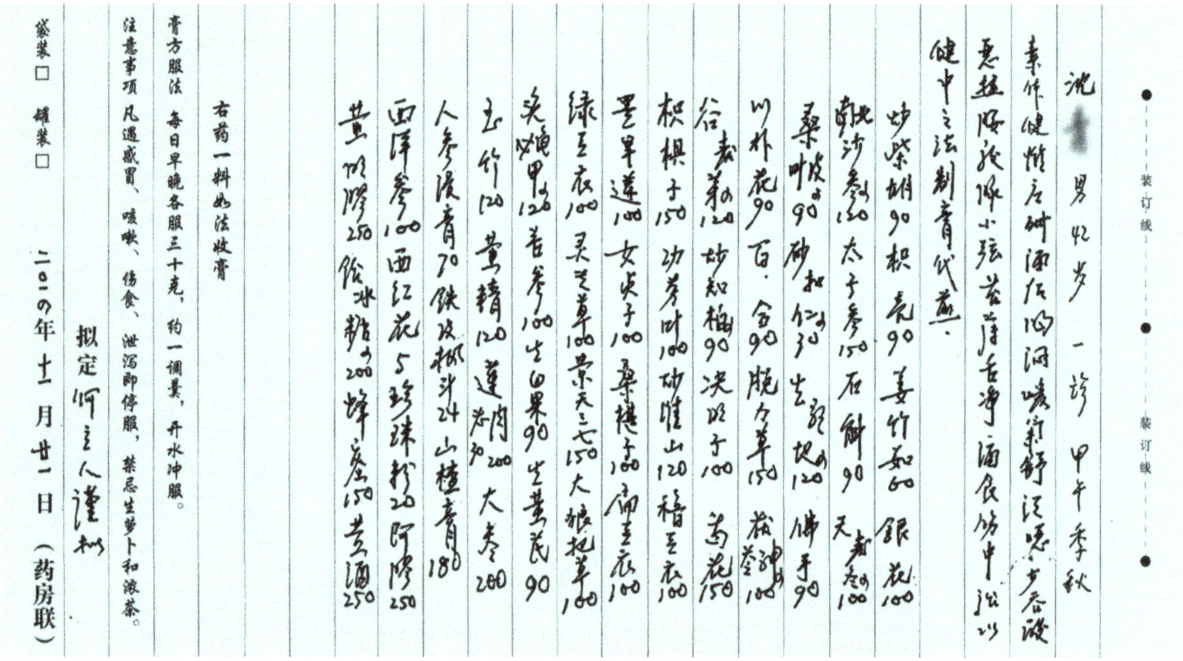

沈[redacted] 男 42岁 一诊 甲午季秋

素体健，惟应酬酒后胸闷，嗳气舒，泛恶，少吞酸，恶热，腰酸，脉小弦，苔薄，舌净。酒食伤中，治以健中之法，制膏代煎。

炒柴胡90 枳壳90 姜竹茹60 银花100

南北沙参各120 太子参150 石斛90 天麦冬各100

桑叶皮各90 砂仁各30 生熟地各120 佛手90

川朴花90 百合90 炙甘草150 茯苓神各100

谷麦芽各120 炒知母90 决明子100 菊花150

枳椇子150 功劳叶100 炒淮山120 稽豆衣100

墨旱莲100 女贞子100 桑椹子100 扁豆衣100

绿豆衣100 灵芝草100 景天三七150 大狼把草100

炙鳖甲120 苦参100 生白果90 生黄芪90

玉竹120 黄精120 莲肉200 芡30 大枣200

人参浸膏70 铁皮枫斗24 山楂膏180

西洋参100 西红花5 珍珠粉20 阿胶250

黄明胶250 饴冰糖各200 蜂蜜150 黄酒250

右药一料如法收膏

膏方服法 每日早晚各服三十克，约一调羹，开水冲服。

注意事项 凡遇感冒、咳嗽、伤食、泄泻即停服，禁忌生萝卜和浓茶。

拟定 何立人谨拟

二〇一四年 十一 月 廿一 日 （药房联）

瓷装□ 罐装□

[就诊时间] 甲午年季秋，一诊谨拟（2014年11月21日）。

· 素体健，唯应酬酒后胸闷，嗳气舒，泛恶，少吞酸，恶热，腰酸。脉小弦，苔薄，舌净。酒食伤中，治以健中之法，制膏代煎。

病例2 花某，男，61岁。

[就诊时间] 甲午年孟冬，一诊谨拟（2014年12月12日）。

·嗜酒量大，多次重症胰腺炎，血糖6.9 mmol/L，脑溢血史11年，高血压史，脂代谢重度异常，躁急心悸，口干，欲饮，颈肩痛，性欲低下。脉细小弦，苔薄。酒湿热毒灼津炼液，痰瘀滞阻伤络。以醒酒化湿，清解热毒，顾护肝脾心肾之法。制膏代煎。

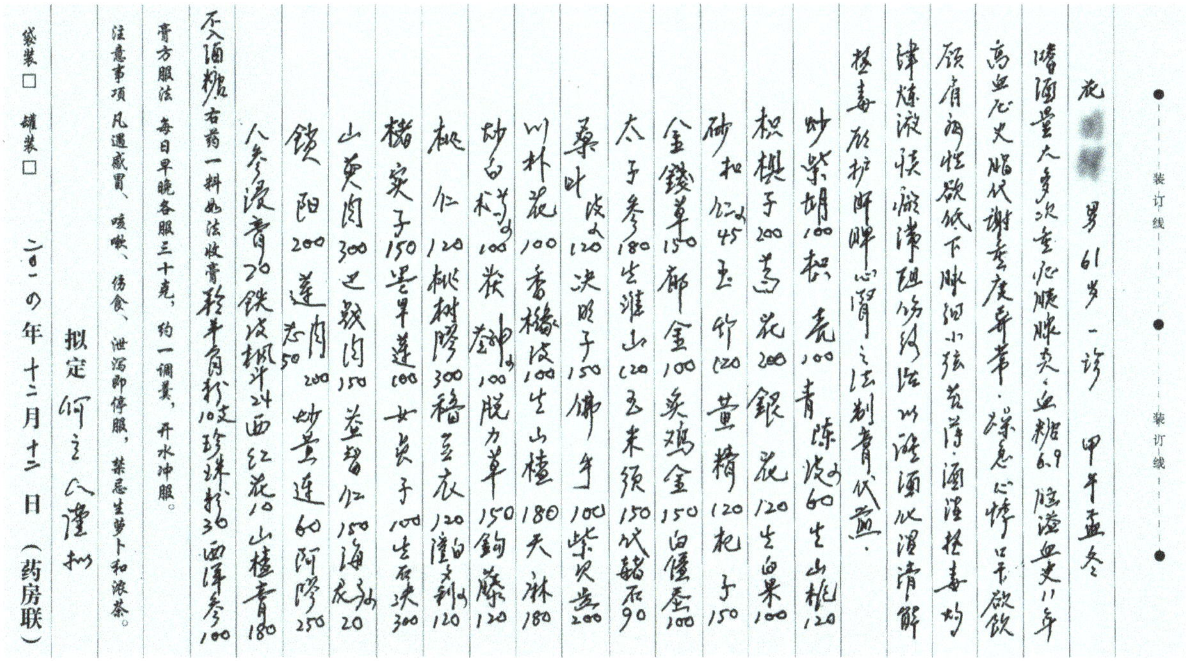
花[redacted] 男 61岁 一诊 甲午孟冬
嗜酒量大，多次重症胰腺炎，血糖6.9 脑溢血史11年
高血压史，脂代谢重度异常，躁急心悸，口干欲饮
颈肩痛，性欲低下，脉细小弦，苔薄。酒湿热毒灼
津炼液，痰瘀滞阻伤络。以醒酒化湿，清解
热毒，顾护肝脾心肾之法，制膏代煎。
炒紫胡100 枳壳100 青陈皮各60 生山栀120
枳椇子200 葛花200 银花120 生白果100
砂扣仁各45 玉竹120 黄精120 杞子150
金钱草150 郁金100 炙鸡金150 白僵蚕100
太子参180 生淮山120 玉米须150 代赭石90
桑叶皮各120 决明子150 佛手100 紫贝齿200
川朴花100 香橼皮100 生山楂180 天麻180
炒白术芍各100 茯苓神各100 脱力草150 钩藤120
桃仁120 桃树胶300 穞豆衣120 潼白蒺藜各120
楮实子150 墨旱莲100 女贞子100 生石决300
山萸肉300 巴戟肉150 益智仁150 海龙20
锁阳200 莲肉200 志50 炒黄连60 阿胶250
人参浸膏20 铁皮枫斗24 西红花10 山楂膏180
不入酒糖 右药一料如法收膏 羚羊角粉10支 珍珠粉30 西洋参100
膏方服法 每日早晚各服三十克，约一调羹，开水冲服。
注意事项 凡遇感冒、咳嗽、伤食、泄泻即停服，禁忌生萝卜和浓茶。
拟定 何立人谨拟
袋装□ 罐装□ 二〇一〇年十二月十二日 （药房联）
装订线
装订线

第十三讲 其他内科及杂病膏滋病脉证并治

中医临床诊治，有时候需要辨病与辨证相结合，但有时基础疾病较多且复合，又有新伤新感时，症情着实纷繁，很难抓住重点，可以结合其本身的疾病、既往的病史，再将现有的临床症状汇聚起来，着手于共同的诱发机制，这样就可以避免针对每一个疾病单打独斗、各自为政的凑合方药，而是把握了多种复合病的要点，这也就是我们中医异病同治、同证不异治的特点了。用现在时髦的名词，其实就是我们中医的精准医学，中医讲究的辨证论治实际就是一种精准医学，精准于每一个人疾病的共同病机根源，故中医学无愧为一种先进的科学。

中医临床亦有很多患者，主诉症状较多，但是无法做出明确的诊断，或为亚健康的表现，或因年龄、起居、饮食、情志导致气血阴阳失衡的脏腑功能失调，对于此类病人的治疗，当从主症入手，综合分析病情，遵从以和为贵、以平为期的原则予以施治。

一、调治要点

1. 阴平阳秘，益气养血

阴阳者，生杀之本始，为人之根本。又《黄帝内经》言："年四十而阴气自半也，起居衰矣。"《千金要方》说："人年五十以上，阳气日衰，损与日增，心力渐退，忘前失后，兴居怠惰。"是以在不惑之后，人之阴阳本有自然虚衰之象，加之保养不当、食积酒伤、劳倦过度等进一步损阴伤阳，导致代谢紊乱，久积而难复，使疾病发生。故治疗上当遵从虚则补之、实则泻之的原则，平调阴阳，定其血气，各守其乡。注重先后天之本，脾肾的调补，尤其是肾精肾元、肾阴肾阳的培补。

2. 健运消导，条达气机

水谷精微和代谢产物的输布和运化都有赖于气机，脾主运化、肺主气、肝主疏泄，故治疗势必从肝脾肾之气机入手，条达气机，一者助水谷精微的输布，二者助代谢产物的去除，三者助脏腑升降气机的恢复，四者助药效输布。

3. 清血泄浊，化痰瘀消滞

血，是构成人体和维持生命活动的基本物质之一。《灵枢·决气》曰："中焦受气取汁，变化而赤，是谓血。"《诸病源候论·虚劳病诸候》曰："肾藏精，精者血之所成也。"可见，水谷精微化血和肾精化血是血生成的两条主要途径。而水谷精微化血除了脾胃作用之外，还需要肺之输布、心之化精为赤的作用；肾精化血亦需要"归精于肝而化清血"之用，因此可以说，血的生成有赖于多脏腑功能的协同作用。如果某一脏腑功能失调，可能导致血液生成不足发为血虚，也可能发生血液化生品质不佳，即为血浊。如《医学纲目·心痛》云："肺久为火所郁，气不得行，由是血亦蓄塞，遂成污浊，血浊不行则心痛。"《格致余论·涩脉论》曰："或因忧郁，或因厚味，或因无汗，或因补剂，气腾血沸，清化为浊。"血中浊脂可阻滞气机，水饮代谢不利而为痰为饮，客于血脉则为瘀，故治疗上应加用清解之法，去除有形之邪。

二、原发性高脂血症（脂代谢紊乱）调治

原发性高脂血症的发生与肝脾肾相关，已经得到大部

分医家的共识，对其病因病机的研究目前可以归纳为脾胃学说、肝脾学说、肝肾学说和虚损学说，然而根据血液的中医生理功能，我认为心肺、血浊与高脂血症也有密切的相关性。

内生“五邪”是中医病机学的一个重要理论之一，血属阴，行于脉之中，故高脂血症发生的主要病机当属于内生之湿邪，多由脾失健运，不能运化精微，水液不化，聚湿成痰，留而为饮，积而成水，久而变浊。各脏腑中，其与脾之功能失调最为相关，一则脾失健运直接导致“内生湿邪”，二则脾胃运化的水谷精微是化生血液的最基本物质，三则先天之肾精也要依赖后天水谷精微的充养，脾失健运久而成湿浊、痰浊、瘀浊。

高脂血症的临床表现也多与湿性相关，浊湿性重浊黏滞，多易阻遏气机，其随血液行走周身，可随阻滞部位不同发生不同症状。若湿浊留于经脉，则症见头重如裹、肢体重着，同时也可出现颈项强紧、屈伸不利；若犯上焦，可致气促、胸闷、心悸；若犯中焦则见胃痞、胁痛、纳呆；若犯下焦则见便溏、腹胀、溲不利；若泛滥肌肤可见肥胖、水肿、溃破。

代谢性疾病多痰、湿、瘀、滞、毒等病理产物的蓄积，现代医学中，代谢性疾病患者血液黏稠度的增加、脂肪的堆积，血管壁内膜的改变，内脏小血管阻塞、末梢循环变差等现象，均为其病理产物的有形之体。因此膏滋的处方中，在补益气血阴阳的同时，还应该注重化湿、泄浊、化瘀、消滞，必要时，予以清解毒邪的药物。膏方中当以“清、理、通、调”之法，利湿、调气、活血、温化、祛邪、扶正，同时参考季节和药理进行处方。标本无偏废，仍有邪正之别；用补者治病由之本，用消者治病象之需。

病例1 邢某，男，43岁。

[就诊时间] 丁亥年季秋，一诊谨拟（2007年11月15日）。

胆囊体壮实，血三酰甘油及胆固醇皆有增高，查有脂肪肝。偶或咳嗽。纳可脘安，二便调，口不渴，原易患“坐板瘤”。平素少感冒。脉细弦，苔薄腻黄。治拟清化健运之法，制膏代煎。

玉米须300 g	炒苍白术各90 g	丹参皮各90	生槐花90 g	大狼把草300 g	陈阿胶250 g
茶树根300 g	炒党参90 g	苦参90 g	穞豆衣90 g	灵芝草90 g	黄酒100 g
荷叶150 g	虎杖150 g	生白果90 g	女贞子90 g	景天三七90 g	白冰糖200 g
猪茯苓各300 g	杜仲150 g	炒黄连30 g	墨旱莲90 g	象贝母90 g	饴糖100 g
泽泻300 g	桑寄生150 g	炒黄芩90 g	决明子90 g	莲心30 g	
泽漆150 g	脱力草300 g	生栀子90 g	平地木300 g	莲肉150 g	上药一料，
泽兰叶90 g	功劳叶90 g	野菊花60 g	制川军90 g	大枣150 g	如法收膏。
桃杏仁各100 g	滑石150 g	薏苡仁300 g	桑叶皮各90 g	生晒参50 g	
陈皮60 g	防风己各90 g	青黛末包30 g	地骨皮90 g	西洋参50 g	
姜半夏90 g	金银花90 g	玉竹90 g	生地黄90 g	珍珠粉冲25 g	
姜竹茹60 g	连翘90 g	生首乌300 g	太子参90 g	虫草10 g	

随访：药后自觉精神佳，头目清利，喉中痰少，此症状就诊时未提及，但体会明显。次年体检，血脂参数仍高于正常，年内未见“坐板瘤”复发，遂续约膏滋，治守前法以调治。

按　中医学认为新陈代谢疾病如高脂血症、代谢综合征等是由于生活起居失宜、过食肥甘厚味、缺少必要运动、精神情志不遂、先天遗传等因素，导致的脏腑功能减退，阴阳失衡，祛除和利用体内代谢产物的能力下降，引起的虚实夹杂之证，其虚者多有气血阴阳之虚，其实者又有水湿、痰浊、瘀积之象，具有虚而有实、虚而有乱、虚而有毒、病机复杂的特点，是中医膏方的适应证，然而又尤其需要注意某些药物的适应证、禁忌证，如糖尿病、高尿酸血症等，尤其要注意糖、酒类的使用。

尤其对于原发性高脂血症早期患者，往往没有临床症状和体征，素体康健，为偏盛之人，其多有湿浊内阻，当先清热化浊利湿，常以茯苓、猪苓、薏苡仁利水渗湿；藿香、佩兰芳香化湿；槐花、茶树根、荷叶、防己、泽泻化湿泄浊；平地木、虎杖、茵陈清肝胆湿热；泽泻、车前子、滑石、赤小豆、灯心草、玉米须等清热利湿，若湿从热化，则加用生栀子助清热之功。若有虚热内燔，则以知母、黄柏清虚热，除虚烦。

本例患者方中玉米须、茶树根均有利尿之功，玉米须泄热通淋，平肝利胆，茶树根强心利尿，活血调经，清热解毒，两药配伍起到利湿通淋、清热平肝之效，既能使血浊从小便解，又能兼顾土湿侮木，血浊内蕴引起的高血压眩晕症状；荷叶配伍决明子，清热润肠，利湿泄浊；虎杖、平地木配伍清化湿热，化解肝毒，凉血活血。

病例2　高某，男，32岁。

[就诊时间] **丁亥年季秋，初诊谨拟（2007年11月8日）。**

经体检悉有肝内脂肪浸润，伴肝功能损伤，谷丙转氨酶70 U/L，谷草转氨酯54 U/L，血黏度增高，或有劳累，纳可，脘安。脉细，苔薄白腻。而立之年，肝失柔养，湿浊内蕴。治拟柔养清疏，诸法并进。制膏代煎。

炒苍白术各90 g	防风90 g	穞豆衣90 g	泽泻90 g	谷麦芽各300 g	珍珠粉冲15 g
炒赤白芍各90 g	八月札90 g	郁金90 g	茵陈90 g	生楂曲各90 g	陈阿胶300 g
炒当归90 g	枸杞子90 g	水蛭30 g	炒知柏各90 g	莲心15 g	白冰糖250 g
虎杖150 g	制首乌150 g	玉竹90 g	制川军150 g	莲肉200 g	黄酒50 g
平地木300 g	木瓜90 g	黄精90 g	桃仁90 g	大枣200 g	
薏苡仁300 g	炒柴胡90 g	炒枣仁300 g	炒党参90 g	青黛末包30 g	
茯苓150 g	陈皮60 g	灵芝草150 g	姜半夏90 g	西红花5 g	
猪苓150 g	脱力草300 g	景天三七90 g	天麦冬各90 g	生晒参100 g	
丹参150 g	功劳叶90 g	川朴30 g	远志30 g	西洋参50 g	

上药一料，如法收膏。

[就诊时间] **乙丑年孟冬，二诊谨拟（2009年12月10日）。**

岁前膏滋尽剂良。今因有过敏性鼻炎及吸烟之好，早起多痰涕，口干饮多，唇干少津。脉小，苔薄腻。查有脂肪肝，三酰甘油1.94 mmol/L，尿酸450 μmol/L，血黏度稍高于正常。年逾而立，气阴渐显不足之端倪。治宜益气养阴，生津润燥之法。制膏代煎。

南北沙参[各]120 g	川象贝母[各]100 g	楮实子150 g	虎杖100 g	莲心30 g	冰糖300 g
太子参300 g	川朴花90 g	炒白术芍[各]120 g	杜仲100 g	莲肉200 g	蜂蜜150 g
天麦冬[各]120 g	丹皮参[各]90 g	玉米须300 g	桑寄生100 g	大枣180 g	黄酒100 g
生熟地黄[各]120 g	生黄芪150 g	炒淮山药150 g	车前子[包]180 g	生晒山参粉[另冲]4 g	
玉竹100 g	脱力草300 g	玄参100 g	莪术90 g	西洋参100 g	上药一料，
黄精100 g	功劳叶100 g	柏枣仁[各]100 g	玉蝴蝶30 g	枫斗100 g	如法收膏。
百合90 g	穞豆衣100 g	五味子30 g	挂金灯90 g	紫河车60 g	
炒黄芩100 g	女贞子100 g	远志30 g	凤凰衣90 g	阿胶300 g	
辛夷90 g	墨旱莲100 g	生蒲黄[包]90 g	淮小麦300 g	龟鳖甲胶[各]150 g	
坎炁10根	桑椹子120 g	平地木300 g	石斛90 g	饴糖150 g	

[就诊时间] **庚寅年季秋，三诊谨拟**（2010年11月5日）。

岁前膏滋尽剂良。今次体检三酰甘油1.53 mmol/L，已降至正常。血尿酸422 μmol/L，较乙丑年回降，脂肪肝依然，慢性鼻炎鼻塞，似觉瘸后神疲目酸，口干饮多，易饥食少，涕多色白。脉小弦，苔薄腻。治守益气养阴、生津润燥之法，制膏代煎。

南北沙参[各]100 g	百合90 g	楮实子90 g	凤凰衣90 g	北秫米[包]300 g	阿胶300 g
炒党参100 g	炒黄芩90 g	穞豆衣100 g	挂金灯90 g	淮小麦300 g	龟鳖甲胶[各]150 g
天麦冬[各]150 g	辛夷90 g	墨旱莲100 g	石斛100 g	炙甘草30 g	饴糖200 g
生熟地黄[各]120 g	坎炁10根	女贞子100 g	脱力草300 g	莲心30 g	冰糖300 g
紫河车100 g	川象贝母[各]100 g	桑椹子120 g	功劳叶100 g	莲肉200 g	蜂蜜150 g
炒苍白术[各]100 g	姜半夏90 g	平地木300 g	灵芝草100 g	大枣200 g	黄酒100 g
玉竹90 g	陈皮60 g	虎杖150 g	景天三七100 g	人参精70 g	
黄精90 g	茯苓90 g	桑寄生150 g	生蒲黄[包]120 g	高丽参精70 g	上药一料，
丹参皮[各]90 g	川朴30 g	杜仲150 g	王不留行子90 g	西洋参100 g	如法收膏，
大狼把草180 g	玉米须300 g	车前子[包]300 g	莪术90 g	虫草10 g	酒量少入。
生黄芪180 g	炒淮山药150 g	玉蝴蝶30 g	柏枣仁[各]300 g	枫斗60 g	

[就诊时间] **辛卯年孟冬，四诊谨拟**（2011年12月2日）。

鼻炎之苦已见改善，晨起胸闷，平素过劳，久坐少动，多气滞，嗜烟酒，喜饮茶。脂肪肝，三酰甘油、尿酸皆如既往。脉小弦滑，苔薄腻。痰湿热内蕴，治以化湿泄热、理气助运健中治法，制膏代煎。

玉米须300 g	葛花100 g	决明子100 g	苦参100 g	泽泻90 g	功劳叶100 g
葛根100 g	枳椇子100 g	青葙子100 g	苦丁茶60 g	猪茯苓[各]120 g	脱力草100 g

穞豆衣100 g	生熟地黄各120 g	炒柴胡90 g	天麦冬各100 g	莲心30 g	西红花10 g
桑椹子100 g	砂蔻仁各30 g	枳壳90 g	百合90 g	莲肉200 g	龟鳖甲胶各100 g
女贞子100 g	炒党参100 g	竹叶100 g	紫河车100 g	大枣200 g	饴糖150 g
墨旱莲100 g	炒苍白术各100 g	滑石150 g	坎炁10根	人参精70 g	冰糖200 g
山萸肉100 g	炒淮山药120 g	王不留行子100 g	车前子包300 g	高丽参精70 g	蜂蜜100 g
巴戟肉100 g	炒黄芩100 g	忍冬藤100 g	灵芝草100 g	西洋参100 g	黄酒100 g
丹参皮各100 g	辛夷100 g	莪术90 g	景天三七100 g	铁皮枫斗24 g	
炒当归90 g	防风己各90 g	生蒲黄包120 g	生黄芪120 g	虫草10 g	上药一料，
平地木300 g	玉竹100 g	虎杖100 g	大狼把草150 g	山楂精180 g	如法收膏。
马鞭草90 g	黄精100 g	南北沙参各120 g	淮小麦300 g	阿胶300 g	

[就诊时间] **壬辰年季秋，五诊谨拟**（2012年10月19日）。

历年膏滋尽剂良，年内悉安，鼻渊，乳蛾，喉痹，唇燥多饮，查见脂蛋白（a）1.05 g/L。脉细小，苔薄腻。年逾而立，肺脾肾有不足之象。治拟清金利咽，健脾化浊，滋肾生津之法。制膏代煎。

南北沙参各100 g	功劳叶100 g	砂蔻仁各30 g	玉米须150 g	炒川连45 g	珍珠粉15 g
玉竹100 g	穞豆衣100 g	玉蝴蝶30 g	茶树根100 g	大枣200 g	饴冰糖各200 g
黄精100 g	墨旱莲100 g	挂金灯100 g	大狼把草300 g	莲心30 g	黄酒200 g
天麦冬各100 g	女贞子100 g	西青果100 g	灵芝草100 g	莲肉200 g	
桑叶皮各120 g	桑椹子100 g	连翘100 g	川朴花90 g	人参精35 g	上药一料，
地骨皮120 g	炒党参100 g	金银花90 g	天花粉90 g	西洋参100 g	如法收膏。
玄参100 g	炒赤白芍各100 g	芦茅根各100 g	山萸肉100 g	铁皮枫斗12 g	
太子参120 g	川象贝母各100 g	蒲公英150 g	百合90 g	阿胶250 g	
炒苍白术各100 g	炒黄芩100 g	石斛150 g	桔梗30 g	山楂精240 g	
炒淮山药120 g	辛夷90 g	生薏苡仁300 g	生甘草45 g	龟鳖甲胶各100 g	
脱力草150 g	生熟地黄各120 g	荷叶100 g	生栀子90 g	羚羊角粉3 g	

病例3 袁某，男，34岁。

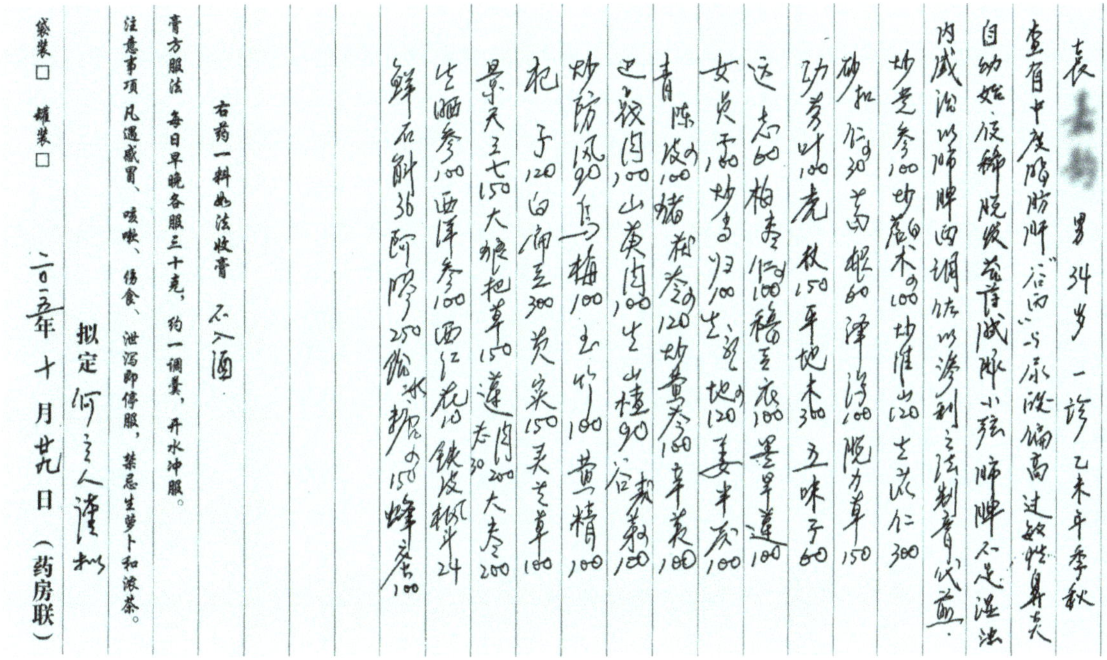

袁[redacted] 男 34岁 一诊 乙未年季秋

查有中度脂肪肝，"谷丙"与尿酸偏高，过敏性鼻炎自幼始，便稀，脱发，苔薄腻，脉小弦，肺脾不足，湿浊内盛，治以肺脾两调，佐以渗利之法，制膏代煎。

炒党参100 炒苍术100 炒白术100 炒淮山120 生苡仁300

砂仁(后下)30 葛根60 泽泻100 脱力草150

功劳叶100 虎杖150 平地木300 五味子60

远志60 柏子仁100 橘皮100 墨旱莲100

女贞子100 炒当归100 生熟地各120 姜半夏100

青陈皮各100 猪茯苓各120 炒黄芩100 车前草100

巴戟肉100 山萸肉100 生山楂90 谷麦芽各100

炒防风90 乌梅100 玉竹100 黄精100

杞子120 白蒺藜300 芡实150 灵芝草100

景天三七150 大狼把草150 莲肉200 大枣200

生晒参100 西洋参100 西红花10 铁皮枫斗24

鲜石斛36 阿胶250 饴冰糖各150 蜂蜜100

右药一料如法收膏 不入酒

膏方服法 每日早晚各服三十克，约一调羹，开水冲服。

注意事项 凡遇感冒、咳嗽、伤食、泄泻即停服，禁忌生萝卜和浓茶。

袋装□ 罐装□

拟定 何立人谨拟

二〇一五年 十 月 廿九 日 （药房联）

［就诊时间］乙未年季秋，一诊谨拟（2015年10月29日）。

· 查有中度脂肪肝，“谷丙”与尿酸偏高，过敏性鼻炎自幼始，便稀，脱发。苔薄腻，脉小弦。肺脾不足，湿浊内盛。治以肺脾两调，佐以渗利之法。制膏代煎。

三、糖尿病调治

病例1 卜某，女，63岁。

[就诊时间] **辛卯年孟冬，一诊谨拟（2011年11月10日）。**

糖尿病史已将10年，岁前初服降糖之药，药入反应不适，停药以来血糖6.8 mmol/L以下居多。口角流涎吐沫，寐中多腰酸，手麻瘥后腰沉坠，白昼安。偶有心悸使之不适，年有2～3次，多梦。血脂及头颅CT检查正常，无高血压史。心肝脾肾不足，治以养心润肺、健中滋肾之法，制膏代煎。

玉米须300 g	生白果90 g	功劳叶90 g	覆盆子90 g	炒川芎90 g	阿胶350 g
玉竹120 g	苦参100 g	杜仲120 g	金樱子90 g	炒川断120 g	鳖甲胶各100 g
桃杏仁各100 g	景天三七150 g	桑寄生120 g	五味子50 g	莲心30 g	山楂精120 g
桃树胶300 g	炒党参100 g	墨旱莲100 g	丹参皮各90 g	莲肉200 g	黄酒150 g
生地黄180 g	炒苍白术各90 g	女贞子100 g	黄精90 g	大枣100 g	
熟地黄90 g	陈皮50 g	桑椹子120 g	砂蔻仁各30 g	南北沙参各100 g	上药一料，
生黄芪120 g	姜半夏90 g	枸杞子90 g	柏枣仁各90 g	石斛100 g	不入糖类，
生淮山药120 g	山萸肉90 g	制首乌120 g	葛根90 g	人参精70 g	如法收膏。
大狼把草150 g	穞豆衣90 g	益智仁90 g	威灵仙60 g	西红花5 g	
墨旱莲90 g	脱力草150 g	巴戟肉60 g	全狗脊90 g	西洋参100 g	

病例2 王某，男，52岁。

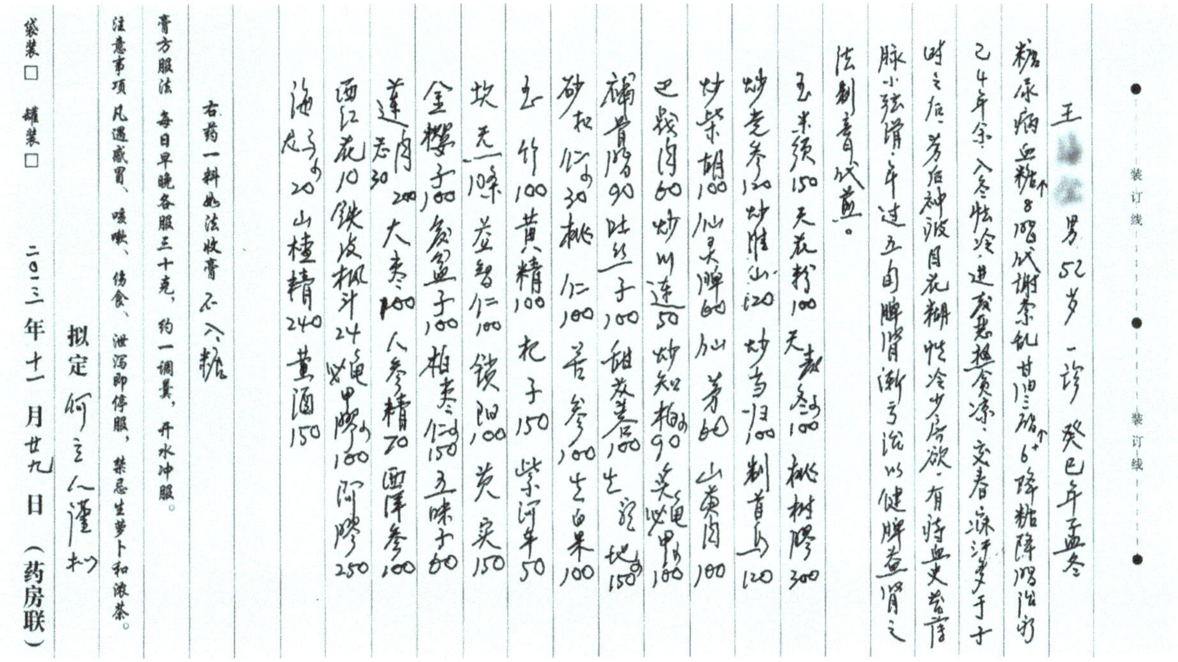
王[redacted] 男 52岁 一诊 癸巳年孟冬
糖尿病血糖8↑ 脂代谢紊乱 甘油三酯6+↑ 降糖降脂治疗
已4年余。入冬怯冷，进夏恶热贪凉，交春寐汗多于子
时之后，劳后神疲目花糊，性冷少房欲，有痔血史，苔薄
脉小弦滑。年过五旬，脾肾渐亏，治以健脾益肾之
法，制膏代煎。
玉米须150 天花粉100 天麦冬各100 桃树胶300
炒党参120 炒淮山120 炒当归100 制首乌120
炒柴胡100 仙灵脾60 仙茅60 山萸肉100
巴戟肉60 炒川连50 炒知母90 炙鳖甲100
补骨脂90 沙苑子100 甜苁蓉100 生熟地各150
砂杞仁各30 桃仁100 苦参100 生白果100
玉竹100 黄精100 杞子150 紫河车50
坎炁10条 益智仁100 锁阳100 芡实150
金樱子100 覆盆子100 柏枣仁各150 五味子60
莲肉200 远志30 大枣100 人参精20 西洋参100
西红花10 铁皮枫斗24 龟甲胶100 阿胶250
海龙20 山楂精240 黄酒150
右药一料如法收膏 不入糖
膏方服法 每日早晚各服三十克，约一调羹，开水冲服。
注意事项 凡遇感冒、咳嗽、伤食、泄泻即停服，禁忌生萝卜和浓茶。
袋装□ 罐装□
拟定 何立人谨拟
二〇一三年十一月廿九日（药房联）

[就诊时间] 癸巳年孟冬，一诊谨拟（2013年11月29日）。

· 糖尿病血糖8 mmol/L↑，脂代谢紊乱，三酰甘油6 mmol/L +↑，降糖降脂治疗已4年余。入冬怯冷，进夏恶热贪凉，交春寐汗多于子时之后，劳后神疲目花糊，性冷少房欲，有痔血史。苔薄，脉细小弦滑。年过五旬，脾肾渐亏，治以健脾益肾之法，制膏代煎。

病例3 周某，男，62岁。

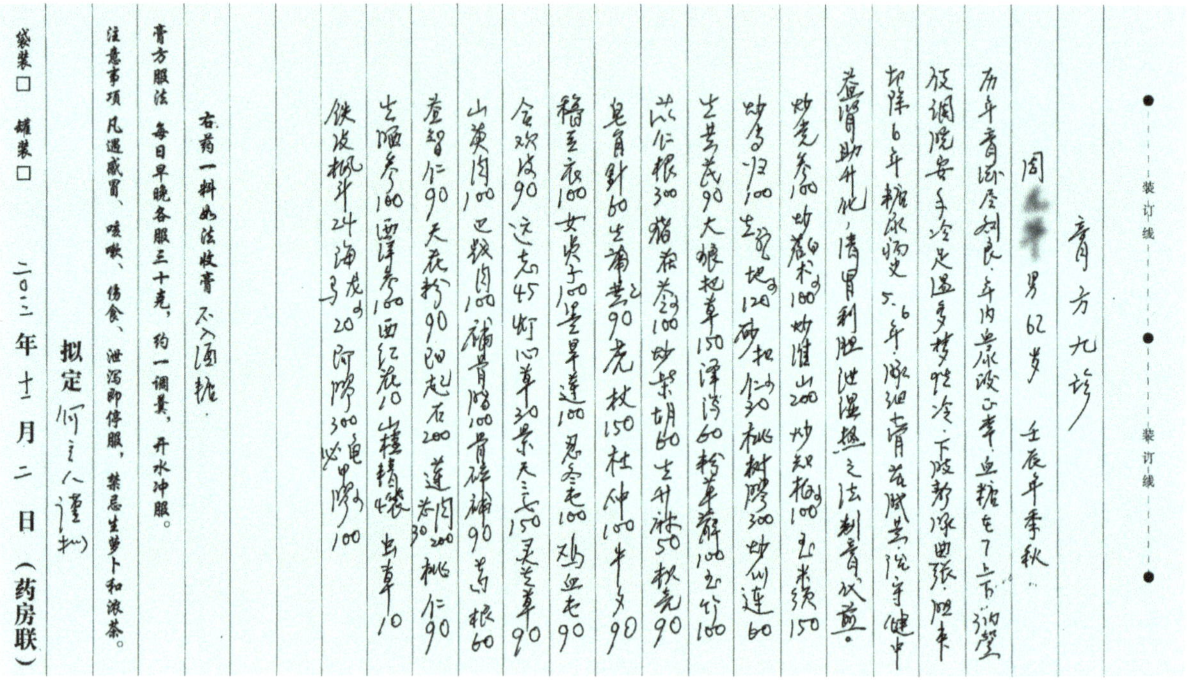
装订线

膏方九诊

周 男 62岁 壬辰年季秋

历年膏滋尽剂良，年内血尿酸正常，血糖在7上下，纳馨便调脘安，手冷足温，多梦性冷，下肢静脉曲张，胆囊切除6年，糖尿病史5、6年，脉细小滑，苔薄黄。治守健中益肾助升化，清胃利胆泄湿热之法，制膏代煎。

炒党参150 炒苍白术各100 炒淮山200 炒知柏各100 玉米须150
炒当归100 生熟地各120 砂扣仁各30 桃树胶300 炒川连60
生黄芪90 大狼把草150 泽泻60 粉萆薢100 玉竹100
芦根300 猪茯苓各100 炒柴胡60 生升麻50 枳壳90
鬼箭羽60 生蒲黄90包 虎杖150 杜仲100 牛膝90
穞豆衣100 女贞子100 墨旱莲100 忍冬藤100 鸡血藤90
合欢皮90 远志45 灯心草30 景天三七150 灵芝草90
山萸肉100 巴戟肉100 补骨脂100 骨碎补90 葛根60
益智仁90 天花粉90 阳起石200 莲肉200 莲须30 桃仁90
生晒参100 西洋参100 西红花10 山羊精囊4 甘草10
铁皮枫斗24 海马 海龙各20 阿胶300 龟甲胶100

右药一料如法收膏 不入酒糖

膏方服法 每日早晚各服三十克，约一调羹，开水冲服。

注意事项 凡遇感冒、咳嗽、伤食、泄泻即停服，禁忌生萝卜和浓茶。

拟定 何立人谨拟

二〇一二年十一月二日（药房联）

袋装□ 罐装□

[就诊时间] **壬辰年季秋，九诊谨拟**（2012年11月2日）。

· 历年膏滋尽剂良，年内血尿酸正常，血糖在7 mmol/L上下，纳馨便调脘安，手冷足温，多梦性冷，下肢静脉曲张，胆囊切除6年，糖尿病史五六年。脉细小滑，苔薄黄。治守健中益肾助升化，清胃利胆泄湿热之法。制膏代煎。

［就诊时间］癸巳年孟冬，十诊谨拟（2013年11月1日）。

・糖尿病史六七年，血糖7.5 mmol/L，头昏，枕项板滞，下肢静脉曲张，手足冷已解，余皆见安，胆囊切除已7年。脉细小弦，苔薄黄。岁前膏滋尽剂良，再守健中益肾助升化、利胆清胃泄湿热之法，制膏代煎。

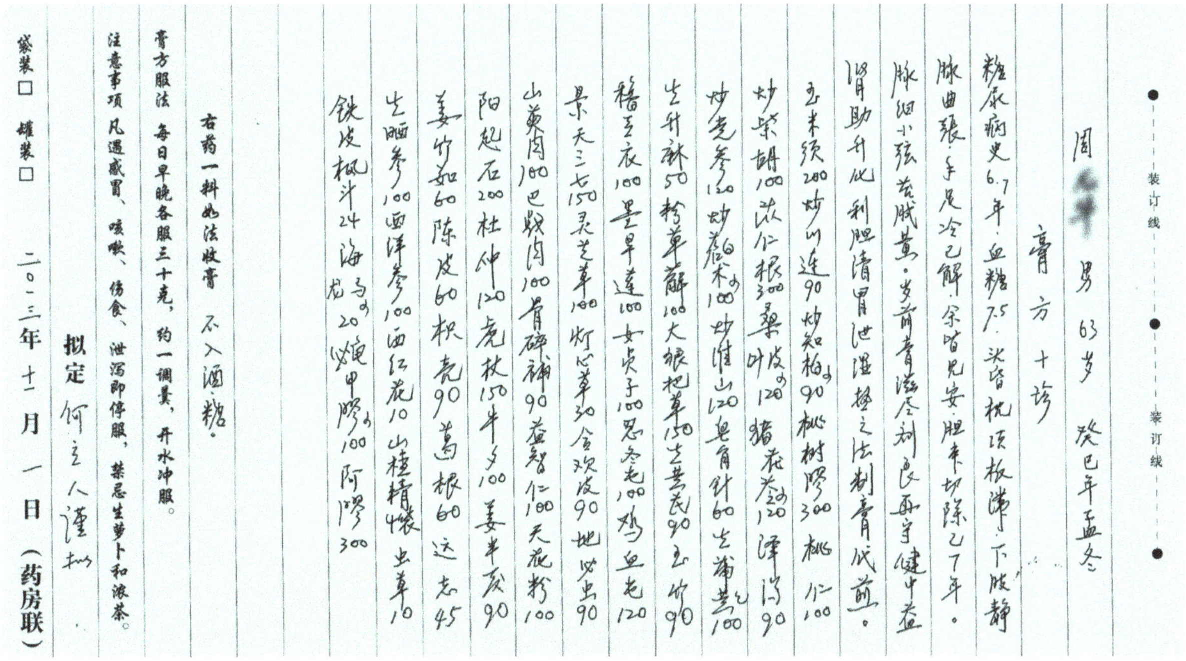
周[redacted] 男 63岁 癸巳年孟冬
膏方 十诊
糖尿病史6.7年，血糖7.5，头昏，枕项板滞，下肢静脉曲张，手足冷已解，余皆见安，胆囊切除已7年。脉细小弦，苔腻黄。岁前膏滋尽剂良，再守健中益肾助升化、利胆清胃泄湿热之法，制膏代煎。
玉米须200 炒川连90 炒知柏各90 桃树胶300 桃仁100
炒柴胡100 苡仁根300 桑叶皮各120 猪茯苓各120 泽泻90
炒党参120 炒苍白术各100 炒淮山120 鬼箭羽60 生蒲黄（包）100
生升麻50 鹿衔草100 大狼把草150 生黄芪90 玉竹90
穞豆衣100 墨旱莲100 女贞子100 忍冬藤100 鸡血藤120
景天三七150 灵芝草100 灯心草30 合欢皮90 地鳖虫90
山萸肉100 巴戟肉100 骨碎补90 益智仁100 天花粉100
阳起石200 杜仲120 虎杖150 牛膝100 姜半夏90
姜竹茹60 陈皮60 枳壳90 葛根60 远志45
生晒参100 西洋参100 西红花10 山楂精[illegible] 虫草10
铁皮枫斗24 海马 海龙各20 龟甲 鳖甲胶各100 阿胶300
右药一料如法收膏 不入酒、糖。
膏方服法 每日早晚各服三十克，约一调羹，开水冲服。
注意事项 凡遇感冒、咳嗽、伤食、泄泻即停服，禁忌生萝卜和浓茶。
拟定 何立人谨拟
二〇一三年十一月一日（药房联）
袋装□ 罐装□
装订线

病例4 葛某，女，71岁。

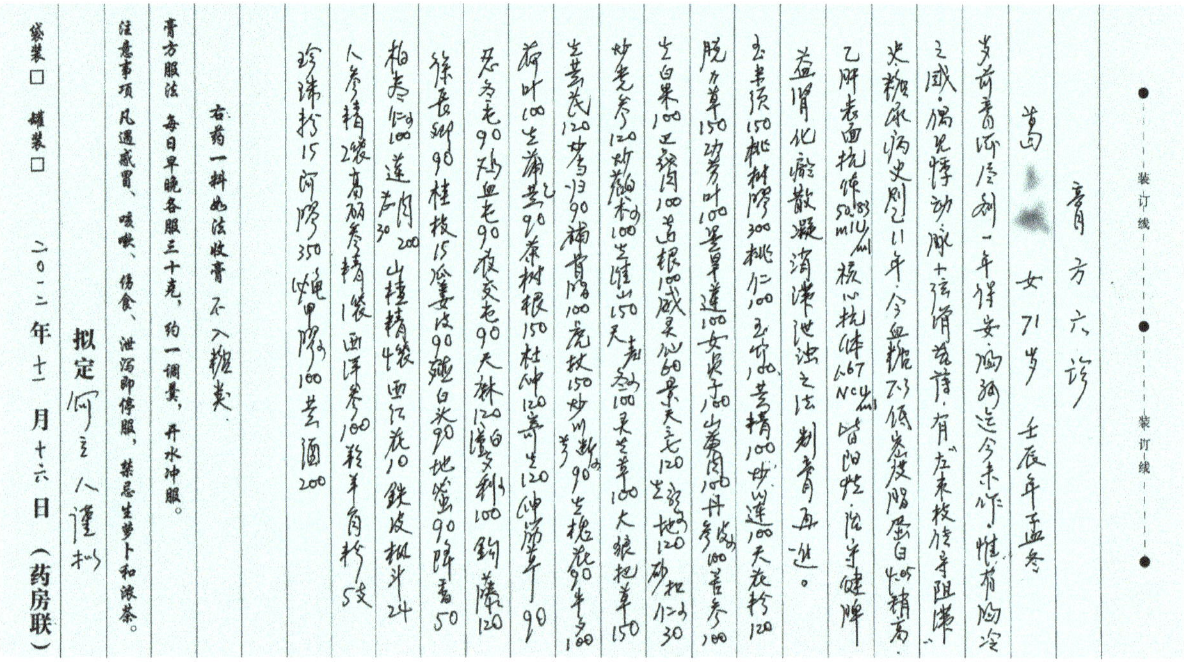

[就诊时间] **壬辰年孟冬，六诊谨拟**（2012年11月16日）。

· 岁前膏滋尽剂，一年得安，胸痛迄今未作，唯有胸冷之感，偶见悸动，脉小弦滑，苔薄。有“左束支传导阻滞”史，糖尿病史已11年。今血糖7.3 mmol/L，低密度脂蛋白4.05 mmol/L稍高。乙肝表面抗体50.83 mIU/ml，乙肝核心抗体1.67 NCU/ml，皆阳性。治守健脾益肾、化瘀散凝、消滞泄浊之法，制膏再进。

［就诊时间］ **癸巳年孟冬，七诊谨拟**（2013年11月8日）。

·头昏晕心时悸，中脘偶有痞痛，入冬指麻，脉细弦滑，舌净，糖尿病史12年，血糖6.5 mmol/L↑，有“左束支阻滞”，脂蛋白(a)↑418 mg/L，低密度脂蛋白3.63 mmol/L↑。岁前冬令服健脾益肾、化瘀散凝、消滞泄浊膏滋一料，尽剂颇适。际兹冬令，拟再续服，守法。

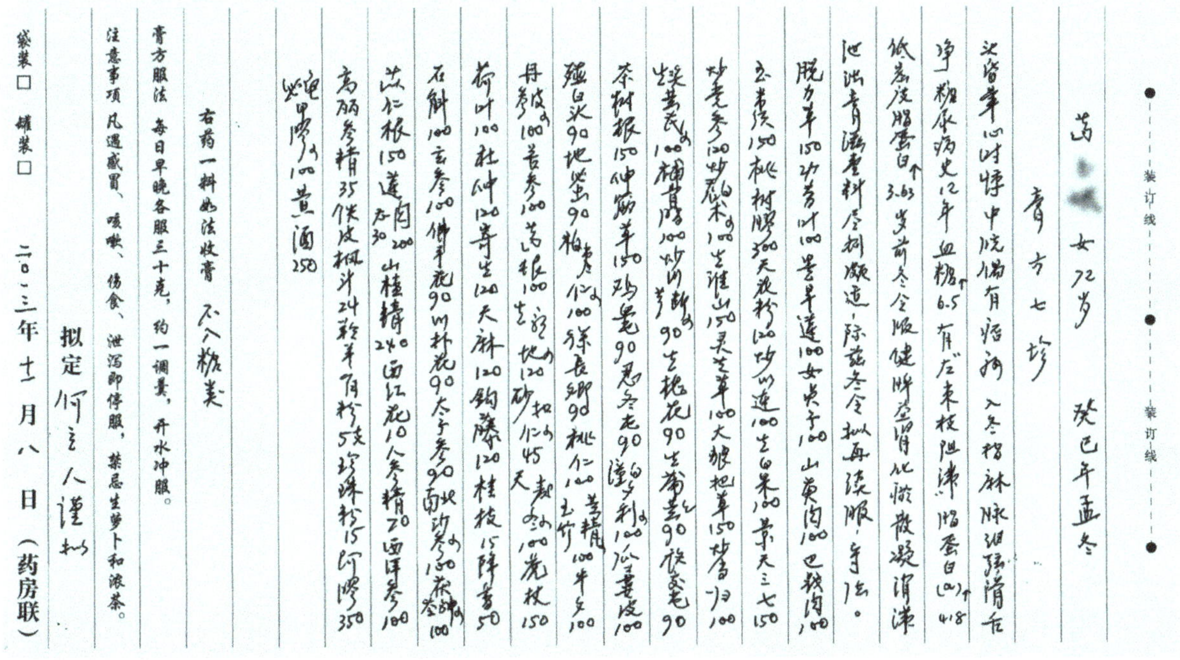
芮[redacted] 女 72岁 癸巳年孟冬
膏方七诊
头昏晕心时悸中脘偶有痞痛 入冬指麻 脉细弦滑舌
净 糖尿病史12年 血糖↑6.5 有左束枝阻滞 脂蛋白(a)↑418
低密度脂蛋白↑3.63 岁前冬令服健脾益肾化瘀散凝消滞
泄浊膏滋壹料 尽剂颇适，际兹冬令 拟再续服，守法。
脱力草150 功劳叶100 墨旱莲100 女贞子100 山萸肉100 巴戟肉100
云茯苓150 桃树胶300 天花粉120 炒川连100 生白果100 景天三七150
炒党参120 炒白术100 生淮山150 灵芝草100 大狼把草150 炒当归100
生炙黄芪各100 补骨脂100 炒川断 芎各90 生槐花90 生蒲黄90 [illegible]90
茶树根150 伸筋草150 鸡[illegible]90 忍冬花90 潼白蒺藜各100 瓜蒌皮100
薤白头90 地鳖虫90 柏枣仁各100 徐长卿90 桃仁100 玉竹 黄精100 牛夕100
丹参 丹皮各100 苦参100 葛根100 生熟地各120 砂仁 扣仁各45 天麦冬各100 虎杖150
荷叶100 杜仲120 寄生120 天麻120 钩藤120 桂枝15 降香50
石斛100 玄参100 佛手花90 川朴花90 太子参90 南北沙参各100 茯苓神各100
苡仁根150 莲肉200 芡30 山楂精240 西红花10 人参精20 西洋参100
高丽参精35 铁皮枫斗24 羚羊角粉5支 珍珠粉15 阿胶350
龟鳖甲胶各100 黄酒250
右药一料如法收膏 不入糖类
膏方服法 每日早晚各服三十克，约一调羹，开水冲服。
注意事项 凡遇感冒、咳嗽、伤食、泄泻即停服，禁忌生萝卜和浓茶。
拟定 何立人谨拟
瓶装□ 罐装□ 二〇一三年十一月八日（药房联）
装订线
装订线

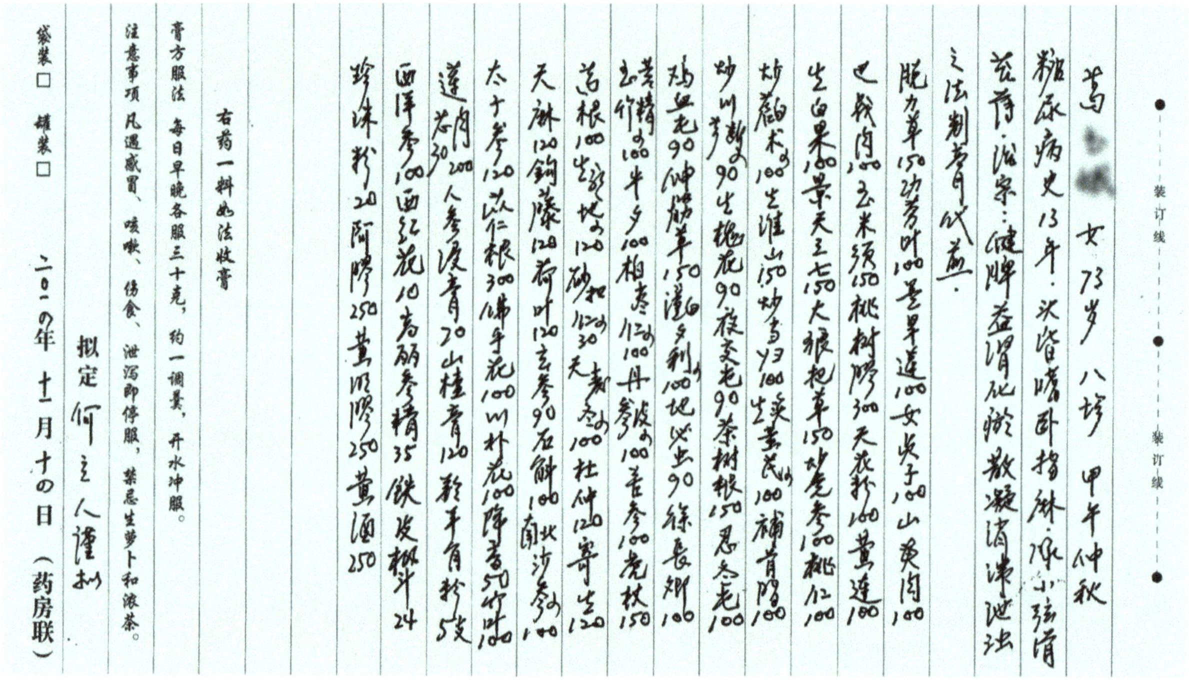

葛[redacted] 女 73岁 八诊 甲午仲秋

糖尿病史13年，头昏嗜卧，指麻，脉小弦滑

苔薄，治宗：健脾益肾，化瘀散凝，消滞泄浊

之法，制膏代煎。

脱力草150 功劳叶100 墨旱莲100 女贞子100 山萸肉100

巴戟肉100 玉米须150 桃树胶300 天花粉100 黄连100

生白果100 景天三七150 大狼把草150 炒党参100 桃仁100

炒苍白术各100 生淮山150 炒当归100 生炙黄芪各100 補骨脂100

炒川断 川芎各90 生槐花90 夜交藤90 茶树根150 忍冬藤100

鸡血藤90 伸筋草150 潼白蒺藜各100 地鳖虫90 丝瓜络100

黄精 玉竹各100 半夏100 柏枣仁各100 丹参 丹皮各100 苦参100 虎杖150

芦根100 生熟地各120 砂蔻仁各30 天麦冬各100 杜仲120 寄生120

天麻120 钩藤120 荷叶120 玄参90 石斛100 南北沙参各100

太子参120 薏苡仁根300 佛手花100 川朴花100 降香50 竹叶100

莲肉200 茯苓30 人参浸膏70 山楂膏120 羚羊角粉5支

西洋参100 西红花10 高丽参精35 铁皮枫斗24

珍珠粉20 阿胶250 黄明胶250 黄酒250

右药一料如法收膏

膏方服法 每日早晚各服三十克，约一调羹，开水冲服。

注意事项 凡遇感冒、咳嗽、伤食、泄泻即停服，禁忌生萝卜和浓茶。

拟定 何立人谨拟

二〇一〇年 十一月 十〇日 （药房联）

瓷装□ 罐装□

装订线

装订线

[就诊时间] 甲午年仲秋，八诊谨拟（2014年11月14日）。

· 糖尿病史13年，头昏嗜卧，指麻。脉小弦滑，苔薄。治宗健脾益肾，化瘀散凝，消滞泄浊之法。制膏代煎。

四、咳喘病调治

咳喘病多隶属于肺系疾病，其有虚实，实证多用清肺、宣肺、肃降肺气之法，虚证则以健脾、补肾、敛肺之法。对于久咳久病的病例，应当尤其重视肺阴不足与痰饮内伏这一组矛盾，可借鉴《金匮》的麦门冬汤里面麦冬和半夏的配伍，即滋阴养阴药和香燥化痰药配伍使用。对于燥咳的病例，其偏寒者可用杏苏散、偏热者可以桑杏汤，除此以外，还可使用清燥救肺汤，兼顾养阴益气之效。对于哮证、喘证，根据其程度不同，可以三类方子来区分，一为射干麻黄汤，二为小青龙汤，三为白果定喘汤。小青龙汤到白果定喘汤的变化当中，还有小青龙石膏汤用于肺胀咳而上气，烦躁而喘，心下有水气者。葶苈大枣泻肺汤也常用于治疗哮证、喘证、肺痈等疾病，甚至心衰病所致的喘息，亦可以葶苈大枣泻肺汤治之。

病例1 朱某，女，63岁。

[就诊时间] 丁亥年孟冬，一诊谨拟（2007年11月29日）。

咳嗽咳痰气促，感寒为因，季节交替易作，形寒肢冷，口干，咽燥咽红，艰寐。多食见中脘作胀，进食甘甜与咸味及海鲜易诱之。脉小细滑，苔薄。有胆石症、肺气肿史。肝脾肾俱虚，气失摄纳。治拟养肝健脾温肾，纳气，兼投化痰通络之法。制膏代煎。

桃杏仁各90 g	白僵蚕90 g	益智仁90 g	佛耳草90 g	莲肉200 g	黄酒50 g
炒当归90 g	地龙90 g	锁阳90 g	炙苏子90 g	白扁豆180 g	西红花6 g
生熟地黄各120 g	补骨脂90 g	山萸肉90 g	莱菔子120 g	大枣200 g	饴糖100 g
陈皮60 g	菟丝子90 g	巴戟肉90 g	白芥子90 g	淮小麦300 g	蜂蜜100 g
炒苍白术各90 g	炒党参120 g	炒淮山药90 g	泽漆90 g	生晒参100 g	
砂蔻仁各30 g	炙黄芪120 g	细辛30 g	皂角针60 g	西洋参100 g	上药一料，
郁金90 g	苦参60 g	柴前胡各90 g	玄参90 g	虫草10 g	如法收膏。
姜半夏90 g	生白果90 g	川象贝母各90 g	鹿衔草90 g	河车粉冲50 g	
天麦冬各90 g	紫石英180 g	炒防风90 g	炒黄芩60 g	蛤蚧去头足研，冲1对	
远志30 g	仙茅60 g	坎炁10根	金钱草180 g	陈阿胶300 g	
五味子30 g	仙灵脾60 g	茯苓180 g	灵芝草90 g	白冰糖200 g	

[就诊时间] 戊子年孟冬，二诊谨拟（2008年11月27日）。

岁前膏滋一料尽剂皆良。慢支肺气肿、哮喘，宿痰年有数度发作，必欲入院静滴用药，而今全年未见，即有发作仅需口服药片即安。夜有口渴，大便干结，虽日行但量少，余皆安，脉小滑，苔薄。胆石症无所苦。缓则治本，调补肺脾肾三脏，制膏代煎。

炒党参150 g	紫石英300 g	益智仁90 g	穞豆衣90 g	桑叶皮各120 g	南北沙参各120 g
炒苍白术各150 g	补骨脂90 g	白僵蚕90 g	女贞子90 g	地骨皮120 g	炒党参90 g
炒淮山药150 g	骨碎补90 g	地龙90 g	墨旱莲90 g	鱼腥草300 g	炒黄芩90 g
生熟地黄各180 g	杜仲300 g	蝉衣90 g	桑椹子100 g	鹿衔草300 g	生晒山参粉冲6 g
砂蔻仁各30 g	坎炁10根	水蛭15 g	百合90 g	清黛末包30 g	西洋参100 g
炙黄芪180 g	巴戟肉120 g	玉竹90 g	苦参90 g	炙蒌仁90 g	虫草10 g
炒当归120 g	山萸肉120 g	黄精90 g	生白果90 g	郁李仁90 g	珍珠粉冲15 g
天麦冬各90 g	甜苁蓉90 g	脱力草300 g	桃杏仁各90 g	麻仁90 g	珍珠粉冲15 g
五味子30 g	菟丝子90 g	功劳叶100 g	灵芝草90 g	葶苈子包300 g	蛤蚧去头足研，冲1对
远志30 g	锁阳90 g	川贝母90 g	景天三七90 g	大枣200 g	西红花10 g

胡桃肉 150 g	阿胶 300 g	饴糖 150 g	黄酒 100 g	上药一料，
莲肉 200 g	鳖龟甲胶 100 g	冰糖 250 g	蜂蜜 100 g	如法收膏。

病例2 李某，男31岁。

[就诊时间] **丙戌年季秋，一诊谨拟（2006年10月26日）。**

而立之年，自幼罹有哮喘宿疾，安有20余载，岁初见发，刻安。头晕胀，少寐艰，寐多梦，舒张压增高月余，胸宇似闷似束，左肩背痛及右，见于操劳繁忙之后。纳少口不渴。脉细弦苔薄。肺肾素弱，心肝气盛，神魂难安。治拟补益肺肾之虚，调和心肝之气，安宁神魂之所。际兹冬令，制膏代煎。

玉竹 120 g	五味子 30 g	茯神 300 g	姜黄 45 g	灵芝草 100 g	珍珠粉[冲] 12 g
黄精 120 g	砂蔻仁[各] 30 g	炙蒌皮 60 g	龙骨 300 g	旋覆花[包] 60 g	河车粉[冲] 30 g
山萸肉 120 g	功劳叶 100 g	天麻 90 g	紫贝齿 300 g	姜半夏 60 g	陈阿胶 300 g
巴戟肉 120 g	脱力草 120 g	潼白蒺藜[各] 120 g	川象贝母[各] 90 g	北秫米[包] 120 g	白冰糖 250 g
生淮山药 150 g	穞豆衣 100 g	炒防风 100 g	坎炁 10根	莲肉 200 g	黄酒 100 g
淮小麦 300 g	女贞子 100 g	汉防己 100 g	炙黄芪 90 g	大枣 200 g	
炒当归 120 g	旱墨莲 100 g	补骨脂 90 g	炒柴胡 60 g	生晒参 100 g	上药一料，
生熟地黄[各] 120 g	柏枣仁[各] 180 g	葛根 90 g	枳壳 60 g	虫草 10 g	如法收膏。
益智仁 100 g	合欢皮 300 g	威灵仙 60 g	陈皮 30 g	羚羊角粉[冲] 3 g	

[就诊时间] **丁亥年季秋，二诊谨拟（2007年11月8日）。**

岁前膏滋一料尽剂良。年内哮喘未作，中脘安。头时昏晕，项背几几，左肩胛下痛。艰寐多梦，急躁难安，胸闷，舒张压高，今血压为142/92 mmHg。脉细弦滑，苔薄。心肝大盛，神魂难安。治拟柔养清镇之法并进，制膏代煎。

制首乌 150 g	茯神 300 g	百合 90 g	杜仲 90 g	陈皮 45 g	河车粉[冲] 30 g
枸杞子 120 g	穞豆衣 90 g	威灵仙 90 g	牛膝 90 g	姜半夏 60 g	陈阿胶 300 g
山萸肉 180 g	女贞子 90 g	全狗脊 90 g	炒知柏[各] 60 g	枳壳 90 g	白冰糖 250 g
巴戟肉 60 g	旱墨莲 90 g	防风己[各] 90 g	灯心草 30 g	竹茹 50 g	黄酒 100 g
生熟地黄[各] 90 g	玉竹 150 g	天麻 150 g	泽泻 90 g	莲心 30 g	
砂蔻仁[各] 30 g	淮小麦 300 g	潼白蒺藜[各] 90 g	车前子[包] 300 g	莲肉 200 g	上药一料，
炒淮山药 120 g	柏枣仁[各] 300 g	虎杖 90 g	玉米须 150 g	大枣 200 g	如法收膏。
丹参 90 g	五味子 30 g	脱力草 180 g	川象贝母[各] 90 g	生晒参 100 g	
天麦冬[各] 90 g	葛根 90 g	功劳叶 90 g	夏枯草 60 g	虫草 10 g	
合欢皮 300 g	炙蒌皮 90 g	炒黄芩 60 g	石菖蒲 60 g	羚羊角粉[冲] 6 g	
远志 45 g	郁金 90 g	炒川连 30 g	陈胆墨 60 g	珍珠粉[冲] 15 g	

病例3 李某，女，30岁。

［就诊时间］**戊子年孟冬，一诊谨拟**（2008年11月17日）。

咳嗽咳痰少，全年不休，形寒怯冷，四肢不温，暑天咳剧，冬令口渴受寒则有痛经，经色紫暗，颜面多痘，肌肤作痒，带下量多色微黄，经临腰骶酸痛。过劳多思，头发早白，寐多梦扰，急躁。脉细小，苔薄微腻，有鼻炎、咽炎、气管炎史。土虚肺寒木郁，痰凝水亏。治拟健中温肺，清气通经滋肾之法。制膏代煎。

玉米须300 g	制首乌200 g	苦参90 g	炙百部90 g	炒知柏[各]90 g	陈阿胶300 g
山萸肉150 g	枸杞子200 g	生白果90 g	川象贝母[各]90 g	芡实90 g	鳖龟甲胶[各]100 g
巴戟肉150 g	穞豆衣90 g	细辛25 g	炙黄芪90 g	杜仲90 g	鹿角胶60 g
脱力草300 g	女贞子90 g	干姜30 g	生栀子120 g	炒川芎90 g	黄酒200 g
炒党参120 g	墨旱莲90 g	益母草90 g	辛夷90 g	炒川断120 g	白冰糖300 g
炒苍白术[各]90 g	玉竹90 g	制香附90 g	炒黄芩90 g	牛膝90 g	羚羊角粉[冲]20 g
炒淮山药90 g	黄精90 g	野菊花30 g	姜半夏90 g	高丽参精35 g	枫斗30 g
茯神300 g	脱力草300 g	大狼把草300 g	北秫米[包]300 g	西洋参100 g	饴糖100 g
陈皮60 g	功劳叶90 g	炒防风90 g	淮小麦300 g	虫草10 g	蜂蜜10 g
炒当归90 g	山萸肉90 g	巴戟肉90 g	莲心30 g	河车粉[冲]60 g	
生熟地[各]90 g	桑叶皮[各]90	补骨脂90 g	莲肉200 g	西红花6 g	上药一料，
砂蔻仁[各]30 g	青黛末[包]60 g	炒柴前胡[各]90 g	大枣200 g	珍珠粉[冲]20 g	如法收膏。

五、不寐调治

不寐之病，当以脏腑气血阴阳辨证为纲，务使详辨其虚实而论治，认为不寐其因有四。其一思虑劳倦太过，伤及心脾。心伤则阴血暗耗，神不守舍；脾伤则食少纳呆，生化之源不足，营血亏虚，不能上奉于心，以致心神不安。其二阳不交阴，心肾不交。素体虚弱或久病之人，肾阴耗伤，不能上奉于心，水不济火，则心阳独亢；或五志过极，心火内炽，不能下交于肾，心肾失交，心火亢盛，热扰神明，神志不宁，因而不寐。其三阴虚火旺，肝阳扰动。情志所伤，肝失条达，气郁不舒，郁而化火，火性上炎，或阴虚阳亢扰动心神，神不安宁以致不寐。其四心虚胆怯，心神不安。心虚胆怯，处事无权，遇事易惊，心神不安，亦能导致不寐。其治，虚者如心脾亏虚者用归脾汤，心胆气虚者用安神定志丸，肝血不足者用酸枣仁汤，阴虚火旺者用黄连阿胶汤，心肾不交者用交泰丸。实者如痰热内扰者用温胆汤，肝郁化火者用龙胆泻肝汤，瘀血内阻者用血府逐瘀汤等。

病例1 赵某，男，55岁。

［就诊时间］**辛卯年孟冬，一诊谨拟**（2011年11月16日）。

夜寐安卧依赖安眠之物已七八载，亦仅得助2～3小时，入睡且艰。心烦焦躁，头昏腰酸，房劳之乏力。酒后脘痛，肠鸣漉漉，大便不实。有慢性鼻炎史、腰椎间盘突出症手术史、饮酒史，查见三酰甘油偏高。脉弦细滑但脉力不匀，苔薄腻白。劳伤心脾肝肾与肺金，气运蒸化输布、升降皆失其常。治以养心气，健脾气，调肝气，益肾气，宣肺气之法融于一炉。制膏代煎。

淮小麦300 g	炒当归120 g	百合120 g	苦参100 g	虎杖150 g	羚羊角粉[冲]6 g
柏枣仁[各]150 g	生熟地黄[各]120 g	葛花120 g	生白果90 g	杜仲150 g	琥珀15 g
合欢皮200 g	砂蔻仁[各]45 g	枳椇子120 g	石菖蒲90 g	桑寄生150 g	冰糖200 g
夜交藤200 g	穞豆衣120 g	连翘90 g	郁金90 g	金狗脊120 g	饴糖150 g
姜半夏90 g	桑椹子120 g	玫瑰花90 g	绿梅花50 g	人参精140 g	黄酒250 g
北秫米[包]300 g	灵芝草100 g	大狼把草150 g	佛手花100 g	铁皮枫斗24 g	
茯苓神[各]150 g	景天三七100 g	益智仁120 g	厚朴花100 g	虫草15 g	上药一料，
陈皮50 g	泽泻90 g	锁阳120 g	生薏苡仁300 g	山楂精180 g	如法收膏。
炒党参120 g	炒柴胡90 g	巴戟肉120 g	莲心30 g	西红花15 g	
炒苍白术[各]120 g	枳壳90 g	山萸肉120 g	莲肉200 g	阿胶350 g	
炒淮山药120 g	炒川连60 g	芡实150 g	大枣200 g	鳖龟甲胶[各]100 g	
脱力草150 g	肉桂20 g	肉果90 g	玉米须150 g	珍珠粉30 g	

随访：膏滋尽剂1个月后门诊来诊，谓膏滋服用初起效果颇验，夜寐增至4～5小时，大便转调，心中安，颇为欣喜。后自行将安眠药物减半，与膏滋同服，入寐较前虽有减慢，但坚持不加量西药。现膏滋服用尽剂，安眠药量同前，为求进一步巩固疗效拟门诊随访，冀脱离夜服安眠药之苦。

按 有酒毒伤胃络，脾虚不运，后天之本无以化生气血致使知天命之年肾元亏耗，又有手术耗伤之因，肺卫不固，久而累及心神，下焦肾阴不能济于上，上交心阳燔灼，夜间阳不入阴，虽有安眠之药相助，但终无济于事，故当以清君相之火兼顾，五脏同调，并治气血耗伤、酒毒克络之本，以达安神之效。

病例2 何某，男，46岁。

［就诊时间］丁亥年季秋，一诊谨拟（2007年11月15日）。

夜寐不酣，稍有头晕胀，近来血压渐高达于160/100 mmHg。今测得140/80 mmHg，心率60次/分，律齐。血脂偏高，纳馨，二便调，心胸安。脉细小弦滑，苔薄。劳心劳力之际，精血暗汲。治疗拟补益调摄为宜，制膏代煎。

炒党参120 g	生熟地黄[各]120 g	穞豆衣120 g	天麻90 g	玉竹90 g	丹参皮[各]90 g
炒苍白术[各]90 g	枸杞子90 g	女贞子90 g	生石决明300 g	黄精90 g	山萸肉90 g
炒当归90 g	制首乌120 g	潼白蒺藜[各]90 g	脱力草300 g	玉米须90 g	巴戟肉90 g

炙黄芪120 g	夜交藤300 g	炒黄连30 g	苦参90 g	陈阿胶250 g	上药一料，
炒淮山药120 g	柏枣仁[各]300 g	肉桂10 g	生白果90 g	龟板胶100 g	如法收膏。
茯苓90 g	五味子30 g	莲心30 g	生晒参100 g	鳖甲胶100 g	
麦冬90 g	淮小麦300 g	莲肉200 g	西洋参100 g	白冰糖250 g	
楮实子90 g	灯心草30 g	大枣200 g	虫草10 g	饴糖100 g	
桑椹子90 g	杜仲90 g	炒白芍90 g	珍珠粉[冲]25 g	黄酒100 g	
合欢皮300 g	桑寄生90 g	大狼把草300 g	羚羊角粉[冲]3 g		

［就诊时间］**戊子年季秋，二诊谨拟**（2008年11月6日）。

岁前膏滋一料尽剂，可安数月。烦心操劳寐又不酣，急躁，胸痛则为偶尔且为瞬息之感。年内血压趋平稳，今为135/80 mmHg，降压药自行停服已多时，心胸安。脉细小弦滑，苔薄微腻。查见三酰甘油7.45 mmol/L，胆固醇：5.9 mmol/L，尿酸：470 μmol/L，丙氨酸转氨酶44 U/L，皆增高。高密度脂蛋白：0.82 mmol/L，下降。精血暗损，治守原膏滋补益调摄之法，制膏代煎。

墨旱莲100 g	炒党参100 g	生蒲黄[包]240 g	玉竹90 g	莪术90 g	黄酒100 g
女贞子100 g	炒苍白术[各]90 g	生槐花120 g	黄精90 g	莲心30 g	龟板胶100 g
山萸肉120 g	炒当归90 g	荷叶120 g	柏枣仁[各]300 g	莲肉200 g	鳖甲胶100 g
巴戟肉120 g	脱力草150 g	虎杖150 g	茯神300 g	大枣200 g	西红花10 g
天麻180 g	功劳叶150 g	生楂曲[各]150 g	合欢皮300 g	生晒参100 g	白冰糖200 g
穞豆衣120 g	生石决明300 g	杜仲150 g	炒川连30 g	西洋参100 g	饴糖100 g
桑椹子90 g	潼白蒺藜[各]90 g	桑寄生150 g	肉桂15 g	虫草10 g	
楮实子90 g	制首乌120 g	大狼把草180 g	琥珀60 g	珍珠粉[冲]30 g	上药一料，
生熟地黄[各]120 g	枸杞子120 g	炙黄芪90 g	苦参60 g	羚羊角粉[冲]6 g	如法收膏。
砂蔻仁[各]30 g	玉米须300 g	炒淮山药90 g	生白果60 g	陈阿胶100 g	

病例3 彭某，女，60岁。

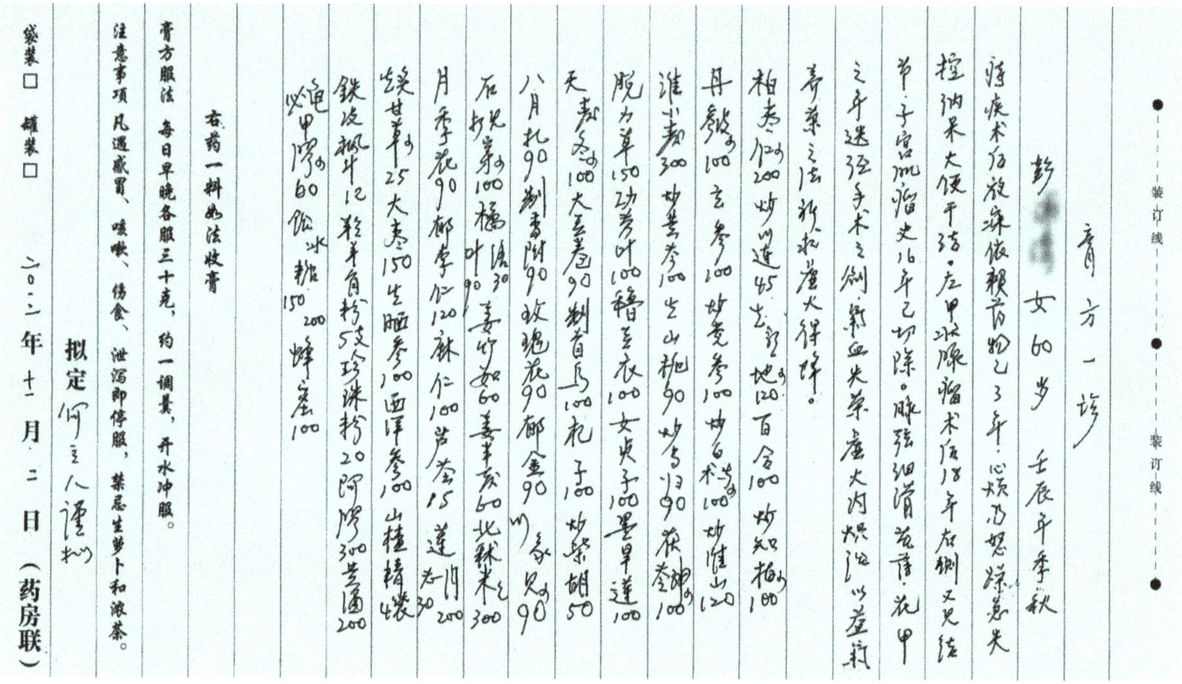
膏方一诊
彭[redacted] 女 60岁 壬辰年季秋
痔疾术后夜寐依赖药物已3年，心烦易怒，躁急失控，纳呆大便干结。左甲状腺瘤术后18年，右侧又见结节，子宫肌瘤史16年已切除。脉弦细滑，苔薄。花甲之年迭经手术之创，气血失荣，虚火内炽，治以益气养荣之法，祈求虚火得降。
柏子仁200 炒川连45 生熟地各120 百合100 炒知柏各100
丹参100 玄参100 炒党参100 炒白术100 炒怀山120
淮小麦300 炒黄芩100 生山栀90 炒当归90 茯苓神各100
脱力草150 功劳叶100 穞豆衣100 女贞子100 墨旱莲100
天麦冬各100 大玄参90 制首乌100 杞子100 炒柴胡50
八月札90 制香附90 玫瑰花90 郁金90 川象贝各90
石见穿100 橘叶90 橘络30 姜竹茹60 姜半夏60 北秫米包300
月季花90 郁李仁120 麻仁100 芦荟15 莲心30 200
炙甘草25 大枣150 生晒参100 西洋参100 山楂精4袋
铁皮枫斗12 羚羊角粉5支 珍珠粉20 阿胶300 黄酒200
龟甲胶60 鳖甲胶60 饴糖150 冰糖200 蜂蜜100
右药一料如法收膏
膏方服法 每日早晚各服三十克，约一调羹，开水冲服。
注意事项 凡遇感冒、咳嗽、伤食、泄泻即停服，禁忌生萝卜和浓茶。
拟定 何立人谨拟
二○一二年十一月二日（药房联）
袋装□ 罐装□
装订线

[就诊时间] 壬辰年季秋，一诊谨拟（2012年11月2日）。

· 痔疾术后夜寐依赖药物已3年，心烦易怒，躁急失控，纳呆大便干结。左甲状腺瘤术后18年，右侧又见结节，子宫肌瘤史16年已切除。脉弦细滑，苔薄。花甲之年迭经手术之创，气血失荣，虚火内炽。治以益气养荣之法，祈求虚火得降。

［就诊时间］癸巳年孟冬，二诊谨拟（2013年11月15日）。

·岁前首次进服益气养荣膏滋一料，尽剂颇适，心烦躁怒之状已减，寐则仍赖药相助，头晕，膝足欠利，足底疼。脉小苔薄润，三酰甘油2.79 mmol/L↑，胆固醇6.23 mmol/L↑，脂蛋白（a）324 mg/L。左甲状腺瘤手术后19年，子宫肌瘤手术17年，痔疾手术4年。气血亏损，筋脉失濡，心脑失养。治守原膏滋意，益气养荣，制膏续再服。

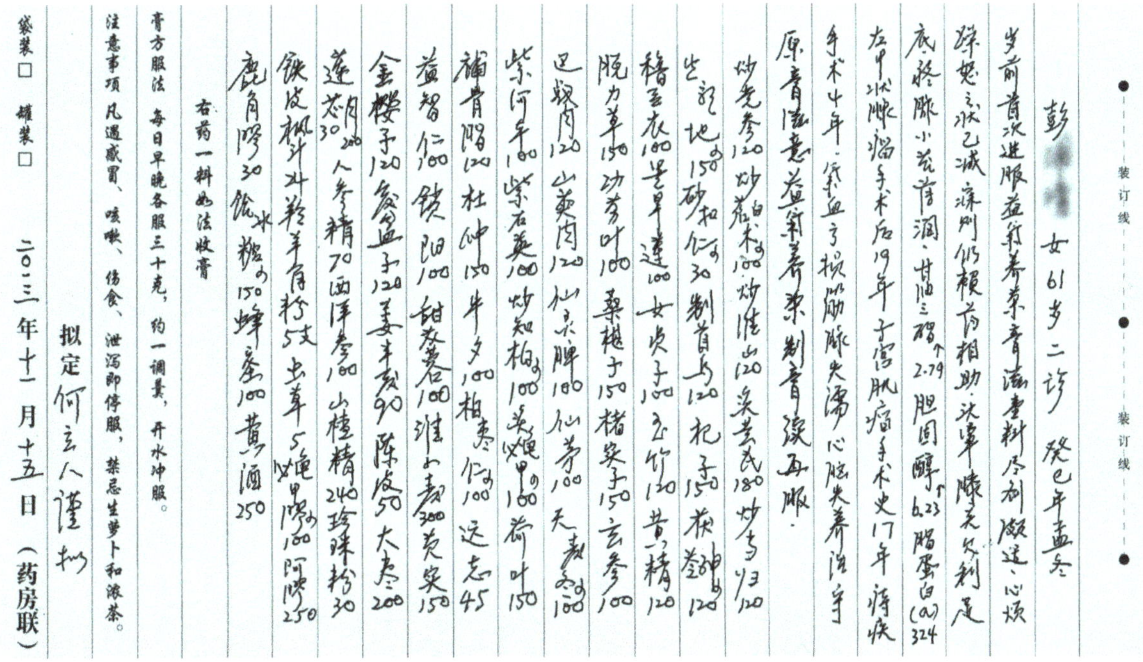
彭　女　61岁　二诊　癸巳年孟冬
岁前首次进服益气养荣膏滋一料尽剂颇适，心烦躁怒之状已减，寐则仍赖药相助，头晕，膝足欠利，足底疼。脉小苔薄润，甘油三酯↑2.79 胆固醇↑6.23 脂蛋白(a)324
左甲状腺瘤手术后19年，子宫肌瘤手术史17年，痔疾手术4年。气血亏损，筋脉失濡，心脑失养。治守原膏滋意，益气养荣，制膏续再服。
炒党参120 炒白术100 炒淮山120 炙黄芪180 炒当归120
生熟地各150 砂仁30 制首乌120 杞子150 茯苓神各120
穞豆衣100 墨旱莲100 女贞子100 玉竹120 黄精120
豨莶草150 功劳叶100 桑椹子150 楮实子150 玄参100
龙眼肉120 山萸肉120 仙灵脾100 仙茅100 天麦冬各100
紫河车100 紫石英100 炒知柏各100 炙鳖甲100 荷叶150
補骨脂120 杜仲150 牛夕100 柏枣仁各100 远志45
益智仁100 锁阳100 甜苁蓉100 淮小麦300 芡实150
金樱子120 覆盆子120 姜半夏90 陈皮50 大枣200
莲芯30 莲肉200 人参精70 西洋参100 山楂精240 珍珠粉30
铁皮枫斗粉5支 羚羊角粉5支 虫草5 鳖甲胶100 阿胶250
鹿角胶30 饴糖冰糖各150 蜂蜜100 黄酒250
右药一料如法收膏
膏方服法　每日早晚各服三十克，约一调羹，开水冲服。
注意事项　凡遇感冒、咳嗽、伤食、泄泻即停服，禁忌生萝卜和浓茶。
拟定　何立人谨拟
袋装□　罐装□
二〇一三年十一月十五日（药房联）
装订线

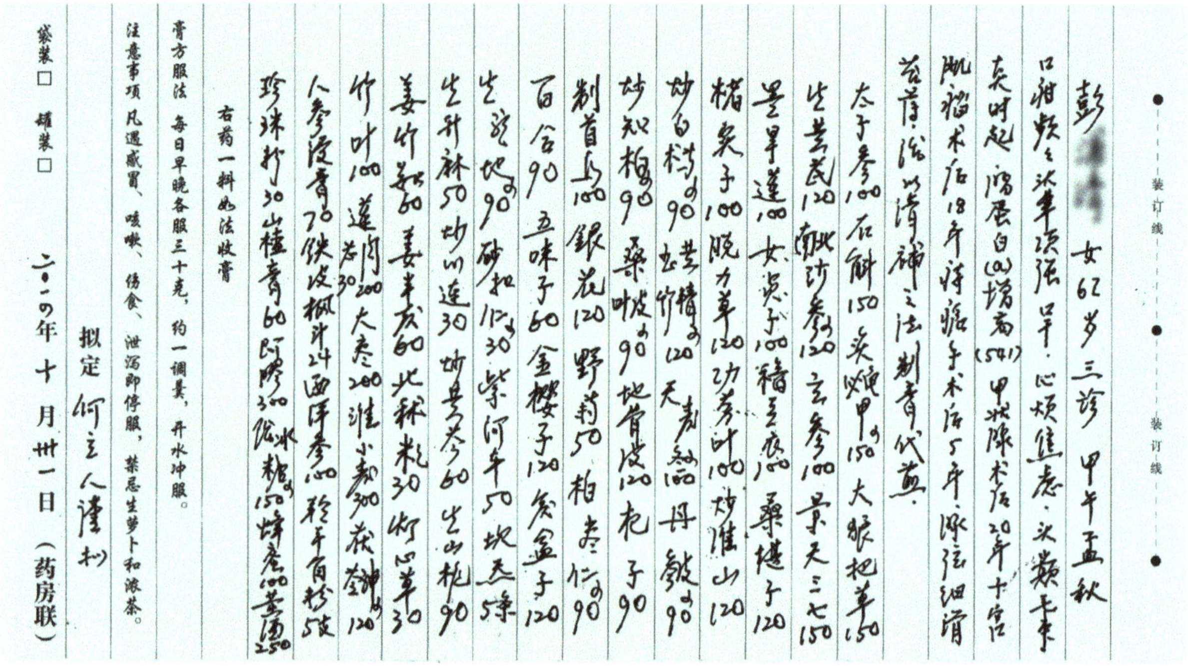

[就诊时间] 甲午年孟秋，三诊谨拟（2014年10月31日）。

· 口疳频频，头晕项强，口感，心烦焦虑，头巅毛囊炎时起，脂蛋白（a）增高（541 mg/L）。甲状腺术后20年，子宫肌瘤术后18年，痔瘤手术后5年。脉弦细滑，苔薄。治以清补之法，制膏代煎。

病例4 陈某，女，51岁。

［就诊时间］**甲午年孟冬，一诊谨拟**（2014年11月27日）。

·多由气郁寐艰，头昏晕，脘胁不适，经水紊乱年内仅临2次，量且少，已又2个月未应。剖腹产史31年，宫外孕手术史5年，黄疸肝炎史2年。脉细小弦缓，苔薄。肝脾肾不足，气血耗伤，治以柔肝健脾益肾、补气血之法，制膏代煎。

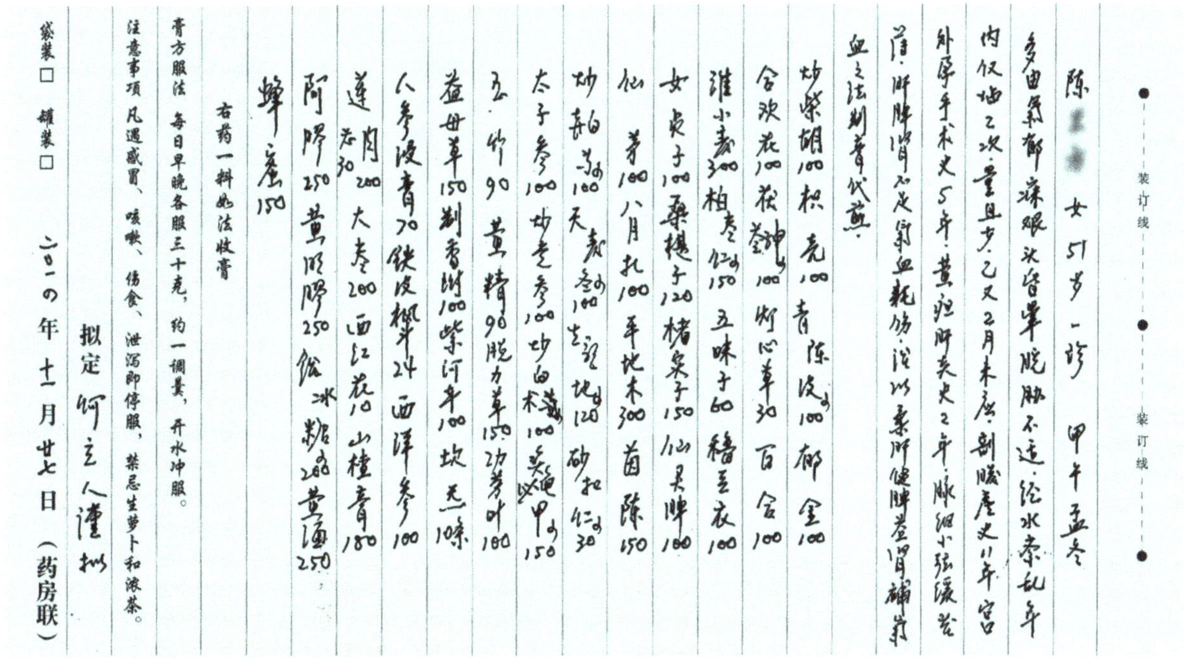

陈[redacted] 女 51岁 一诊 甲午孟冬

多由气郁寐艰，头昏晕，脘胁不适，经水紊乱年内仅临2次，量且少，已又2月未应，剖腹产史31年，宫外孕手术史5年，黄疸肝炎史2年，脉细小弦缓，苔薄，肝脾肾不足，气血耗伤，治以柔肝健脾益肾补气血之法，制膏代煎。

炒柴胡100 枳壳100 青陈皮各100 郁金100

合欢花100 茯苓神各100 灯心草30 百合100

淮小麦300 柏枣仁各150 五味子60 穞豆衣100

女贞子100 桑椹子120 楮实子150 仙灵脾100

仙茅100 八月札100 平地木300 茵陈150

炒杭白芍各100 天麦冬各100 生熟地各120 砂蔻仁各30

太子参100 炒党参100 炒白术苍术各100 炙龟鳖甲各150

玉竹90 黄精90 脱力草150 功劳叶100

益母草150 制香附100 紫河车100 坎炁10条

人参须青70 铁皮枫斗24 西洋参100

莲肉200 芡30 大枣200 西红花10 山楂膏180

阿胶250 黄明胶250 饴冰糖各200 黄酒250

蜂蜜150

右药一料如法收膏

膏方服法 每日早晚各服三十克，约一调羹，开水冲服。

注意事项 凡遇感冒、咳嗽、伤食、泄泻即停服，禁忌生萝卜和浓茶。

拟定 何立人谨拟

纸装□ 罐装□ 二〇一〇年 十一月 廿七日 （药房联）

装订线

六、甲状腺疾病调治

病例1 夏某，女，44岁。

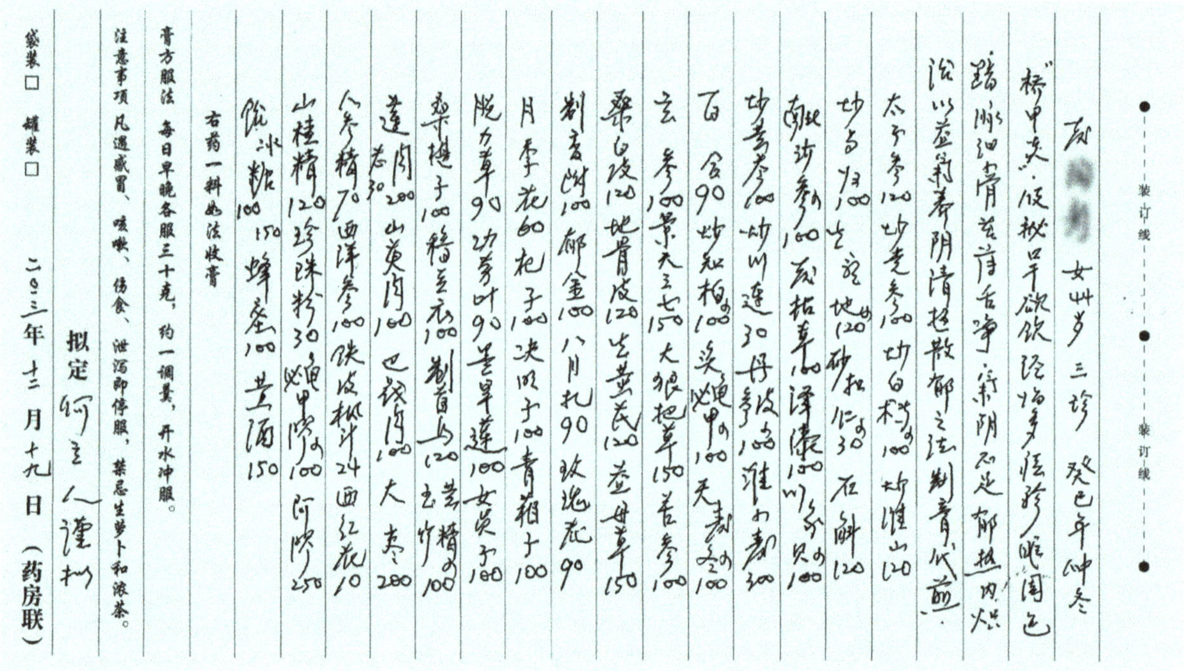
[redacted] 女44岁 三诊 癸巳年仲冬

"桥甲炎"，便秘口干欲饮，经临多，痘疹，眶周已暗。脉细小滑，苔薄舌净。气阴不足，郁热内炽。治以益气养阴清热散郁之法，制膏代煎。

太子参120 炒党参100 炒白术100 炒淮山120

炒当归100 生熟地各120 砂仁30 石斛120

南北沙参各100 炙甘草100 泽泻100 川贝母100

炒黄芩100 炒川连30 丹皮100 淮小麦300

百合90 炒知柏各100 炙鳖甲100 天麦冬各100

玄参100 景天三七150 大狼把草150 苦参100

桑白皮120 地骨皮120 生黄芪120 益母草150

制香附100 郁金100 八月札90 玫瑰花90

月季花60 杞子100 决明子100 青葙子100

脱力草90 功劳叶90 墨旱莲100 女贞子100

桑椹子100 穞豆衣100 制首乌120 黄精100 玉竹100

莲肉200 芡实30 山萸肉100 巴戟肉100 大枣200

人参精70 西洋参100 陕皮枫斗24 西红花10

山楂精120 珍珠粉30 鳖甲胶100 阿胶250

饴冰糖各150 蜂蜜100 黄酒150

右药一料如法收膏

膏方服法 每日早晚各服三十克，约一调羹，开水冲服。

注意事项 凡遇感冒、咳嗽、伤食、泄泻即停服，禁忌生萝卜和浓茶。

拟定 何立人谨拟

二〇一三年十二月十九日

瓷装□ 罐装□

（药房联）

装订线

［就诊时间］癸巳年仲冬，三诊谨拟（2013年12月19日）。

·"桥甲炎（桥本甲状腺炎）"，便秘口干欲饮，经临多，痘疹，眶周已暗。脉细小滑，苔薄舌净。气阴不足，郁热内炽。治以益气养阴，清热散郁之法。制膏代煎。

[就诊时间] **乙未年季秋，四诊谨拟**（2015年10月22日）。

· 多思焦虑，郁怒，脘腹、肌肤、肢节多胀感，心悸寐艰，多矢气，多汗多眼眵，便稀次多，尿急或失约，渴饮。有胆汁反流性胃炎史，宫颈炎史，白内障手术史，经调。苔薄，脉小滑。肝脾不和，气郁气逆走窜，心肾失交。治以和肝脾，交心肾，散郁热之法。制膏代煎。

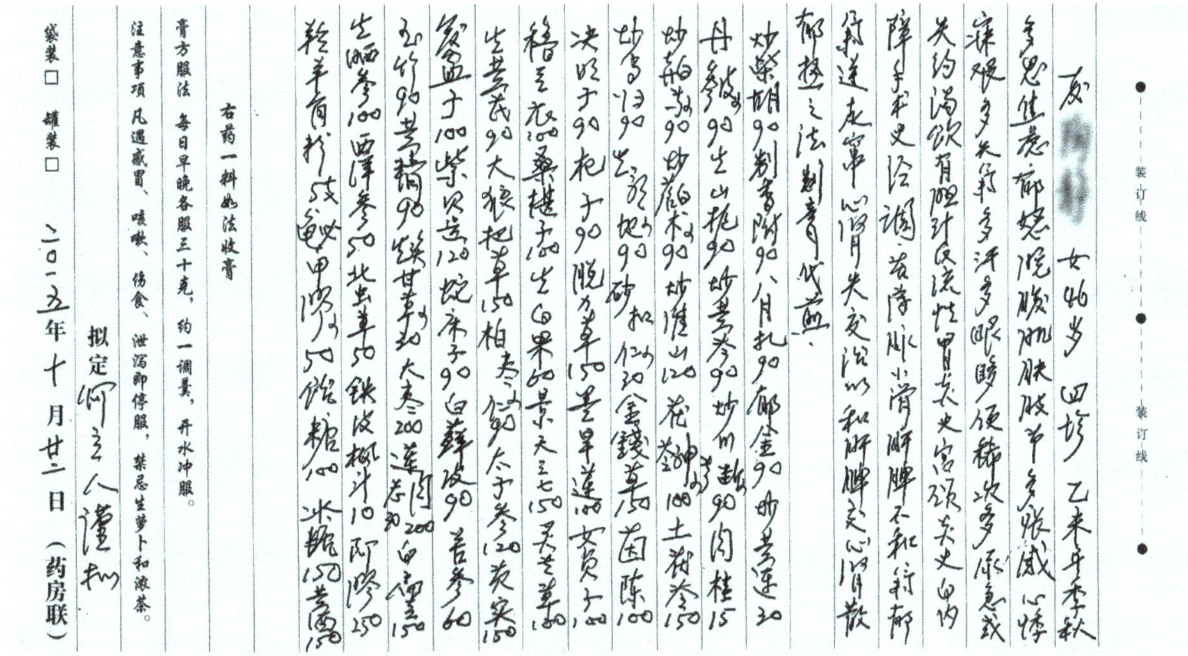
友[redacted] 女46岁 四诊 乙未年季秋
多思焦虑，郁怒，脘腹肌肤肢节多胀感，心悸寐艰，多矢气，多汗多眼眵，便稀次多，尿急或失约，渴饮。有胆汁反流性胃炎史，宫颈炎史，白内障手术史，经调。苔薄，脉小滑。肝脾不和，气郁气逆走窜，心肾失交。治以和肝脾，交心肾，散郁热之法。制膏代煎。
炒柴胡90 制香附90 八月札90 郁金90 炒黄连30
丹皮90 生山栀90 炒黄芩90 炒川断90 肉桂15
炒荆芥90 炒厚朴90 炒薏仁120 茯苓神各100 土茯苓150
炒当归90 生熟地各90 砂仁30 金钱草150 茵陈100
决明子90 杞子90 脱力草150 旱莲草150 女贞子100
穞豆衣100 桑椹子150 生白果60 景天三七150 灵芝草100
生黄芪90 大狼把草150 柏枣仁各90 太子参120 芡实150
覆盆子100 紫贝齿120 蛇床子90 白鲜皮90 苦参60
玉竹90 黄精90 炙甘草60 大枣200 莲肉200 [illegible]150
生晒参100 西洋参50 北虫草50 铁皮枫斗10 阿胶250
鳖甲胶50 龟甲胶50 饴糖100 冰糖150 黄酒150
右药一料如法收膏
膏方服法 每日早晚各服三十克，约一调羹，开水冲服。
注意事项 凡遇感冒、咳嗽、伤食、泄泻即停服，禁忌生萝卜和浓茶。
拟定 何立人谨拟
二〇一五年十月廿二日 （药房联）
纸装□ 罐装□
装订线
装订线

病例2 朱某，女，57岁。

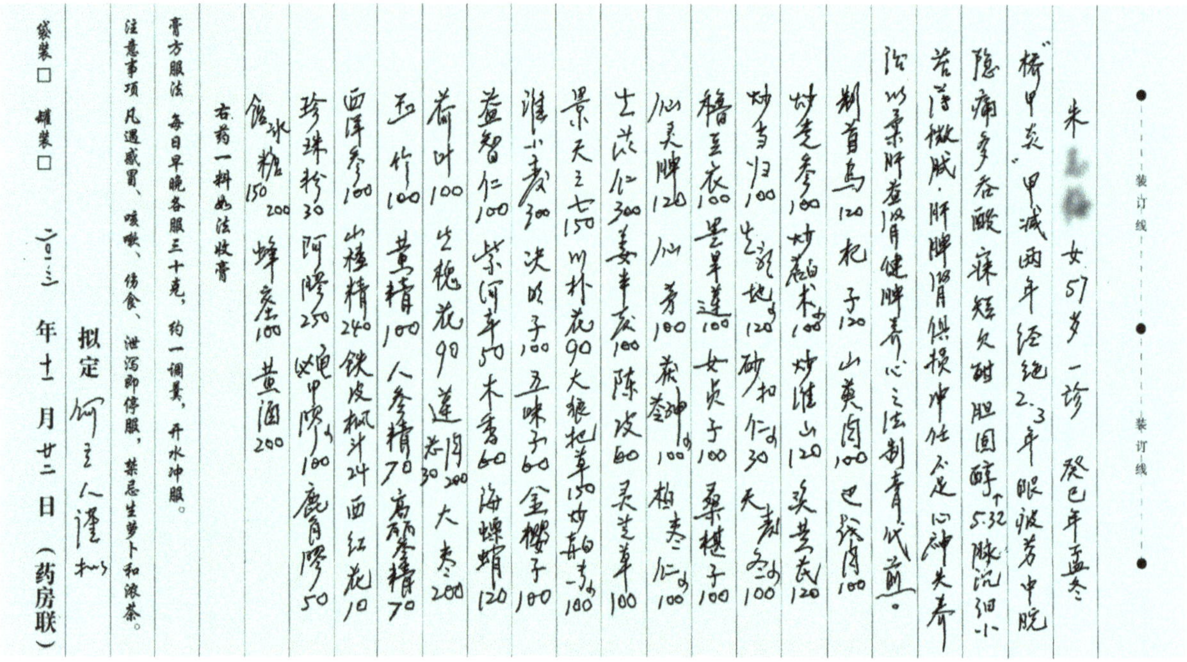
朱[redacted] 女 57岁 一诊 癸巳年孟冬

"桥甲炎"甲减两年 经绝2、3年 眼疲劳 中脘隐痛多吞酸 寐短欠酣 胆固醇5.32↑ 脉沉细小 苔薄微腻。肝脾肾俱损 冲任不足 心神失养 治以柔肝益肾健脾养心之法制膏代煎。

制首乌120 杞子120 山萸肉100 巴戟肉100

炒党参100 炒白术100 炒淮山120 炙黄芪120

炒当归100 生熟地各120 砂仁30 天麦冬各100

橹豆衣100 墨旱莲100 女贞子100 桑椹子100

仙灵脾120 仙茅100 茯苓神各100 柏枣仁各100

生苡仁300 姜半夏100 陈皮60 灵芝草100

景天三七150 川朴花90 大狼把草150 炒[illegible]各100

淮小麦300 决明子100 五味子60 金樱子100

益智仁100 紫河车50 木香60 海螵蛸120

荷叶100 生槐花90 莲肉200 莲芯30 大枣200

玉竹100 黄精100 人参精70 高丽参精70

西洋参100 山楂精240 铁皮枫斗24 西红花10

珍珠粉30 阿胶250 炒龟甲胶100 鹿角胶50

饴糖150 冰糖200 蜂蜜100 黄酒200

右药一料如法收膏

膏方服法 每日早晚各服三十克，约一调羹，开水冲服。

注意事项 凡遇感冒、咳嗽、伤食、泄泻即停服，禁忌生萝卜和浓茶。

袋装☐ 罐装☐ 二〇一三年十一月廿二日 （药房联）

拟定 何立人谨拟

［就诊时间］癸巳年孟冬，一诊谨拟（2013年11月22日）。

·"桥甲炎"甲减2年，经绝两三年，眼疲劳，中脘隐痛多吞酸，寐短欠酣，胆固醇5.32 mmol/L↑。脉沉细小，苔薄微腻。肝脾肾俱损，冲任不足，心神失养。治以柔肝益肾，健脾养心之法。制膏代煎。

[就诊时间] **甲午年仲秋，二诊谨拟（2014年11月7日）。**

· 吞酸，中脘隐痛或见悸，寐短早醒，齿动龈浮，眼前飞蚊，桥本甲状腺炎甲减已3年。脉细小，苔薄。心脾肾不足，冲任亏虚。治以养心健脾，益肾之法。制膏代煎。

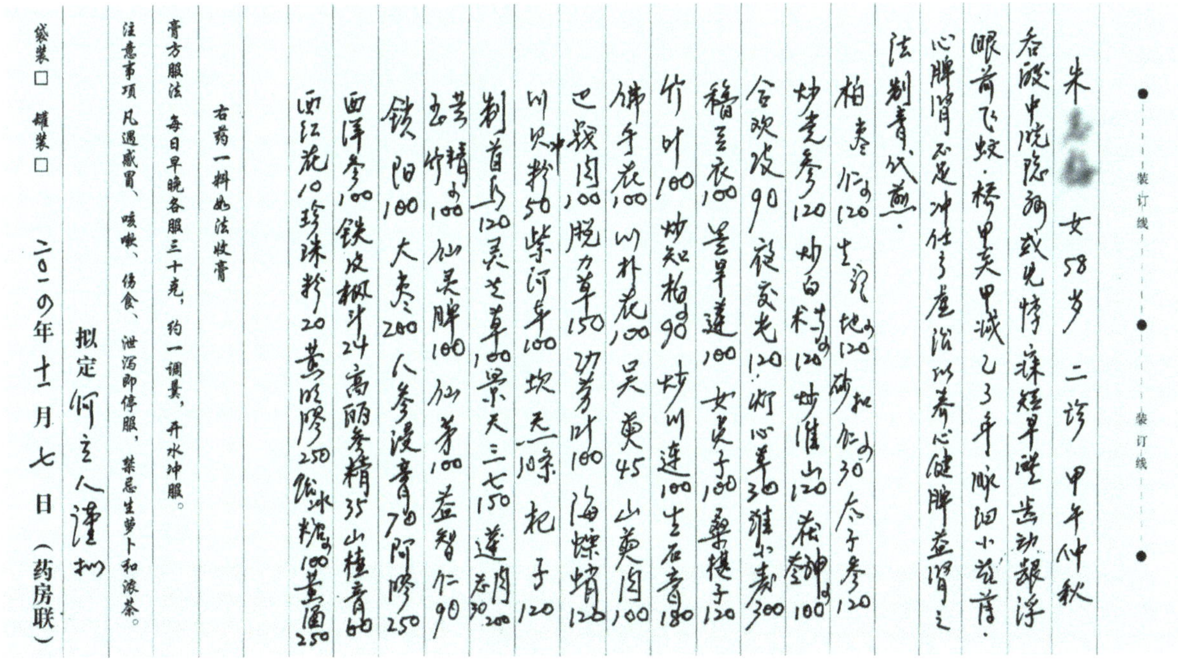
朱[redacted] 女 58岁 二诊 甲午仲秋
吞酸中脘隐痛或见悸，寐短早醒，齿动龈浮，
眼前飞蚊，桥甲炎甲减已3年，脉细小苔薄。
心脾肾不足，冲任亏虚，治以养心健脾益肾之
法，制膏代煎。
柏枣仁各120 生熟地各120 砂蔻仁各30 太子参120
炒党参120 炒白术芍各120 炒淮山120 茯苓神各100
合欢皮90 夜交藤120 灯心草30 淮小麦300
穞豆衣100 旱莲100 女贞子100 桑椹子120
竹叶100 炒知柏各90 炒川连100 生石膏180
佛手花100 川朴花100 吴萸45 山萸肉100
巴戟肉100 脱力草150 功劳叶100 海螵蛸120
川贝粉50（冲） 紫河车100 坎炁10条 杞子120
制首乌120 灵芝草100 景天三七150 远志30 莲肉200
黄精 玉竹各100 仙灵脾100 仙茅100 益智仁90
锁阳100 大枣200 人参浸膏70 阿胶250
西洋参100 铁皮枫斗24 高丽参精35 山楂膏60
西红花10 珍珠粉20 黄明胶250 饴冰糖各100 黄酒250
右药一料如法收膏
膏方服法 每日早晚各服三十克，约一调羹，开水冲服。
注意事项 凡遇感冒、咳嗽、伤食、泄泻即停服，禁忌生萝卜和浓茶。
拟定 何立人谨拟
二〇一〇年十一月七日（药房联）
袋装□ 罐装□
装订线

七、口疳调治

病例 遇某，女，56岁。

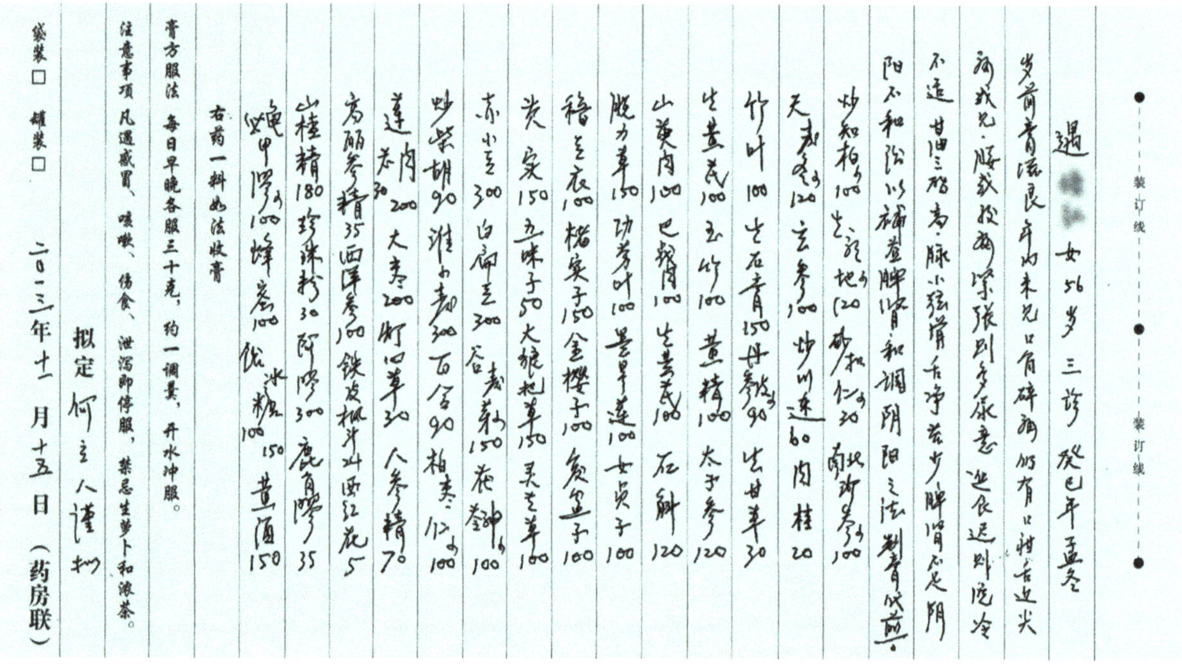

［就诊时间］ 癸巳年孟冬，三诊谨拟（2013年11月15日）。

·岁前膏滋良，年内未见口角碎痛，仍有口疳，舌边尖痛或见，腰或酸痛，紧张则多尿急，进食迟则脘冷不适，三酰甘油高。脉小弦滑，舌净苔少。脾肾不足，阴阳不和。治以补益脾肾，和调阴阳之法。制膏代煎。

[就诊时间] **甲午年孟冬，四诊谨拟**（2014年11月28日）。

· 情急易泻由来已久，起夜1次，延时进餐中脘不适，食豆类、咸鱼后吞酸，善嗳，腰腿酸痛。脉细小弦滑，苔薄中黄。肝脾肾不调，治以调肝健脾益肾之法，制膏代煎。

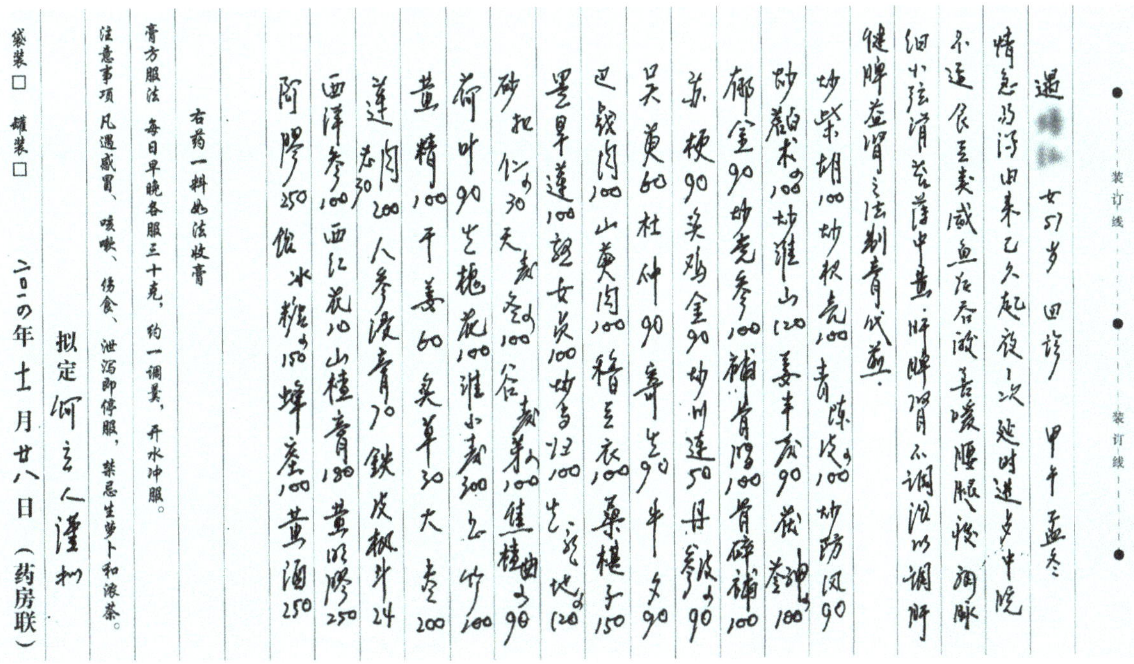
遏[illegible] 女51岁 四诊 甲午孟冬

情急易泻由来已久起夜1次延时进餐中脘不适食豆类咸鱼后吞酸善嗳腰腿酸痛脉细小弦滑苔薄中黄。肝脾肾不调治以调肝健脾益肾之法制膏代煎。

炒柴胡100 炒枳壳100 青陈皮各100 炒防风90
炒苍白术各100 炒淮山120 姜半夏90 茯苓神各100
郁金90 炒党参100 补骨脂100 骨碎补100
苏梗90 炙鸡金90 炒川连50 丹参皮各90
吴萸60 杜仲90 寄生90 牛膝90
巴戟肉100 山萸肉100 稽豆衣100 桑椹子150
墨旱莲100 女贞100 炒当归100 生熟地各120
砂蔻仁各30 天麦冬各100 谷麦芽各100 焦楂曲各90
荷叶90 生槐花100 淮小麦300 玉竹100
黄精100 干姜60 炙草30 大枣200
莲肉200 苏30 人参液膏70 铁皮枫斗24
西洋参100 西红花10 山楂膏180 黄明胶250
阿胶250 饴冰糖各150 蜂蜜100 黄酒250

右药一料如法收膏

膏方服法 每日早晚各服三十克，约一调羹，开水冲服。

注意事项 凡遇感冒、咳嗽、伤食、泄泻即停服，禁忌生萝卜和浓茶。

拟定 何立人谨拟

二〇一〇年 十一 月 廿八 日 （药房联）

袋装□ 罐装□

装订线

八、郁证调治

病例 庄某，女，33岁。

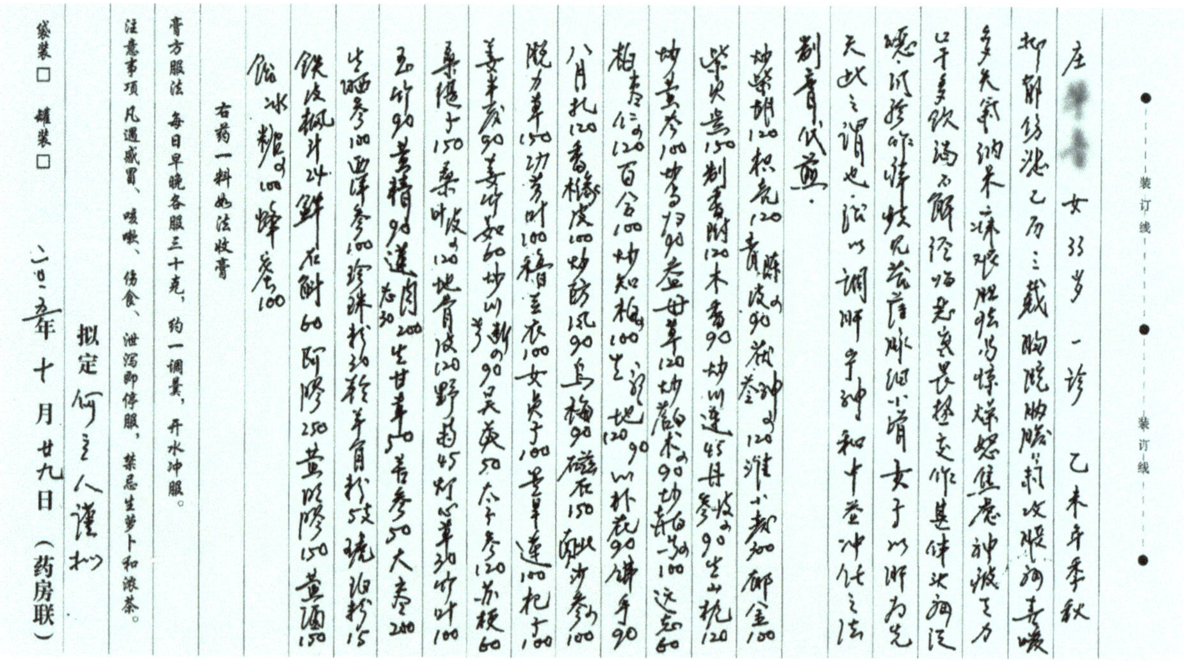
庄[illegible] 女 33岁 一诊 乙未年季秋
抑郁伤悲已历三载，胸脘胁腹气攻胀痛，善嗳
多矢气，纳呆寐艰，胆怯易惊，躁怒焦虑，神疲乏力，
口干多饮，渴不解，经临恶寒畏热交作，甚伴头痛泛
恶，风疹作痒频见。苔薄，脉细小滑。女子以肝为先
天，此之谓也。治以调肝守神和中，益冲任之法。
制膏代煎。
炒柴胡120 枳壳120 青皮、陈皮各90 茯神120 淮小麦300 郁金100
紫丹参150 制香附120 木香90 炒川连45 丹皮90 生山栀120
炒黄芩100 当归90 益母草120 炒白术、炒白芍各100 远志60
柏子仁120 百合100 炒知母100 生地、熟地各120 川朴花90 佛手90
八月札120 香橼皮100 炒防风90 乌梅90 磁石150 南北沙参各100
脱力草150 功劳叶100 穞豆衣100 女贞子100 墨旱莲100 杞子100
姜半夏90 姜竹茹60 炒川断90 吴萸50 太子参120 苏梗60
桑椹子150 桑叶、桑皮各120 地骨皮120 野菊45 灯心草30 竹叶100
玉竹90 黄精90 莲肉200 炙远志30 生甘草50 苦参50 大枣200
生晒参100 西洋参100 珍珠粉30 羚羊角粉5支 琥珀粉15
铁皮枫斗24 鲜石斛60 阿胶250 黄明胶150 黄酒150
饴糖、冰糖各100 蜂蜜100
右药一料如法收膏
膏方服法 每日早晚各服三十克，约一调羹，开水冲服。
注意事项 凡遇感冒、咳嗽、伤食、泄泻即停服，禁忌生萝卜和浓茶。
拟定 何立人谨拟
二〇一五年 十 月 廿九日 （药房联）
袋装□ 罐装□
装订线

［就诊时间］乙未年季秋，一诊谨拟（2015年10月29日）。

· 抑郁伤悲已历三载，胸脘胁腹气攻胀痛，善嗳多矢气，纳呆，寐艰，胆怯易惊，躁怒焦虑，神疲乏力，口干多饮，渴不解，经临恶寒畏热交作，甚伴头痛泛恶，风疹作痒，频见。苔薄，脉细小滑。女子以肝为先天，此之谓也。治以调肝守神和中，益冲任之法。制膏代煎。

九、痹证调治

病例 伍某，男，64岁。

[就诊时间] **甲午年仲秋，二诊谨拟**（2014年11月7日）。

· 臂腕膝酸楚或痛，腰脊疼，手足冷，眼干眵多，牙龈易见肿痛，腰椎间盘有膨出。脉细滑，苔薄。肝肾不足，精血亏耗。治以益肝肾养精血之法，制膏代煎。

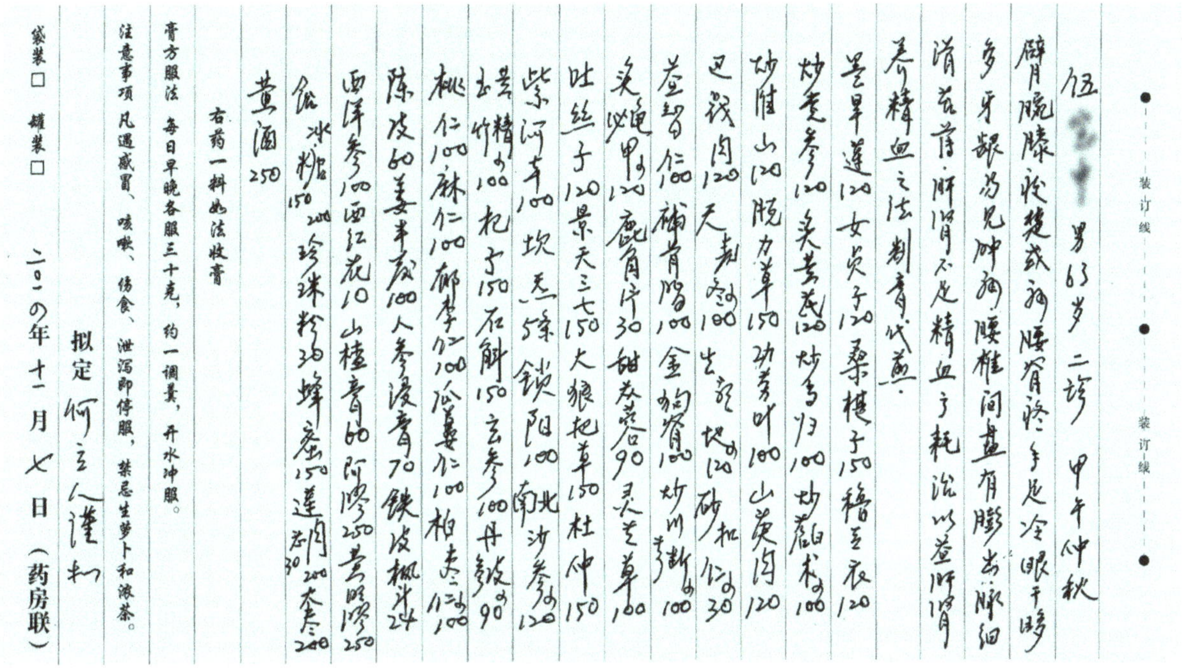

伍[redacted] 男64岁 二诊 甲午仲秋

臂腕膝酸楚或痛，腰脊疼，手足冷，眼干眵多，牙龈易见肿痛，腰椎间盘有膨出，脉细滑，苔薄。肝肾不足，精血亏耗，治以益肝肾养精血之法，制膏代煎。

墨旱莲120 女贞子120 桑椹子150 穞豆衣120

炒党参120 炙黄芪120 炒当归100 炒白术100

炒怀山120 豨莶草150 功劳叶100 山萸肉120

巴戟肉120 天麦冬各100 生熟地各120 砂仁30

益智仁100 补骨脂100 金狗脊100 炒川断100

炙龟甲120 鹿角片30 甜苁蓉90 炙甘草100

菟丝子120 景天三七150 大狼把草150 杜仲150

紫河车100 坎炁5条 锁阳100 南北沙参各120

玉竹 黄精各100 杞子150 石斛150 玄参100 丹皮各90

桃仁100 麻仁100 郁李仁100 瓜蒌仁100 柏子仁100

陈皮60 姜半夏100 人参须70 铁皮枫斗24

西洋参100 西红花10 山楂膏60 阿胶250 黄明胶250

饴糖150 冰糖200 珍珠粉30 蜂蜜150 莲肉200 大枣200

黄酒250

右药一料如法收膏

膏方服法 每日早晚各服三十克，约一调羹，开水冲服。

注意事项 凡遇感冒、咳嗽、伤食、泄泻即停服，禁忌生萝卜和浓茶。

袋装□ 罐装□

拟定 何立人谨拟

二〇一四年十一月七日（药房联）

装订线

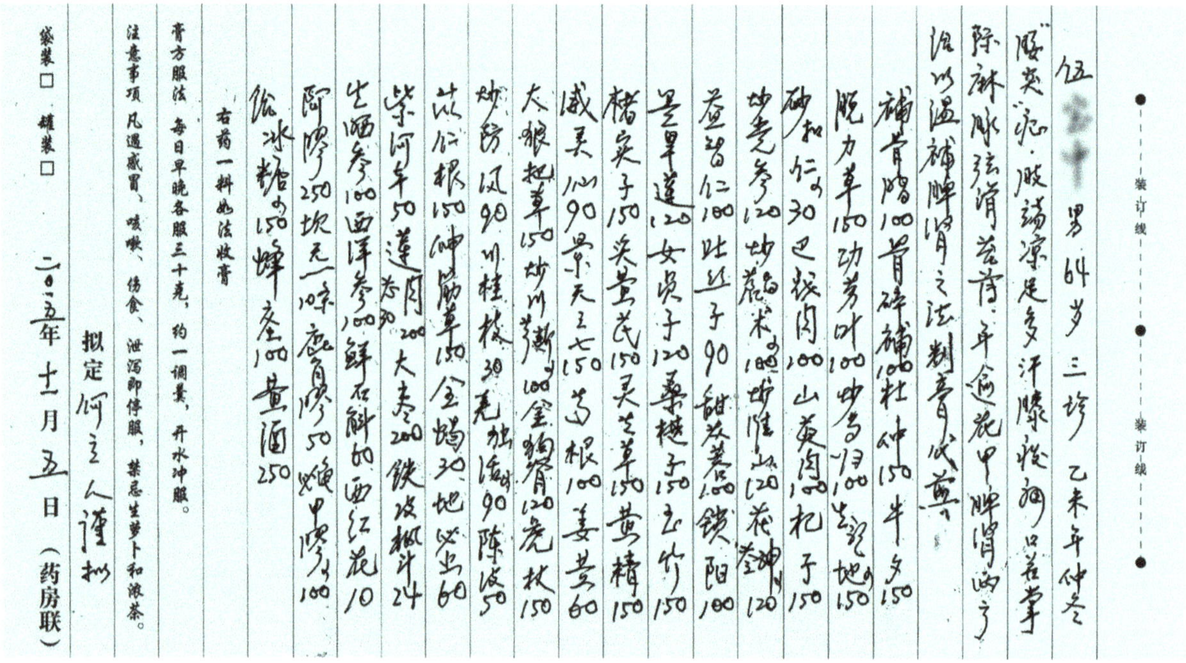

［就诊时间］乙未年仲冬，三诊谨拟（2015年11月5日）。

·"腰突"症，肢端凉，足多汗，膝酸痛，口苦，掌际麻。脉弦滑，苔薄。年逾花甲，脾肾两亏，治以温补脾肾之法，制膏代煎。

十、湿疹调治

病例 胡某，男，57岁。

[就诊时间]甲午年季秋，一诊谨拟（2014年11月20日）。

·头或昏，动后舒，鼠蹊部多湿疹，素喜饮，血压或见增高，甲状腺结节，轻度脂肪肝，三酰甘油7.0 mmol/L↑。苔薄，脉细小弦。肝脾不调，治以调肝健脾之法，制膏代煎。

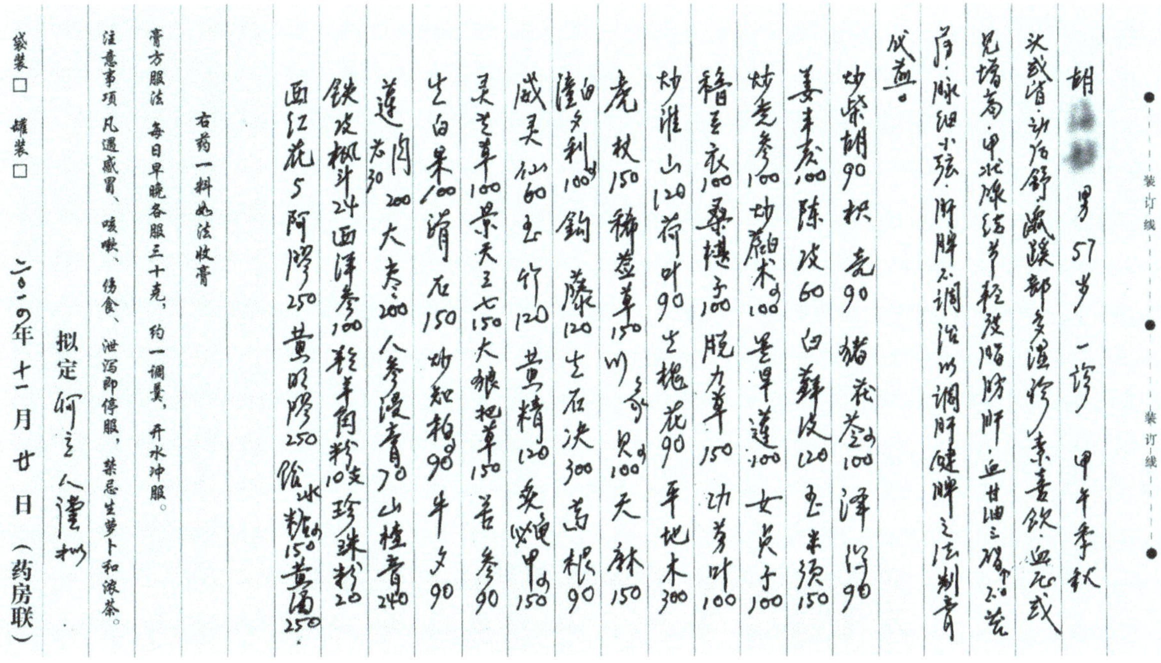
胡[redacted] 男 57岁 一诊 甲午季秋
头或昏，动后舒，鼠蹊部多湿疹，素喜饮，血压或见增高，甲状腺结节，轻度脂肪肝，血甘油三脂7.0↑，苔薄，脉细小弦，肝脾不调，治以调肝健脾之法，制膏代煎。
炒柴胡90 枳壳90 猪茯苓各100 泽泻90
姜半夏100 陈皮60 白藓皮120 玉米须150
炒党参100 炒苍白术各100 墨旱莲100 女贞子100
穞豆衣100 桑椹子100 脱力草150 功劳叶100
炒淮山120 荷叶90 生槐花90 平地木300
虎杖150 豨莶草150 川象贝各100 天麻150
潼白蒺藜各100 钩藤120 生石决300 葛根90
威灵仙60 玉竹120 黄精120 炙鳖甲150
灵芝草100 景天三七150 大狼把草150 苦参90
生白果100 滑石150 炒知柏各90 牛膝90
莲肉200 芡实30 大枣200 人参浸膏70 山楂膏240
铁皮枫斗24 西洋参100 羚羊角粉10支 珍珠粉20
西红花5 阿胶250 黄明胶250 饴冰糖各150 黄酒250。
右药一料如法收膏
膏方服法 每日早晚各服三十克，约一调羹，开水冲服。
注意事项 凡遇感冒、咳嗽、伤食、泄泻即停服，禁忌生萝卜和浓茶。
拟定 何立人谨拟
袋装□ 罐装□
二〇一四年十一月廿日（药房联）

十一、遗精调治

病例 孙某，男，27岁。

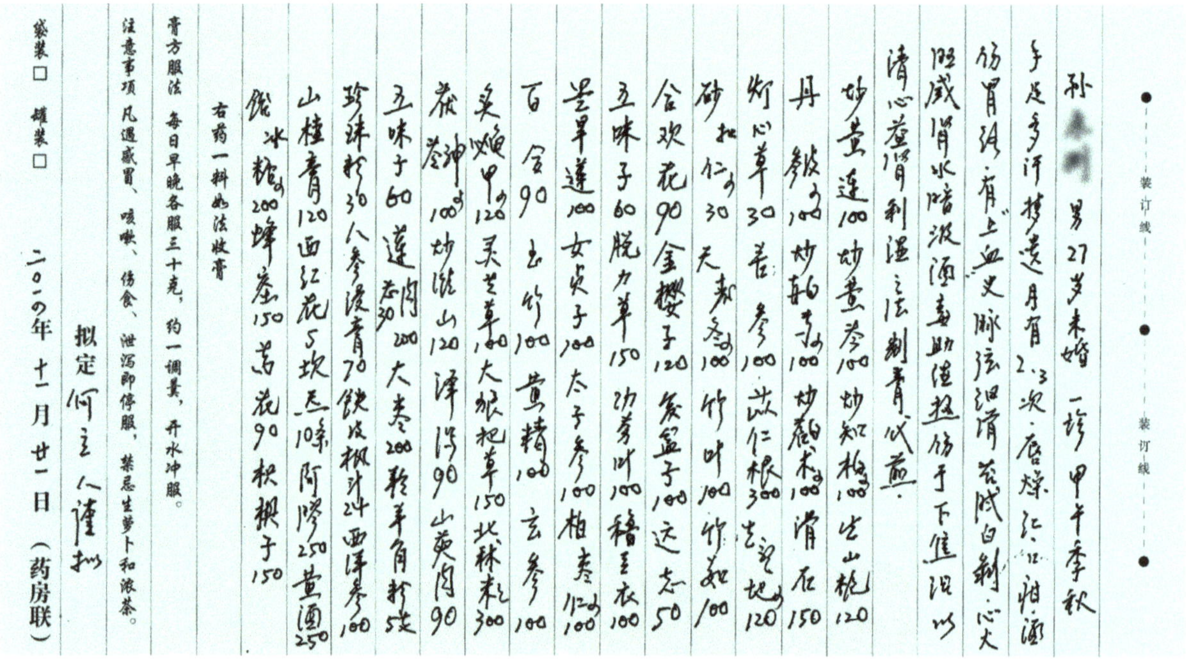
孙[redacted] 男 27岁未婚 一诊 甲午季秋
手足多汗 梦遗月有2、3次，唇燥红 口疳 酒伤
胃络，有上血史 脉弦细滑 苔腻白剥，心大
旺盛 肾水暗汲 酒毒助湿热伤于下焦 治以
清心益肾利湿之法 制膏代煎
炒黄连100 炒黄芩100 炒知柏各100 生山栀120
丹皮100 炒赤芍100 炒苍术各100 滑石150
灯心草30 苦参100 苡仁根300 生地120
砂仁30 天麦冬各100 竹叶100 竹茹100
合欢花90 金樱子120 覆盆子100 远志50
五味子60 脱力草150 功劳叶100 穞豆衣100
旱莲100 女贞子100 太子参100 柏枣仁各100
百合90 玉竹100 黄精100 玄参100
炙龟甲120 灵芝草100 大狼把草150 北秫米300
茯苓神各100 炒淮山120 泽泻90 山萸肉90
五味子60 莲芯30 莲肉200 大枣200 羚羊角粉5支
珍珠粉30 人参浸膏70 铁皮枫斗24 西洋参100
山楂膏120 西红花5块 虫草10条 阿胶250 黄酒250
饴糖 冰糖各200 蜂蜜150 菊花90 枳椇子150
右药一料如法收膏
膏方服法 每日早晚各服三十克，约一调羹，开水冲服。
注意事项 凡遇感冒、咳嗽、伤食、泄泻即停服，禁忌生萝卜和浓茶。
拟定 何立人谨拟
瓷装☐ 罐装☐ 二〇一〇年 十一月 廿一日 （药房联）
装订线 装订线

[就诊时间] 甲午年季秋，一诊谨拟（2014年11月21日）。

· 手足多汗，梦遗月有两三次，唇燥、红，口疳，酒伤胃络，有“上血”史。脉弦细滑，苔腻白剥。心大旺盛，肾水暗汲酒毒助湿热伤于下焦，治以清心益肾利湿之法，制膏代煎。

十二、过敏体质调理

病例1　沈某，男，41岁。

[就诊时间] 辛卯年孟冬，一诊谨拟（2011年11月11日）。

禀赋过敏质，善紧张，劳后乏力心悸，心电图检查提示T波改变已10年。入冬形寒怯冷，手足不温，经寒进冷易泻。口气浊，嗳气吞酸，胃镜检查多次示十二指肠球炎。年内心超动态心电图检查示正常。有肠易激综合征史，饮酒吸烟史，时或痔血。脉小苔薄。年方不惑，阴气渐亏，肝胃失和。治以扶阴气，和肝胃之法。制膏代煎。

炒柴胡90 g	吴茱萸30 g	乌梅90 g	制熟地黄150 g	莲心30 g	鳖龟甲胶各100 g
枳壳90 g	海螵蛸120 g	益智仁90 g	砂蔻仁各45 g	莲肉150 g	鹿角胶25 g
青陈皮各60 g	川象贝母各100 g	紫河车100 g	玉竹120 g	大枣200 g	饴糖150 g
八月札90 g	瓦楞子90 g	坎炁10根	黄精120 g	人参精70 g	冰糖200
郁金90 g	代赭石90 g	炒黄芩90 g	脱力草300 g	高丽参精35 g	黄酒200 g
炒当归90 g	炒苍白术各90 g	辛夷90 g	功劳叶90 g	铁皮枫斗12 g	
炒党参100 g	炒淮山药120 g	生白果90 g	石见打穿各100 g	西洋参50 g	上药一料，
苏梗90 g	茯苓神各90 g	苦参90 g	葛花90 g	山楂精180 g	如法收膏。
高良姜50 g	淮小麦300 g	灵芝草90 g	枳椇子90 g	胡桃肉150 g	
制香附90 g	生黄芪120 g	景天三七90 g	旋覆根90 g	龙眼150 g	
炒川连30 g	炒防风90 g	大狼把草150 g	芡实150 g	阿胶350 g	

随访：膏滋尽剂3个月后门诊来访，冬三月安度，春季未见季节性皮疹，肠易激综合征之象未见，且心中安。近来因工作劳累，自觉乏力，为巩固疗效，求药再进，后于门诊调治2月余，诸症安。

按　过敏禀赋，多有肺、脾、肾三脏不足，久而气机不遂，肝失疏泄，累及君主之官而为心神不宁之象，又兼有胃阴不足之象，多嗳气吞酸、进食生冷易泻，且经查有胃疾，又畏寒手足不温，其虽方逾不惑之年，脾肾阳虚之象已初现，三脏之不足，故药用疏肝理气、健脾和胃、补肾宣肺之品，臣以安宁之品，佐以理气机之品，以助药之动势，调和五脏之机。

病例2 王某，女，37岁。

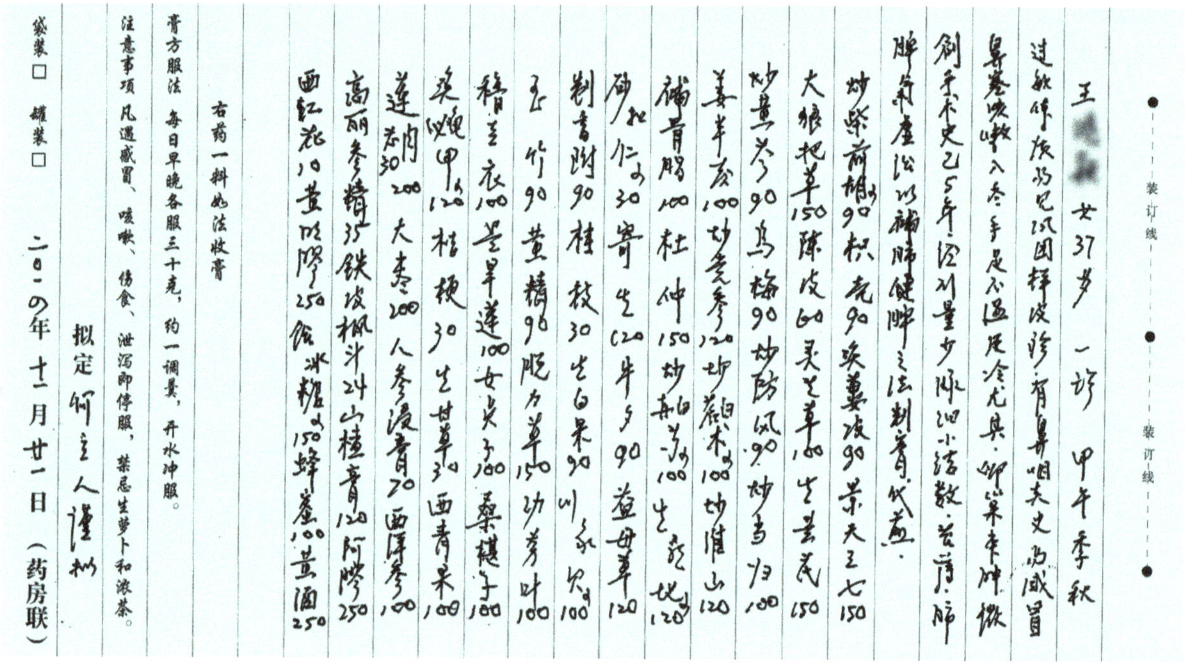

装订线

王[redacted] 女 37岁 一诊 甲午季秋

过敏体质易见风团样皮疹，有鼻咽炎史，易感冒

鼻塞咳嗽，入冬手足不温，足冷尤甚，卵巢囊肿微

创手术史已5年，经行量少，脉细小结散，苔薄，肺

脾气虚，治以补肺健脾之法，制膏代煎。

炒柴前胡各90 枳壳90 炙桑皮90 景天三七150

大枸杞150 陈皮60 灵芝草100 生黄芪150

炒黄芩90 乌梅90 炒防风90 炒当归100

姜半夏100 炒党参120 炒苍白术各100 炒淮山120

补骨脂100 杜仲150 炒赤白芍各100 生龙牡各120

砂蔻仁各30 寄生120 牛膝90 益母草120

制香附90 桂枝30 生白果90 川象贝各100

玉竹90 黄精90 脱力草150 功劳叶100

穞豆衣100 旱莲100 女贞子100 桑椹子100

炙鳖甲120 桔梗30 生甘草30 西青果100

莲肉200 莲芯30 大枣200 人参浸膏70 西洋参100

高丽参精35 铁皮枫斗24 山楂膏120 阿胶250

西红花10 黄明胶250 饴冰糖各150 蜂蜜100 黄酒250

右药一料如法收膏

膏方服法 每日早晚各服三十克，约一调羹，开水冲服。

注意事项 凡遇感冒、咳嗽、伤食、泄泻即停服，禁忌生萝卜和浓茶。

袋装☐ 罐装☐

拟定 何立人谨拟

二〇一四年十一月廿一日（药房联）

[就诊时间] 甲午年季秋，一诊谨拟（2014年11月21日）。

· 过敏体质易见风团样皮疹，有鼻炎史，易感冒鼻塞咳嗽，入冬手足不温，足冷尤剧，卵巢囊肿微创手术史已5年，经行量少。脉细小结散，苔薄。肺脾气虚，治以补肺健脾之法，制膏代煎。

病例3 胡某，女，39岁。

[就诊时间] 甲午年孟秋，一诊谨拟（2014年10月23日）。

· 尘螨过敏多伴清涕，颜面且肿，干咳或有咯吐清涎，腰酸痛，足踝疼，寐少则头痛，中脘或痛，经前乳胀，少腹痛，颜面多痘疹，耳鸣，子宫肌瘤乳腺小叶增生，眼前如有飞蚊。苔薄，脉细小滑。肺金气盛，肝木气滞，脾肾气弱。治以清金制木健中生水法，制膏代煎。

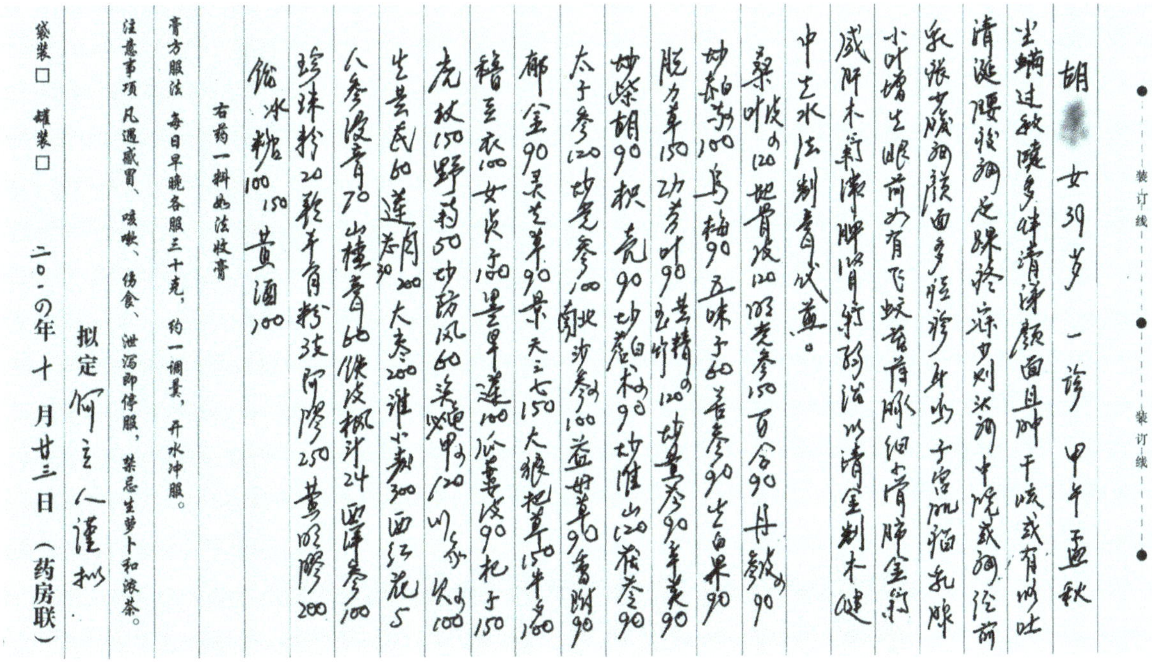

胡[redacted] 女 39岁 一诊 甲午孟秋

尘螨过敏多伴清涕颜面且肿干咳或有咯吐清涎腰酸痛足踝疼寐少则头痛中脘或痛经前乳胀少腹痛颜面多痘疹耳鸣子宫肌瘤乳腺小叶增生眼前如有飞蚊苔薄脉细小滑肺金盛肝木气滞脾肾气弱治以清金制木健中生水法制膏代煎。

桑叶皮各120 地骨皮120 明党参150 百合90 丹参各90

炒黄芩100 乌梅90 五味子60 苦参90 生白果90

脱力草150 功劳叶90 玉竹 黄精各120 炒党参90 羊藿90

炒柴胡90 枳壳90 炒白芍 炒白术各90 炒淮山120 茯苓90

太子参120 炒党参100 南北沙参各100 益母草90 香附90

郁金90 灵芝草90 景天三七150 大狼把草150 半夏100

穞豆衣100 女贞子100 墨旱莲100 瓜蒌皮90 杞子150

虎杖150 野菊50 炒防风60 炙鳖甲120 川石斛100

生黄芪60 莲肉200 芡30 大枣200 淮小麦300 西红花5

人参浸膏70 山楂膏60 陈皮枫斗24 西洋参100

珍珠粉20 羚羊角粉3支 阿胶250 黄明胶200

饴冰糖100 150 黄酒100

右药一料如法收膏

膏方服法 每日早晚各服三十克，约一调羹，开水冲服。

注意事项 凡遇感冒、咳嗽、伤食、泄泻即停服，禁忌生萝卜和浓茶。

拟定 何立人谨拟

袋装□ 罐装□ 二〇一四年十月廿三日（药房联）

十三、亚健康调理

病例1 赵某，男，33岁。

[就诊时间] 丁亥年孟冬，一诊谨拟（2005年11月7日）。

手足不温，怯寒喜暖，干咳少痰，感寒易有感冒，便稀。伤食则便烂，劳则少寐。脉细弦，苔薄舌净。年方而立，素体虚寒，脾肾气弱。治拟温中健脾，补肾益气之法。制膏代煎。

炒党参120 g	脱力草180 g	巴戟肉100 g	仙灵脾60 g	炒川连10 g	黄酒150 g
炒白术芍各90 g	功劳叶90 g	山萸肉100 g	玉竹90 g	吴茱萸60 g	
炒淮山药150 g	桔梗30 g	益智仁50 g	黄精90 g	生晒参100 g	上药一料，
白扁豆300 g	细辛15 g	茯神300 g	覆盆子100 g	大枣150 g	如法收膏。
补骨脂90 g	干姜60 g	穞豆衣100 g	金樱子100 g	陈阿胶250 g	
陈皮30 g	砂蔻仁各30 g	女贞子60 g	五味子30 g	西洋参30 g	
炒防风90 g	焦楂曲各300 g	墨旱莲90 g	芡实90 g	鹿角胶30 g	
生黄芪150 g	炒当归60 g	川贝母100 g	莲心30 g	白冰糖500 g	
苏叶90 g	制熟地黄90 g	生草30 g	莲肉200 g	饴糖200 g	

[就诊时间] 丁戊年孟冬，二诊谨拟（2007年11月29日）。

岁前膏滋良，已无感冒、便稀之象，手足转温，中脘安，便调，寐酣。但口气浊，劳累后胸闷、倦怠乏力、咽干，干咳，无气促。脉小滑，苔薄。新婚一载。治守温中健脾、补肾益气之法，制膏代煎。

炒党参120 g	细辛30 g	墨旱莲90 g	五味子30 g	炒黄连45 g	鹿角胶30 g
炒白术芍各100 g	干姜60 g	女贞子90 g	芡实150 g	吴茱萸30 g	白冰糖500 g
炒淮山药150 g	苏叶90 g	楮实子90 g	茯神300 g	焦楂曲各300 g	饴糖200 g
白扁豆300 g	炒当归90 g	桑椹子90 g	桔梗30 g	炙鸡内金90 g	黄酒250 g
补骨脂90 g	生熟地黄各120 g	玉竹90 g	玄参100 g	莲心30 g	
陈皮45 g	砂蔻仁各30 g	黄精90 g	玉蝴蝶30 g	莲肉200 g	上药一料，
炒防风90 g	丹参90 g	益智仁90 g	马勃包45 g	大枣200 g	如法收膏。
生炙黄芪各150 g	山萸肉90 g	锁阳90 g	凤凰衣90 g	生晒参100 g	
脱力草300 g	巴戟肉90 g	覆盆子90 g	挂金灯100 g	西洋参50 g	
功劳叶90 g	黑豆衣90 g	金樱子90 g	川贝母粉冲50 g	陈阿胶250 g	

[就诊时间] 己丑年孟冬，三诊谨拟（2009年11月26日）。

去岁来诊。年内感冒见多，劳后胸闷或有头胀，乏力明显，寐少。脉细滑，苔薄。劳伤气耗，营卫不和。治拟益气养营固表卫之法，制膏代煎。

生炙黄芪[各]150 g	脱力草300 g	玄参90 g	锁阳90 g	丹参皮[各]90 g	饴糖200 g
炒防风90 g	功劳叶100 g	杜仲90 g	天麦冬[各]100 g	干姜30 g	冰糖300 g
炒白术芍[各]90 g	穞豆衣100 g	补骨脂90 g	炒当归90 g	生晒山参粉[另冲]4 g	蜂蜜100 g
炙甘草50 g	女贞子100 g	山萸肉90 g	南北沙参[各]100 g	西洋参100 g	黄酒150 g
桂枝60 g	墨旱莲100 g	巴戟肉90 g	生熟地黄[各]120 g	胡桃肉200 g	
炒党参120 g	桑椹子100 g	合欢皮90 g	砂蔻仁[各]30 g	紫河车100 g	上药一料，
玉竹120 g	炒淮山药100 g	炙萋皮90 g	陈皮60 g	枫斗50 g	如法收膏。
黄精120 g	茯苓90 g	炒柴胡90 g	大枣200 g	陈阿胶300 g	
淮小麦300 g	茯神150 g	枳壳90 g	莲心20 g	鳖龟甲胶[各]100 g	
五味子30 g	柏枣仁[各]90 g	益智仁90 g	莲肉200 g	鹿角胶50 g	

病例2 孙某，男，37岁。

［就诊时间］**甲申年仲冬，一诊谨拟**（2004年12月9日）。

胸闷背痛，气息欠畅或有心悸，恶热少寐，易感冒，动辄汗出，腰酸。脉细不匀，苔薄腻。有吸烟之好。表卫虚弱气滞不畅。治拟益气理气，坚固表卫之法。制膏代煎。

生炙黄芪[各]150 g	黄精100 g	补骨脂100 g	炒柴胡90 g	生晒参100 g	饴糖150 g
炒党参100 g	枸杞子90 g	山萸肉100 g	陈皮30 g	西洋参100 g	蜂蜜100 g
炒白术芍[各]100 g	制首乌150 g	巴戟肉90 g	姜半夏60 g	虫草10 g	
炒淮山药100 g	合欢皮90 g	桂枝10 g	砂蔻仁[各]30 g	胡桃肉200 g	上药一料，
炒当归100 g	炙萋皮90 g	葛根60 g	威灵仙60 g	陈阿胶250 g	如法收膏。
炒川芎30 g	脱力草150 g	穞豆衣100 g	炒防风60 g	龟板胶60 g	
生熟地黄[各]120 g	功劳叶100 g	女贞子100 g	莲肉200 g	鹿角胶30 g	
天麦冬[各]90 g	五味子30 g	旱墨莲100 g	大枣200 g	黄酒200 g	
玉竹100 g	杜仲150 g	桑椹子100 g	淮小麦300 g	白冰糖500 g	

［就诊时间］**丁亥年孟冬，二诊谨拟**（2007年12月10日）。

甲申年冬令膏滋一料尽剂良，间已两载，方得再诊。寐中枕项背汗如雨淋，胸似窒。冬令亦觉恶热，易咽痛，过劳或遇紧急情况则巅顶似箍，腰酸。脉弦小滑，苔薄，中根微腻白。气虚益弱，表卫不固。治拟益气养营固表之法，制膏代煎。

生炙黄芪[各]200 g	炒赤白芍[各]90 g	姜半夏90 g	玉竹90 g	制首乌90 g	炒防风90 g
炒党参120 g	生熟地黄[各]90 g	葛根90 g	黄精90 g	穞豆衣90 g	补骨脂90 g
炒苍白术[各]90 g	砂蔻仁[各]30 g	桂枝25 g	脱力草300 g	女贞子90 g	骨碎补90 g
炒淮山药90 g	陈皮60 g	龙牡[各]300 g	枸杞子90 g	桑椹子90 g	五味子30 g

炒柴胡90 g	大枣200 g	杜仲90 g	莲肉200 g	鹿角胶45 g	上药一料，
淮小麦300 g	功劳叶90 g	炒川芎90 g	生晒参100 g	陈阿胶300 g	如法收膏。
柏枣仁各300 g	山萸肉90 g	炒川断120 g	西洋参100 g	龟板胶100 g	
茯神300 g	巴戟肉9 g	益智仁90 g	虫草10 g	蜂蜜100 g	
炙甘草90 g	天麦冬各90 g	锁阳90 g	胡桃肉200 g	黄酒200 g	

病例3 黄某，女，34岁。

［就诊时间］**戊子年仲冬，一诊谨拟**（2008年12月4日）。

从事放射专业13～14年，月有感冒1次。白细胞将至4×10^9/L上下，乏力异常，唇面易见疱疹热痞，口不渴但饮多，脘安纳少，大便干结2～3日一行，寐已醒，带下量多、色黄，经调但多有色暗之血块，有痛经史，脉细小弦滑，苔薄腻。邪热伤正，气血亏损。治拟益气养血，化瘀清热凉血解毒之法。制膏代煎。

太子参300 g	苦参90 g	青黛末包30 g	制首乌120 g	北秫米包300 g	鹿角胶25 g
南北沙参各100 g	生白果90 g	野菊花60 g	枸杞子120 g	陈皮60 g	白冰糖300 g
生熟地黄各120 g	灵芝草90 g	桑叶皮各90 g	炒苍白术各90 g	莲心30 g	饴糖150 g
丹参皮各120 g	景天三七90 g	地骨皮90 g	合欢皮300 g	莲肉200 g	蜂蜜100 g
天麦冬各120 g	石斛90 g	炒防风90 g	柏枣仁300 g	生晒参100 g	黄酒100 g
党参300 g	穞豆衣90 g	益母草90 g	猪茯苓各180 g	西洋参100 g	
炒赤白芍各120 g	女贞子90 g	制香附90 g	薏苡仁300 g	虫草10 g	上药一料，
炒淮山药300 g	墨旱莲90 g	八月札90 g	炙蒌仁90 g	珍珠粉冲20 g	如法收膏。
大狼把草300 g	桑椹子90 g	郁金90 g	郁李仁90 g	河车粉冲60 g	
脱力草300 g	楮实子90 g	补骨脂90 g	月季花90 g	枫斗60 g	
功劳叶180 g	生甘草90 g	骨碎补90 g	玫瑰花90 g	琥珀粉冲10 g	
炙黄芪100 g	炒知柏各90 g	巴戟肉60 g	生蒲黄包120 g	陈阿胶350 g	
天花粉120 g	虎杖150 g	山萸肉120 g	五灵脂90 g	龟鳖甲胶各150 g	

［就诊时间］**乙丑年孟冬，二诊谨拟**（2009年12月10日）。

岁前膏滋尽剂良。年内未见感冒之苦，体力渐强，大便转日行。寐似艰，带下似多，劳后心悸，唇似又疱疹。脉细滑，苔薄腻。

脱力草300 g	制首乌120 g	楮实子120 g	黄精100 g	苦参90 g	炒苍白术各100 g
功劳叶100 g	墨旱莲120 g	玉竹100 g	生熟地黄各120 g	生黄芪90 g	炒淮山药120 g
穞豆衣100 g	女贞子120 g	山萸肉120 g	砂蔻仁各30 g	炒党参300 g	茯苓120 g
枸杞子120 g	桑椹子120 g	巴戟肉100 g	生白果90 g	陈皮30 g	柏枣仁90 g

淮小麦300 g	炙龟鳖甲[各]120 g	硃连翘90 g	芡实90 g	珍珠粉[冲]30 g	上药一料，
五味子30 g	炒黄连30 g	硃灯心30 g	莲心30 g	河车粉[冲]100 g	如法收膏。
灵芝草90 g	竹叶100 g	远志30 g	莲肉200 g	龟鳖甲胶[各]150 g	
景天三七90 g	炒知柏[各]90 g	合欢花90 g	大枣150 g	陈阿胶250 g	
大狼把草300 g	炒黄芩90 g	天花粉90 g	生晒山参粉[另包]4 g	黄酒100 g	
玄参100 g	生栀子90 g	白扁豆300 g	西洋参100 g	冰糖200 g	
天麦冬[各]120 g	丹参皮[各]90 g	金樱子100 g	虫草10 g	饴糖300 g	
坎炁10根	桑叶90 g	覆盆子100 g	枫斗100 g	蜂蜜100 g	

病例4 黄某，女，23岁。

[就诊时间] **戊子年仲冬，一诊谨拟**（2008年11月3日）。

室女久咳，前经中药调治而痊。腰背寒冷，枕项不适，足趾挛痛时见，急躁多饮吞酸。经期或长或短，经量或多或少。1年前查见左卵巢畸胎瘤，行剥离术。苔薄微腻，脉细小而沉。脾肾不足，气血损耗。治拟调养气血，补益脾肾之法。制膏代煎。

炒党参120 g	姜半夏90 g	炒川芎90 g	益母草90 g	西洋参100 g	饴糖250 g
炒苍白术[各]90 g	制首乌120 g	炒川断120 g	制香附90 g	河车粉[冲]30 g	黄酒150 g
炒淮山药150 g	枸杞子90 g	坎炁10根	山萸肉90 g	珍珠粉[冲]20 g	
补骨脂90 g	制黄精90 g	石楠叶90 g	巴戟肉90 g	羚羊角粉[冲]3 g	上药一料，
炒当归90 g	肥玉竹90 g	紫石英150 g	益智仁60 g	陈阿胶300 g	如法收膏。
生熟地黄[各]90 g	穞豆衣120 g	葛根90 g	锁阳60 g	龟板胶100 g	
脱力草300 g	女贞子90 g	威灵仙60 g	川贝粉[冲]60 g	鳖甲胶100 g	
炙黄芪300 g	女贞子90 g	炒柴胡60 g	莲心30 g	虫草10 g	
茯苓90 g	金狗脊120 g	郁金90 g	莲肉200 g	鹿角胶45 g	
陈皮60 g	杜仲120 g	八月札90 g	生晒参100 g	白冰糖250 g	

[就诊时间] **己丑年孟冬，二诊谨拟**（2009年11月30日）。

岁前膏滋尽剂量。艰寐多梦，梦惊而悸，必起身活动方得安，与气候暖湿之变有关。咽痒咳呛，泛酸嗳气，神疲乏力，耳鸣，经期近来又见不调，左臂指麻。脉小滑，舌净。左卵巢畸胎瘤剥离术已2年余。治守补益脾肾、调养气血之法，制膏代煎。

炒党参100 g	砂蔻仁[各]30 g	南北沙参[各]90 g	川象贝母[各]100 g	炙枇叶90 g	桑白皮90 g
太子参300 g	吴茱萸60 g	石斛90 g	脱力草300 g	生白果90 g	地骨皮90 g
生熟地[各]120 g	炒川连30 g	天麦冬[各]100 g	功劳叶100 g	苦参60 g	山萸肉120 g

巴戟肉90 g	玉竹90 g	玉蝴蝶30 g	锁阳100 g	炒川断120 g	陈阿胶300 g
五味子45 g	黄精90 g	马勃包30 g	炒淮山药100 g	生晒山粉另冲3 g	鹿角胶35 g
柏枣仁各300 g	穞豆衣100 g	炙黄芪120 g	莲心20 g	西洋参100 g	饴冰糖各300 g
茯神300 g	女贞子100 g	紫贝齿300 g	莲肉200 g	枫斗50 g	黄酒150 g
硃玄参90 g	墨旱莲100 g	龙齿300 g	大枣200 g	紫河车100 g	
硃远志30 g	益母草300 g	淮小麦300 g	葛根90 g	珍珠粉冲30 g	上药一料，
百合90 g	香附150 g	磁石180 g	姜黄90 g	琥珀末冲15 g	如法收膏。
炒知柏各90 g	八月札90 g	石菖蒲60 g	威灵仙90 g	羚羊角粉冲3 g	
炒丹参皮各90 g	郁金90 g	莪术90 g	羌独活各60 g	虫草10 g	
炒柴胡60 g	川朴花90 g	益智仁100 g	炒川芎90 g	胡桃肉150 g	

病例5　廖某，男，30岁。

［就诊时间］戊子年孟冬，一诊谨拟（2008年11月17日）。

而立之年神疲劳累之感已现，房劳之后每见，且感腰酸。急躁易怒，肌肤易见小疖肿，暑天身热，寐有梦扰，自幼迄今时时咽痛，乳蛾肿大，口干，但不多饮。脉细小弦，苔薄白腻。肝肾不足，水不涵木，火郁于内。治拟补益肝肾，滋水涵木，散邪泻火之法。制膏代煎。

玉米须300 g	炒黄芩90 g	楮实子120 g	大狼把草300 g	莲肉200 g	黄酒100 g
山萸肉150 g	炒川连30 g	穞豆衣90 g	生黄芪90 g	大枣180 g	白冰糖300 g
巴戟肉150 g	天麦冬各90 g	玉竹90 g	炒知柏各90 g	桔梗30 g	
脱力草300 g	合欢皮90 g	黄精90 g	炒赤白芍各90 g	人参精35 g	上药一料，
生熟地黄各120 g	百合90 g	太子参200 g	制川军90 g	西洋参100 g	如法收膏。
砂蔻仁各30 g	野菊花60 g	生淮山药90 g	炒柴胡90 g	珍珠粉冲30 g	
南北沙参各90 g	脱力草300 g	木蝴蝶30 g	炙龟板90 g	枫斗60 g	
玄参90 g	功劳叶90 g	挂金灯90 g	紫贝齿300 g	羚羊角粉冲6 g	
丹参皮各90 g	女贞子90 g	西青果90 g	玳瑁30 g	陈阿胶300 g	
生栀子90 g	墨旱莲90 g	马勃包45 g	莲心30 g	鳖龟甲胶各100 g	

［就诊时间］己丑年孟冬，二诊谨拟（2009年11月23日）。

岁前膏滋一料尽剂良。寐安但见梦扰，神疲乏力之状已转安，唯以房劳过之乃见。腰酸改善，急躁已少，年内感冒发热一见，夜食多则胃脘不舒，肌肤小疖肿似可见之。脉细小弦滑，苔薄腻白。治守补益肝肾、滋水涵木、散邪泻火之法，制膏代煎。

脱力草300 g	枸杞子90 g	丹参皮[各]90 g	炒黄芩90 g	炒柴胡90 g	人参精70 g
功劳叶100 g	杭菊花90 g	生栀子120 g	玄参100 g	紫贝齿300 g	西洋参100 g
墨旱莲120 g	桑白皮120 g	百合120 g	玉竹120 g	玳瑁30 g	枫斗60 g
女贞子120 g	地骨皮120 g	野菊花60 g	黄精120 g	炙龟板120 g	紫河车60 g
穞豆衣100 g	合欢花120 g	炒知柏[各]90 g	生淮山药120 g	桔梗30 g	胡桃肉100 g
桑椹子120 g	远志30 g	生熟地黄[各]120 g	木蝴蝶30 g	莲心30 g	白冰糖300 g
山萸肉100 g	太子参120 g	砂蔻仁[各]30 g	挂金灯90 g	莲肉200 g	黄酒100 g
巴戟肉100 g	炒党参100 g	杜仲150 g	西青果90 g	大枣200 g	
楮实子100 g	炒赤白芍[各]100 g	南北沙参[各]120 g	马勃[包]45 g	羚羊角粉[冲]6 g	上药一料，
制首乌90 g	天麦冬[各]100 g	炒川连30 g	薏苡仁300 g	珍珠粉[冲]30 g	如法收膏。

病例6 钱某，女，36岁。

[就诊时间] 丁亥年季秋，一诊谨拟（2007年10月29日）。

畏寒，肢膝酸软且冷，经受寒凉浸冷则见指麻。乏力体弱则带下量多，体健则无。多饮则尿频，心时悸。苔薄，脉细小弦。脾肾两虚，寒凝血暗。治拟温通补相兼之法，制膏代煎。

玉米须300 g	炙黄芪150 g	砂蔻仁[各]30 g	坎炁10根	芡实120 g	龟板胶100 g
山萸肉150 g	脱力草300 g	细辛15 g	紫石英180 g	灵芝草90 g	鹿角胶60 g
巴戟肉150 g	炒淮山药150 g	巴戟肉90 g	石楠叶90 g	伸筋草90 g	河车粉[冲]60 g
脱力草300 g	生白果90 g	山萸肉90 g	玉竹90 g	陈皮45 g	黄酒250 g
炒党参150 g	补骨脂90 g	乌药90 g	黄精90 g	大枣200 g	白冰糖300 g
炒苍白术[各]90 g	杜仲90 g	穞豆衣90 g	桑螵蛸120 g	莲肉200 g	饴糖150 g
炒当归90 g	桂枝30 g	蚕茧壳90 g	海螵蛸120 g	生晒参150 g	
炒川芎90 g	益智仁90 g	白僵蚕90 g	覆盆子90 g	虫草10 g	上药一料，
炒川断90 g	生熟地黄[各]90 g	菟丝子90 g	金樱子90 g	陈阿胶300 g	如法收膏。

[就诊时间] 丁亥年季秋，二诊谨拟（2008年11月3日）。

岁前冬令膏滋一料尽剂安，年内无所苦，心悸未作，中脘安适，肢膝舒，带下正常，几无尿频。脉细小弦，苔薄。治守原膏滋温通补相兼之法，制膏代煎。

炒党参150 g	炒苍白术[各]90 g	益智仁90 g	生熟地黄[各]90 g	穞豆衣100 g	坎炁10根
炙黄芪150 g	炒淮山药150 g	炒川芎90 g	砂蔻仁[各]30 g	蚕茧壳90 g	紫石英180 g
脱力草300 g	补骨脂90 g	炒川断90 g	巴戟肉150 g	白僵蚕90 g	石楠叶90 g
炒当归90 g	杜仲90 g	桂枝30 g	山萸肉90 g	菟丝子90 g	桑螵蛸120 g

海螵蛸 120 g	芡实 120 g	乌药 90 g	生晒参 150 g	龟板胶 100 g	黄酒 250 g
玉竹 90 g	灵芝草 90 g	陈皮 45 g	虫草 10 g	鹿角胶 60 g	
黄精 90 g	伸筋草 90 g	大枣 200 g	河车粉[冲] 60 g	白冰糖 300 g	上药一料，
覆盆子 90 g	细辛 15 g	莲肉 200 g	陈阿胶 300 g	饴糖 150 g	如法收膏。

［就诊时间］乙丑年孟冬，三诊谨拟（2009年11月30日）。

岁前膏滋尽剂良，全年安，但过劳则有不安。脉小苔薄。治守膏滋温通补相兼之法，制膏代煎。

脱力草 300 g	炒川芎 90 g	菟丝子 100 g	金樱子 100 g	莲肉 200 g	黄酒 250 g
功劳叶 100 g	炒川断 90 g	白僵蚕 100 g	灵芝草 100 g	生晒参 150 g	
炙黄芪 120 g	生熟地黄[各] 90 g	蚕茧壳 100 g	黄精 120 g	河车粉 100 g	上药一料，
炒当归 100 g	砂蔻仁[各] 30 g	紫石英 180 g	伸筋草 120 g	虫草 10 g	如法收膏。
炒党参 150 g	桂枝 30 g	石楠叶 90 g	坎炁 10 根	陈阿胶 300 g	
炒苍白术[各] 100 g	杜仲 90 g	海螵蛸 120 g	细辛 15 g	鹿角胶 60 g	
炒淮山药 150 g	巴戟肉 100 g	桑螵蛸 120 g	乌药 100 g	炙鳖龟胶[各] 100 g	
补骨脂 100 g	山萸肉 100 g	玉竹 120 g	陈皮 45 g	饴糖 150 g	
益智仁 90 g	穞豆衣 90 g	覆盆子 100 g	大枣 200 g	冰糖 500 g	

病例7　汪某，男，54岁。

[就诊时间] **甲午年仲秋，四诊谨拟**（2014年11月6日）。

· 面有色斑，食冷脘嘈，入冬手足尤冷，脱发。两腋先后见腋下淋巴结肿痛，甲状腺左叶多发结节，两肺下叶多发小结节样纤维灶。脉细小滑，苔薄腻。肺脾不足，清宣健运之职失司，湿痰热瘀互结。治以兼顾之味，制膏代煎。

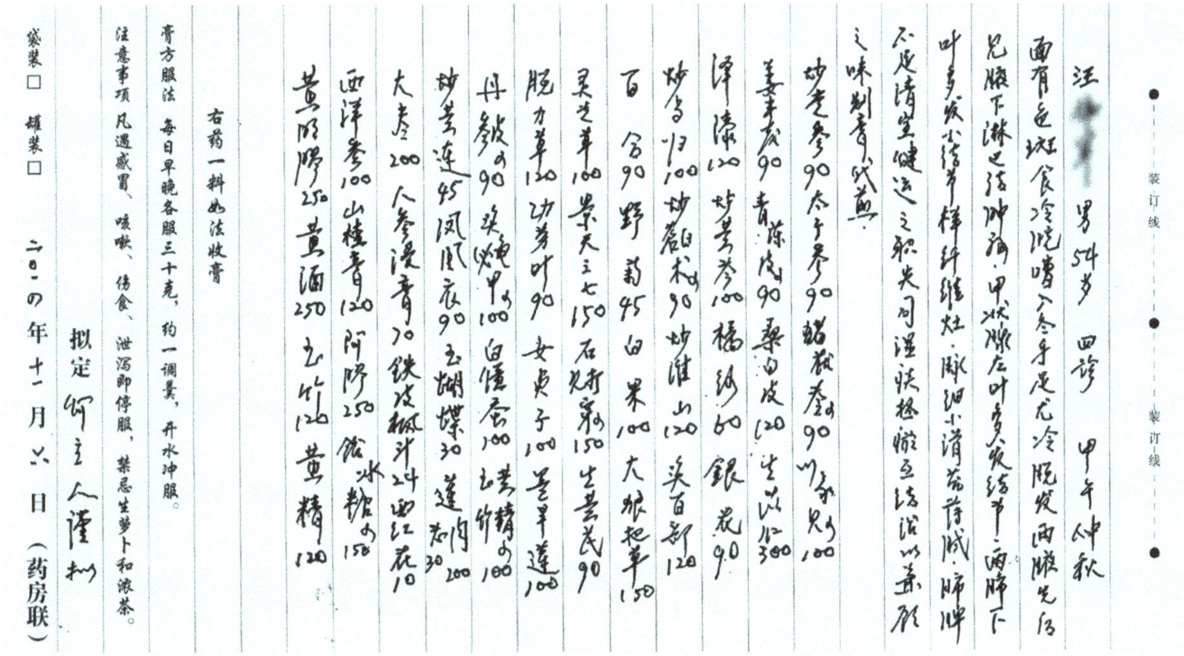
汪[redacted]　男　54岁　四诊　甲午仲秋
面有色斑，食冷脘嘈，入冬手足尤冷，脱发，两腋先后见腋下淋巴结肿痛，甲状腺左叶多发结节，两肺下叶多发小结节样纤维灶，脉细小滑，苔薄腻，肺脾不足，清宣健运之职失司，湿痰热瘀互结，治以兼顾之味，制膏代煎。
炒党参90　太子参90　猫人参90　川象贝各100
姜半夏90　青陈皮各90　桑白皮120　生苡仁300
泽漆120　炒黄芩100　橘络60　银花90
炒当归100　炒苍白术各90　炒淮山120　炙百部120
百合90　野菊45　白果100　大狼把草150
灵芝草100　景天三七150　石见穿各150　生黄芪90
仙鹤草120　功劳叶90　女贞子100　墨旱莲100
丹参皮各90　炙龟鳖甲各100　白僵蚕100　玉竹黄精各100
炒黄连45　凤凰衣90　玉蝴蝶30　莲肉200　远志30
大枣200　人参浸膏70　铁皮枫斗24　西红花10
西洋参100　山楂膏120　阿胶250　饴糖冰糖各150
黄明胶250　黄酒250　玉竹120　黄精120
右药一料如法收膏
膏方服法　每日早晚各服三十克，约一调羹，开水冲服。
注意事项　凡遇感冒、咳嗽、伤食、泄泻即停服，禁忌生萝卜和浓茶。
袋装□　罐装□
二〇一四年十一月六日　拟定　何立人谨拟
（药房联）
装订线　装订线

病例8 周某，男，65岁。

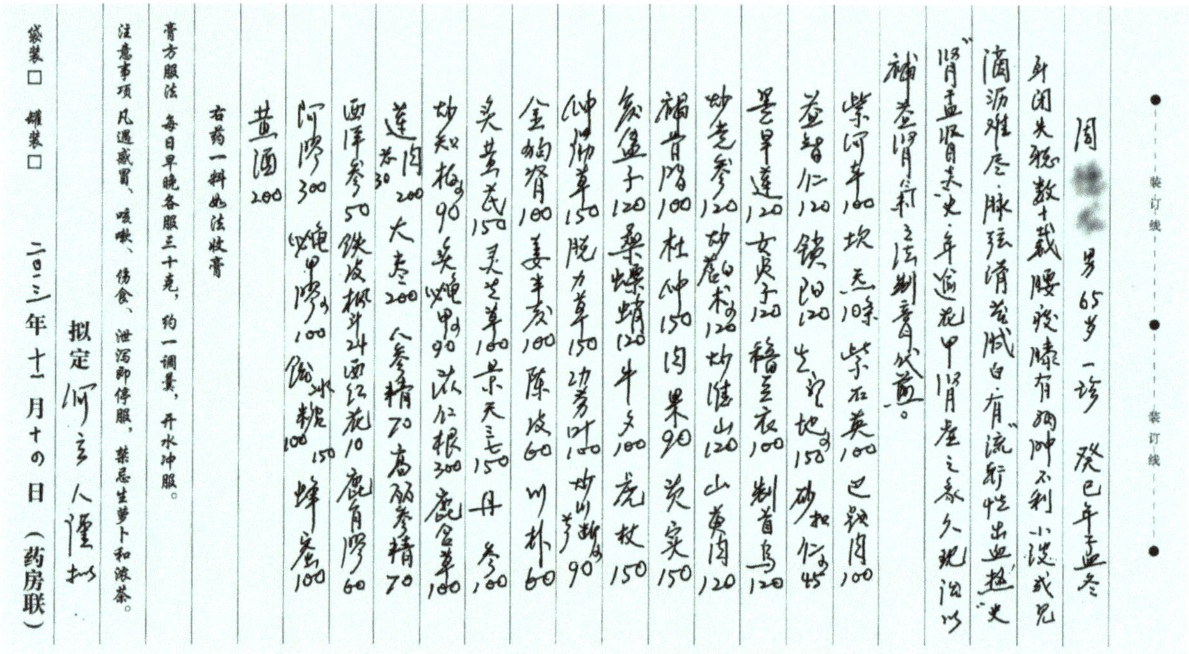

周[illegible] 男 65岁 一诊 癸巳年孟冬

耳闭失聪数十载，腰酸膝有痛肿不利，小溲或见滴沥难尽，脉弦滑苔腻白，有流行性出血热史，肾盂肾炎史，年逾花甲，肾虚之象久现，治以补益肾气之法，制膏代煎。

紫河车100 坎炁10条 紫石英100 巴戟肉100

益智仁120 锁阳120 生熟地各150 砂扣仁各45

墨旱莲120 女贞子120 穞豆衣100 制首乌120

炒党参120 炒苍白术各120 炒淮山120 山萸肉120

补骨脂100 杜仲150 肉果90 芡实150

覆盆子120 桑螵蛸120 牛膝100 虎杖150

伸筋草150 脱力草150 功劳叶100 炒川断90

金狗脊100 姜半夏100 陈皮60 川朴60

炙黄芪150 灵芝草100 景天三七150 丹参100

炒知柏各90 炙鳖甲90 苡仁根300 鹿衔草100

莲肉200 大枣200 人参精70 高丽参精70

西洋参50 铁皮枫斗24 西红花10 鹿角胶60

阿胶300 鳖甲胶100 饴糖100 冰糖150 蜂蜜100

黄酒200

右药一料如法收膏

膏方服法 每日早晚各服三十克，约一调羹，开水冲服。

注意事项 凡遇感冒、咳嗽、伤食、泄泻即停服，禁忌生萝卜和浓茶。

拟定 何立人谨拟

瓷装□ 罐装□ 二〇一三年十一月十〇日（药房联）

[就诊时间] 癸巳年孟冬，一诊谨拟（2013年11月14日）。

· 耳闭失聪数十载，腰酸膝有痛肿不利，小溲或见滴沥难尽，脉弦滑苔腻白。有流行性出血热史，肾盂肾炎史。年逾花甲，肾虚之象久现，治以补益肾气之法，制膏代煎。

[就诊时间] **乙未年季秋，三诊谨拟**（2015年10月22日）。

·脉小弦，苔薄白微黄，腰酸，两耳失聪，目糊，头胀。患有流行性出血热，肾盂肾炎史20年，白内障手术史3年。肝肾不足，兼夹湿热之象。治以益肝肾，佐清利之法。制膏代煎。

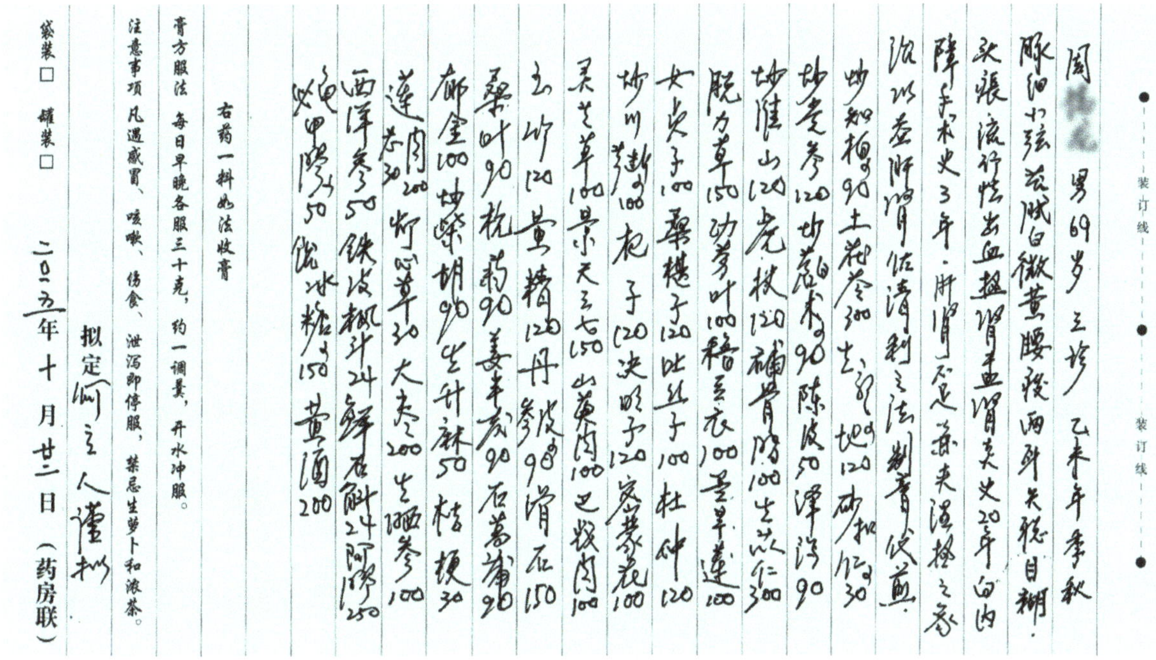

阎[redacted] 男69岁 三诊 乙未年季秋

脉细小弦 苔薄白微黄 腰酸 两耳失聪 目糊·头胀 流行性出血热 肾盂肾炎史20年 白内障手术史3年·肝肾不足 兼夹湿热之象 治以益肝肾 佐清利之法 制膏代煎

炒知柏各90 土茯苓300 生熟地各120 砂仁30
炒党参120 炒苍白术各90 陈皮50 泽泻90
炒淮山120 芡实120 补骨脂100 生苡仁300
脱力草150 功劳叶100 穞豆衣100 墨旱莲100
女贞子100 桑椹子120 菟丝子100 杜仲120
炒川断100 杞子120 决明子120 密蒙花100
灵芝草100 景天三七150 山萸肉100 巴戟肉100
山药120 黄精120 丹参 丹皮各90 滑石150
桑叶90 杭菊90 姜半夏90 石菖蒲90
郁金100 炒柴胡90 生升麻50 桔梗30
莲肉200 [illegible]30 灯心草30 大枣200 生晒参100
西洋参50 铁皮枫斗24 鲜石斛24 阿胶250
龟甲胶50 冰糖150 黄酒200

右药一料如法收膏

膏方服法 每日早晚各服三十克，约一调羹，开水冲服。

注意事项 凡遇感冒、咳嗽、伤食、泄泻即停服，禁忌生萝卜和浓茶。

袋装□ 罐装□

二〇一五年十月廿二日 拟定 [illegible]人谨拟 （药房联）

装订线 装订线

第十四讲 妇儿病膏滋病脉证并治

女子胞为女性特有的生理结构，其生理有“经、孕、产、乳”之用，病理则有“经、带、胎、产”之别，临床常见有月经病、带下病、妊娠病、产后病以及肿瘤、不孕等杂病。女性胞宫生理的正常功能有赖于脏腑、天癸、冲任、气血的协同作用，经、带、胎、产、乳无不以精血为本，以气为用，故治疗当以益气养血、调养冲任为治疗大法，兼顾和调五脏之机，尤以疏肝健脾，养心益肾为治。

儿童生理方面具有生机蓬勃、发育迅速，脏腑娇嫩、形气未充的特点，若膏方使用不当，可能会造成滋补太过之弊，但对于有先天不足，疾病缠身，或体质羸弱的少年儿童，膏方因其祛病滋补的功效、简便的服用方法、较好的口感口味同样可以为儿科患者带来福音，处方中针对疾病的治疗当详细辨证，按需选取荤膏的用量或采用砂糖、蜂蜜等收为素膏服用，可有效调脾胃以助消化，补肺气以御外邪，填精气以补不足。

一、月经病调治

病例1 徐某，女，36岁。

[就诊时间] **甲申年孟冬，一诊谨拟**（2004年11月18日）。

室女经行先后无定，经应淋漓难尽，素来带下量多色白夹黄。腰脊酸痛，头或痛，少寐，吞酸，中脘痞胀，时时胸骨按压作痛，肌肤皮疹作痒。脉小弦滑，苔薄，血胆固醇高。肝脾统血失司，调肝理脾为先。际兹冬令，制膏代煎。

炒柴胡90 g	墨旱莲100 g	茯苓150 g	五味子30 g	炒防风90 g	胡桃肉150 g
制香附90 g	女贞子100 g	杜仲180 g	海桑螵蛸150 g	辛夷花60 g	龙眼肉100 g
益母草150 g	桑椹子120 g	八月札90 g	川象贝母各100 g	杭菊花90 g	白冰糖300 g
月季花50 g	脱力草120 g	玫瑰花90 g	苦参60 g	天麻60 g	黄酒150 g
生熟地黄各120 g	炒党参100 g	丹参皮各90 g	生白果90 g	潼白蒺藜各90 g	
砂蔻仁各30 g	炒苍白术各60 g	生栀子90 g	莲心60 g	生晒参100 g	上药一料，
炒当归90 g	牛膝100 g	桑叶皮各90 g	莲肉200 g	西洋参100 g	如法收膏。
炒赤白芍各90 g	生炙黄芪各120 g	淮小麦300 g	大枣200 g	虫草15 g	
穞豆衣90 g	炒淮山药150 g	柏枣仁各90 g	蝉衣90 g	陈阿胶250 g	

[就诊时间] **乙酉年仲冬，二诊谨拟**（2005年12月8日）。

岁前膏滋一料尽剂尚安。年内胸骨无按压痛，肌肤痒多皮疹，好见秋冬，开春自安。腰背酸痛改善，中脘多痞胀与进食相关，易见吞酸。过劳则月经先后不一，或淋漓难尽或如崩似漏，夜寐酣熟，经调时见带下赤带，大便日行但难下。多感冒身热，易头痛鼻塞，素有过敏性鼻炎。脉细小弦，苔薄舌红，血脂已转正常。肺脾肾气虚，调摄之功失司，治拟补肺健脾益肾之法，合为膏滋。

玉竹120 g	穞豆衣100 g	功劳叶90 g	巴戟肉100 g	锁阳90 g	陈阿胶300 g
黄精120 g	墨旱莲100 g	炒川芎60 g	补骨脂90 g	莲肉200 g	白冰糖300 g
炒党参120 g	女贞子100 g	炒川断90 g	骨碎补90 g	大枣200 g	黄酒150 g
炒淮山药120 g	桑椹子100 g	金狗脊90 g	益母草90 g	乌梅90 g	
炒白术芍各100 g	楮实子100 g	白扁豆300 g	制香附90 g	辛夷60 g	上药一料，
枸杞子120 g	茯苓300 g	炒柴胡90 g	柏枣仁各100 g	黄芩60 g	如法收膏。
制首乌150 g	生熟地黄各120 g	八月札90 g	合欢皮150 g	野菊花30 g	
杜仲150 g	砂蔻仁各30 g	月季花60 g	淮小麦300 g	生晒参100 g	
生炙黄芪各120 g	川象贝母各90 g	海桑螵蛸各120 g	防风60 g	西洋参100 g	
炒当归90 g	脱力草150 g	山萸肉100 g	苏叶60 g	虫草15 g	

[就诊时间] **丙戌年孟冬，三诊谨拟**（2006年11月30日）。

岁前膏滋一料尽剂良，年内感冒已少，胸骨已无压痛，肌肤作痒已罢。乏力倦怠欲卧，血白细胞稍低。吞酸脘腹痞胀，腰背酸痛，目胞掣跳，寐艰，便艰，经已调，脉细苔薄。治守补肺健脾益肾之法，制膏代煎。

脱力草150 g	砂蔻仁各30 g	郁金90 g	补骨脂120 g	墨旱莲100 g	大枣200 g
功劳叶100 g	玉竹150 g	桑叶皮各90 g	骨碎补90 g	制首乌120 g	生晒参100 g
穞豆衣100 g	天麦冬各120 g	地骨皮90 g	金狗脊120 g	枸杞子100 g	西洋参100 g
桑椹子100 g	川象贝母各100 g	辛夷90 g	炒川连25 g	山萸肉100 g	虫草15 g
太子参150 g	炙黄芪150 g	黄芩90 g	吴茱萸30 g	巴戟肉100 g	陈阿胶300 g
炒党参100 g	黄精150 g	野菊花15 g	生瓦楞300 g	海桑螵蛸各100 g	白冰糖300 g
炒苍白术各120 g	炒防风90 g	乌梅50 g	八月札90 g	淮小麦300 g	黄酒100 g
炒淮山药150 g	炒柴胡90 g	杜仲300 g	陈皮30 g	月季花90 g	
炒当归90 g	益母草90 g	炒川芎60 g	木香90 g	望江南90 g	上药一料，
生熟地黄各150 g	制香附90 g	炒川断90 g	女贞子100 g	莲肉200 g	如法收膏。

[就诊时间] **丁亥年孟冬，四诊谨拟**（2007年11月12日）。

历年膏滋尽剂皆良。今夏献血以报效社会，却就此经水由素来先期转愆后，经量见少。少寐，脘腹痞胀，吞酸多矢气与嗳气，腰背时见酸痛，带下量多色黄，下肢肌肤多痒，胸骨压痛之苦已3年未见。脉细苔薄。先哲有云："女子以肝为先天"，肝脾不和，精血乏源，血虚生风，肌失濡养。治拟养肝健脾润肌兼以理气调气之法，制膏代煎。

炒当归90 g	炒党参90 g	女贞子90 g	丹参90 g	望江南60 g	鳖甲胶100 g
生熟地黄各120 g	陈皮45 g	墨旱莲90 g	生白果90 g	莲心30 g	鹿角胶50 g
砂蔻仁各30 g	生炙黄芪各90 g	桑椹子90 g	海桑螵蛸各120 g	莲肉200 g	蜂蜜100 g
炒赤白芍各90 g	炒淮山药150 g	楮实子90 g	川贝母粉冲30 g	大枣200 g	河车粉冲50 g
炒柴胡90 g	茯神300 g	玉竹90 g	白及30 g	生晒山参粉冲6 g	黄酒100 g
枳实90 g	猪茯苓各90 g	黄精90 g	淮小麦300 g	西洋参100 g	
月季花60 g	炒川芎断各90 g	杜仲150 g	八月札90 g	虫草10 g	上药一料，
制首乌150 g	脱力草300 g	防风己各90 g	玫瑰花90 g	陈阿胶300 g	如法收膏。
枸杞子90 g	功劳叶90 g	山萸肉90 g	沉香30 g	白冰糖300 g	
炒苍白术各90 g	穞豆衣90 g	巴戟肉90 g	旋覆梗90 g	龟板胶100 g	

［就诊时间］**戊子年仲冬，五诊谨拟**（2008年12月11日）。

历年膏滋尽剂皆良，年内安，胸骨按压疼痛之苦已4年未作。脘腹痞胀已转安，但进面食、凉食易引胀气，吞酸仍多。带下色黄量多，经水每或先期四五日。劳后腰酸，高血压但头无胀痛，寐少，畏寒。脉细小，苔薄。治守原膏滋养肝健脾、理气调气之法，制膏代煎。

炒当归90 g	陈皮45 g	山萸肉100 g	川贝母粉冲30 g	天麻90 g	饴糖100 g
生熟地黄各120 g	生炙黄芪各90 g	巴戟肉100 g	白及45 g	莲心30 g	冰糖300 g
砂蔻仁各30 g	脱力草300 g	淮小麦300 g	杜仲150 g	莲肉200 g	蜂蜜100 g
炒赤白芍各90 g	功劳叶90 g	八月札90 g	炒川芎60 g	大枣200 g	黄酒100 g
炒柴胡90 g	穞豆衣90 g	玫瑰花90 g	炒川断90 g	西洋参100 g	
枳壳90 g	女贞子90 g	月季花45 g	金狗脊90 g	生晒山参粉冲6 g	上药一料，
制首乌150 g	墨旱莲90 g	望江南60 g	茯神300 g	虫草10 g	如法收膏。
枸杞子120 g	桑椹子90 g	沉香30 g	丹参皮各90 g	河车粉冲50 g	
炒淮山药120 g	楮实子90 g	旋覆梗90 g	柏枣仁各90 g	陈阿胶300 g	
炒党参100 g	玉竹90 g	生白果90 g	炙甘草30 g	龟鳖甲胶各100 g	
炒苍白术各90 g	黄精90 g	海桑螵蛸各120 g	潼白蒺藜各90 g	鹿角胶50 g	

［就诊时间］**己丑年孟冬，六诊谨拟**（2009年11月26日）。

岁前膏滋尽剂良。年内经汛已正，腰酸已减，寐安，但因过劳而少寐兼乏力。畏寒恶热兼之，目花目胞多掣跳，带下色已转白量仍多。或有吞酸脘腹痞胀，血压渐增高已延有二载。脉小细弦，苔薄。治宗调养肝脾、益肾固带之法，增理气行气之味，制膏代煎。

脱力草300 g	生炙黄芪各120 g	炒赤白芍各90 g	杜仲90 g	大枣200 g	蜂蜜100 g
功劳叶100 g	炒党参100 g	八月札100 g	潼白蒺藜各120 g	炙甘草30 g	饴糖100 g
穞豆衣100 g	炒苍白术各90 g	玫瑰花90 g	天麻120 g	生晒山参粉冲6 g	冰糖300 g
墨旱莲100 g	炒淮山药120 g	月季花45 g	海桑螵蛸各120 g	西洋参100 g	黄酒100 g
女贞子100 g	炒当归120 g	旋覆梗90 g	川象贝母各100 g	虫草10 g	
桑椹子100 g	生熟地黄各120 g	苏梗90 g	益母草90 g	紫河车100 g	
楮实子100 g	砂蔻仁各30 g	望江南50 g	制香附120 g	珍珠粉冲30 g	
巴戟肉100 g	淮小麦300 g	沉香60 g	陈皮60 g	羚羊角粉冲6 g	
山萸肉100 g	柏枣仁各120 g	降香60 g	姜半夏90 g	陈阿胶300 g	
制首乌120 g	炒柴胡90 g	炒川芎断各90 g	莲心30 g	龟鳖甲胶各100 g	
枸杞子100 g	枳壳90 g	金狗脊90 g	莲肉200 g	鹿角胶50 g	

上药一料，如法收膏。

按　本例患者为女性经带之病来诊，血虚生风而为皮疹之症，女子以肝为先天，肝藏血，脾统血，月事不按时发，以调肝脾为本，养血为标，理气温中以利脾胃升降之枢机，先为清补之法三载已奏其效，然因献血回报之故失血而致旧疾复燃，且已年近六七，故加用鹿角胶、龟鳖甲胶、河车粉等增加补益之效，后经带终得转安。

病例2 邢某，女，42岁。

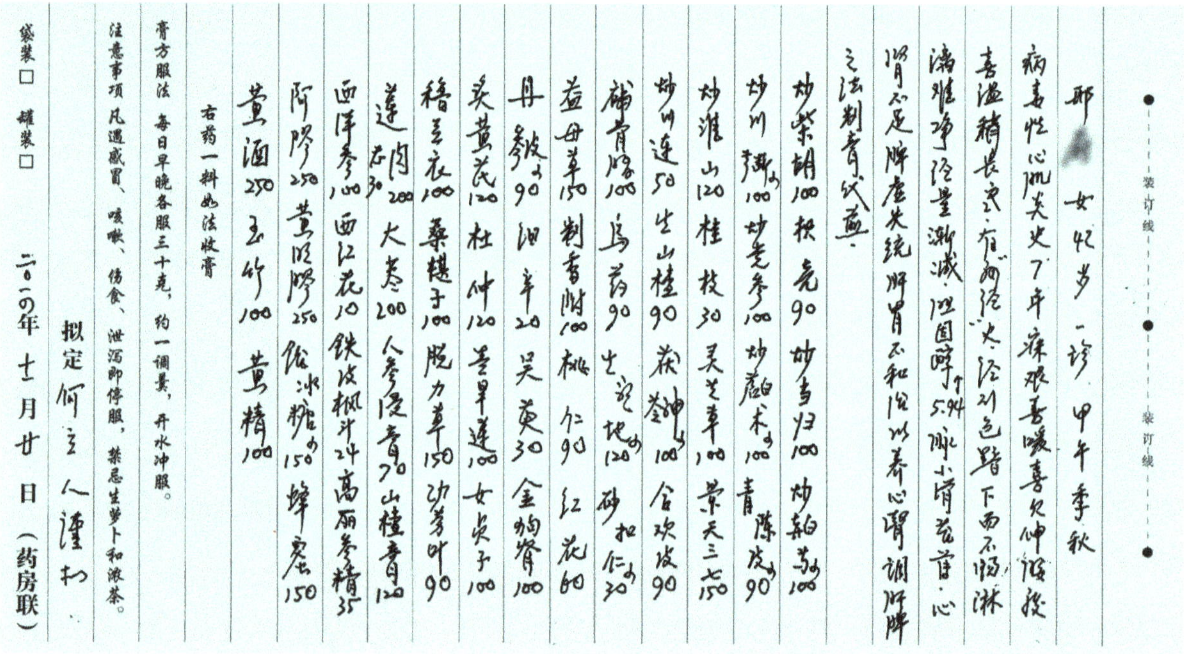
邢 女 42岁 一诊 甲午季秋
病毒性心肌炎史7年 寐艰善嗳喜欠伸 腰酸
喜温稍畏寒 有痛经史 经行色暗 下而不畅 淋
漓难净 经量渐减 胆固醇↑5.94 脉小滑 苔薄 心
肾不足 脾虚失统 肝肾不和 治以养心肾 调肝脾
之法 制膏代煎
炒柴胡100 枳壳90 炒当归100 炒白芍100
炒川楝子100 炒党参100 炒白术100 青陈皮各90
炒淮山120 桂枝30 炙甘草100 景天三七150
炒川连50 生山楂90 茯神100 合欢皮90
补骨脂100 乌药90 生熟地各120 砂蔻仁各30
益母草150 制香附100 桃仁90 红花60
丹皮90 细辛20 吴萸30 金狗脊100
炙黄芪120 杜仲120 墨旱莲100 女贞子100
穞豆衣100 桑椹子100 脱力草150 功劳叶90
莲肉200 大枣200 人参浸膏70 山楂膏120
西洋参100 西红花10 铁皮枫斗24 高丽参精35
阿胶250 黄明胶250 饴冰糖各150 蜂蜜150
黄酒250 玉竹100 黄精100
右药一料如法收膏
膏方服法 每日早晚各服三十克，约一调羹，开水冲服。
注意事项 凡遇感冒、咳嗽、伤食、泄泻即停服。禁忌生萝卜和浓茶。
拟定 何立人谨拟
二〇一四年 十一月 廿 日 （药房联）
袋装☐ 罐装☐

[就诊时间] 甲午年季秋，一诊谨拟（2014年11月20日）。

· 病毒性心肌炎史7年，寐艰善嗳，喜欠伸。腰酸喜温稍畏寒，有痛经史，经行色暗，下而不畅，淋漓难净，经量渐减。胆固醇5.94 mmol/L↑，脉小滑，苔薄。心肾不足，脾虚失统，肝肾不和。治以养心肾，调肝脾之法。制膏代煎。

二、更年期综合征调治

病例1 朱某，女，50岁。

[就诊时间] 己酉年季秋，一诊谨拟（2005年10月27日）。

经绝2年，血白细胞减少，重度胃炎，胆汁反流，胆囊有胆固醇结晶。白露之后多有过敏，咳嚏哮鸣。心悸寐短，脘胀，尿频，尿细，龈时肿，形寒手足不温，口气浊。脉细小，苔薄，微腻。同胞手足有患肺癌。脾肾不足，气血亏虚。治拟补益脾肾，气血双养之法。制膏代煎。

生熟地黄[各]120 g	太子参300 g	陈皮30 g	炒防风60 g	补骨脂120 g	鳖甲胶60 g
砂蔻仁[各]30 g	生淮山药300 g	功劳叶150 g	生草60 g	益智仁100 g	黄酒250 g
枸杞子150 g	炒苍白术[各]100 g	楮实子100 g	炒川连18 g	锁阳120 g	白冰糖500 g
制首乌150 g	金钱草90 g	脱力草180 g	柏枣仁[各]100 g	大枣200 g	
穞豆衣100 g	八月札150 g	山萸肉100 g	五味子30 g	生晒参100 g	上药一料，
墨旱莲100 g	郁金90 g	巴戟肉100 g	合欢皮300 g	西洋参100 g	如法收膏。
女贞子100 g	苏叶90 g	苦参60 g	白花蛇舌草180 g	虫草10 g	
桑椹子120 g	旋覆花[包]100 g	生白果90 g	川贝母100 g	河车粉[冲]60 g	
玉竹120 g	代赭石120 g	麦冬90 g	莲肉200 g	陈阿胶250 g	
制黄精120 g	姜半夏90 g	麦芽180 g	赤小豆300 g	龟板胶30 g	
炙黄芪180 g	茯苓150 g	乌梅60 g	白扁豆300 g	鹿角胶60 g	

[就诊时间] 丙戌年孟冬，二诊谨拟（2006年11月23日）。

岁前冬令膏滋一料尽剂良。胃纳转馨，寐则转酣。多食之后脘或痞胀，得嗳则宽。偶或心悸早搏。形寒已除，但有手足不温，尿频短，无涩痛。夜有轻微哮鸣之声，昼见嚏涕鼻咽作痒，口干欲饮，入秋见腑气干结不畅，或有背痛。脉细小，苔薄微腻。有血白细胞减少症、重度胃炎伴胆汁反流、胆囊胆固醇结晶病史。治守补益脾肾、气血双调之法，制膏代煎。

山萸肉150 g	炒党参150 g	黄精100 g	杭菊花60 g	金钱草150 g	龙葵100 g
巴戟肉150 g	太子参300 g	补骨脂120 g	石斛150 g	平地木300 g	石见穿100 g
生熟地黄150 g	炒苍白术[各]90 g	天麦冬[各]120 g	南北沙参[各]120 g	防风60 g	生白果100 g
砂蔻仁[各]30 g	穞豆衣120 g	茯苓150 g	郁金90 g	生甘草60 g	制首乌100 g
炒当归120 g	女贞子100 g	陈皮45 g	益智仁90 g	虎杖150 g	白花蛇舌草120 g
生炙黄芪[各]150 g	玉竹120 g	桑叶皮[各]90 g	玄参120 g	野菊花25 g	莪术90 g
脱力草300 g	桑椹子120 g	柏枣仁[各]300 g	大狼把草120 g	乌梅30 g	苦参60 g
功劳叶90 g	楮实子100 g	茯神150 g	炙蒌仁90 g	辛夷90 g	莲肉200 g
炒淮山药150 g	墨旱莲100 g	姜半夏60 g	锁阳90 g	枸杞子120 g	大枣200 g

白扁豆300 g	西洋参100 g	珍珠粉冲15 g	鳖甲胶60 g	饴糖150 g	上药一料，
赤小豆300 g	虫草10 g	陈阿胶300 g	鹿角胶60 g	黄酒300 g	如法收膏。
生晒参100 g	河车粉冲60 g	龟板胶60 g	白冰糖500 g		

［就诊时间］丁亥年孟冬，三诊谨拟（2007年12月6日）。

岁前膏滋尽剂良。年内感冒咳嗽已无，哮喘未发，亦无齟肿之痛。寐安，早搏未作，但或作悸与卧姿有关，右侧卧时见。口气浊，便下臭秽，多食脘痛，手足冷，或嚏或流涕。脉细小，舌净红。有陈旧性腔梗，多伤感多忧思。原有血白细胞减少症、重度胃炎伴胆汁反流、胆囊胆固醇结晶。治守补益脾肾、双调气血之法，制膏代煎。

生熟地黄各180 g	桑椹子90 g	天麦冬各90 g	炒防风90 g	莲心30 g	鹿角胶60 g
炒当归150 g	益智仁90 g	五味子30 g	葛根90 g	莲肉200 g	白冰糖500 g
炒党参150 g	锁阳90 g	丹参皮各90 g	仙灵脾90 g	大枣200 g	饴糖150 g
炙黄芪180 g	山萸肉90 g	白扁豆300 g	仙茅90 g	生晒山参粉冲6 g	蜂蜜100 g
炒白苍术各90 g	巴戟肉90 g	白僵蚕90 g	金钱草300 g	西洋参100 g	黄酒100 g
炒赤白芍各90 g	补骨脂90 g	地龙90 g	平地木300 g	虫草10 g	
炒淮山药150 g	骨碎补90 g	苦参90 g	虎杖90 g	河车粉冲60 g	上药一料，
脱力草300 g	坎炁10根	生白果90 g	乌梅90 g	珍珠粉冲15 g	如法收膏。
穞豆衣90 g	紫石英150 g	灵芝草90 g	淮小麦300 g	陈阿胶300 g	
女贞子90 g	玉竹90 g	景天三七90 g	石见穿100 g	龟板胶60 g	
墨旱莲90 g	制黄精90 g	川象贝母各90 g	白花蛇舌草150 g	鳖甲胶100 g	

［就诊时间］丁亥年孟冬，四诊谨拟（2008年12月4日）。

岁前冬令膏滋尽剂良。食欲佳，但食多脘痛，嗳气则舒。两年来夜间或午餐后胸痛至咽，2个月有一作。偶有心悸早搏，全年无感冒，体力佳，喘咳未见。口气浊，渴饮或有头痛。血白细胞低（3.8×10^9/L），查有肝肾小囊肿，血压偏低，经绝5年。脉小苔薄。治以补益脾肾、双调气血之法，制膏再进。

炒当归180 g	砂蔻仁各30 g	墨旱莲90 g	五味子30 g	补骨脂90 g	炒防风90 g
生熟地黄各180 g	大狼把草300 g	女贞子90 g	益智仁90 g	骨碎补90 g	葛根90 g
炙黄芪300 g	灵芝草90 g	穞豆衣90 g	锁阳90 g	坎炁10根	仙灵脾90 g
炒党参150 g	景天三七90 g	丹参皮各90 g	山萸肉300 g	紫石英180 g	仙茅90 g
炒白苍术各120 g	制首乌120 g	苦参90 g	巴戟肉150 g	白僵蚕90 g	平地木300 g
茯苓神各300 g	枸杞子90 g	生白果90 g	炒赤白芍各100 g	白扁豆300 g	虎杖90 g
陈皮60 g	玉竹90 g	炒淮山药120 g	脱力草300 g	地龙90 g	金钱草300 g
川朴60 g	黄精90 g	天麦冬各90 g	功劳叶90 g	川象贝母各90 g	乌梅90 g

淮小麦300 g	莲肉200 g	河车粉[冲]60 g	鳖甲胶100 g	黄酒100 g
石见穿100 g	大枣200 g	珍珠粉[冲]15 g	饴糖150 g	
白花蛇舌草150 g	生晒山参粉[冲]6 g	阿胶300 g	冰糖500 g	上药一料，
莲心30 g	虫草10 g	鹿角胶60 g	蜂蜜100 g	如法收膏。

病例2 周某，女，51岁。

[就诊时间] 甲申年仲冬，一诊谨拟（2004年12月17日）。

头昏晕，枕巅胀，心悸多汗，烘热，大便稀烂，脘腹痞胀，经水紊乱数月未应，纳可。脉细小，苔薄腻。有高血压、完全性右束支传导阻滞、脑垂体微腺瘤史。肝肾不足，心脾两虚，冲任不和。治拟滋养肝肾，补益心脾，调和冲任之法。制膏代煎。

枸杞子120 g	炒党参90 g	穞豆衣100 g	远志30 g	苦参45 g	龟板胶60 g
制首乌120 g	焦枳壳90 g	桑椹子120 g	石菖蒲50 g	灵芝草60 g	鳖甲胶60 g
炒川芎45 g	葛根60 g	女贞子90 g	仙茅90 g	景天三七90 g	白冰糖300 g
炒当归90 g	威灵仙60 g	墨旱莲90 g	仙灵脾60 g	丹参皮[各]90 g	黄酒200 g
生熟地黄[各]90 g	生炙黄芪[各]90 g	陈皮45 g	炒知柏[各]60 g	莲肉200 g	虎杖90 g
砂蔻仁[各]30 g	茯神300 g	姜半夏90 g	山萸肉90 g	大枣200 g	
木香90 g	天麻90 g	柏枣仁[各]90 g	巴戟肉60 g	生晒参100 g	上药一料，
炒苍白术[各]60 g	潼白蒺藜[各]100 g	淮小麦300 g	玉竹60 g	西洋参100 g	如法收膏。
炒淮山药90 g	脱力草150 g	川象贝母[各]90 g	黄精60 g	虫草10 g	
白扁豆120 g	功劳叶60 g	夏枯草60 g	生白果60 g	陈阿胶250 g	

[就诊时间] 乙酉年孟冬，二诊谨拟（2005年11月28日）。

岁前膏滋良，脑查体微腺瘤，完全性右束支传导阻滞，左肾结石，肝囊肿，乳房小叶增生。经水绝已半年有余，年内头疼痛胀，呕吐未作，但乏力心悸，夜有口渴，少寐欠酣。总胆固醇增高些许。脉细弦小，苔薄腻。治拟益气化痰、理气祛瘀、养心安神诸法，合为膏滋再服。

生炙黄芪[各]150 g	郁金100 g	陈皮30 g	海金砂[包]300 g	橘络150 g	生首乌300 g
炒当归100 g	炒柴胡90 g	茯神300 g	炙鸡金90 g	脱力草180 g	桃杏仁[各]90 g
炒苍白术[各]60 g	枳实150 g	炒党参100 g	石见穿150 g	功劳叶90 g	望江南100 g
炒川芎50 g	八月札90 g	生淮山药150 g	薏苡仁300 g	穞豆衣100 g	玉竹100 g
远志30 g	石菖蒲90 g	水蛭30 g	川象贝母[各]100 g	女贞子90 g	黄精100 g
白僵蚕100 g	陈胆星100 g	苦参60 g	炙甲片100 g	楮实子100 g	玄参60 g
地龙100 g	姜半夏60 g	金钱草300 g	橘叶90 g	枸杞子100 g	莪术90 g

王不留行子100 g	景天三七100 g	泽漆100 g	珍珠粉[冲]12 g	炙龟板150 g	上药一料，
夏枯草100 g	莲肉200 g	生晒参100 g	羚羊角粉[冲]6 g	炙热鳖甲150 g	如法收膏。
天麻90 g	大枣200 g	西洋参100 g	石韦180 g	黄酒50 g	
灵芝草100 g	泽泻90 g	虫草15 g	陈阿胶250 g	白冰糖350 g	

［就诊时间］丙戌年孟冬，三诊谨拟（2006年11月27日）。

冬令进服膏滋一料，连已两载，尽剂皆良。年内头痛未作，或有胀感。神疲乏力，双膝疼，口渴不显，偶有心悸。多汗，大便日行但欠畅，经水绝1年余。经查血尿酸增高，胆固醇稍高，头颅磁共振成像检查见脑垂体微腺瘤，与4年前一般。脉细滑，苔薄黄微腻。既往查有左肾结石，肝囊肿，乳房小叶增生，完全性右束支传导阻滞。治守养心安神、益气祛瘀、理气化痰之法，制膏续进。

炙黄芪[各]150 g	炒柴胡100 g	陈胆星90 g	石见穿150 g	玉竹100 g	鳖甲胶100 g
桃杏仁[各]90 g	枳实150 g	竹茹60 g	金钱草300 g	黄精100 g	白冰糖350 g
炒当归90 g	月季花100 g	王不留行子100 g	石韦150 g	莲肉200 g	黄酒100 g
炒川芎30 g	水蛭30 g	虎杖100 g	海金砂[包]300 g	大枣200 g	
炒苍白术[各]150 g	全蝎30 g	脱力草100 g	炙鸡金150 g	生晒参100 g	上药一料，
炒淮山药100 g	八月札100 g	功劳叶90 g	炒党参100 g	西洋参100 g	如法收膏。
灵芝草100 g	青陈皮[各]60 g	柏枣仁[各]300 g	茯神300 g	虫草15 g	
景天三七100 g	姜半夏90 g	远志30 g	夏枯草100 g	珍珠粉[冲]12 g	
白僵蚕100 g	川象贝母[各]90 g	炙甲片90 g	泽泻90 g	羚羊角粉[冲]6 g	
郁金100 g	地鳖虫60 g	莪术90 g	泽漆100 g	陈阿胶250 g	
地龙100 g	石菖蒲90 g	望江南100 g	楮实子100 g	龟板胶150 g	

［就诊时间］丁亥年孟冬，四诊谨拟（2007年12月17日）。

历年冬令膏滋一料，尽剂皆良。头痛痼疾已3年未作，唯但觉枕项作胀，且进食之后亦脘痞延至枕项，易汗。脑垂体微腺瘤一如数年之前，并无大小之变，亦无所苦之见。脉细小滑，苔腻薄黄。经水绝已2年余，既往查见左肾结石、肝囊肿、乳房小叶增生、完全性右束支传导阻滞。冲任失司，脾肾失调。治拟调和冲任，健脾养胃之法。制膏代煎。

生黄芪150 g	生熟地黄[各]90 g	苦参60 g	功劳叶90 g	山萸肉90 g	地龙90 g
葛根90 g	砂蔻仁[各]30 g	生白果90 g	穞豆衣90 g	巴戟肉90 g	地鳖虫60 g
炒当归90 g	枸杞子90 g	大狼把草120 g	女贞子90 g	仙茅90 g	全蝎30 g
炒川芎90 g	制首乌120 g	炒党参90 g	墨旱莲90 g	仙灵脾90 g	片姜黄60 g
炒川断100 g	灵芝草90 g	炒苍白术[各]90 g	桑椹子90 g	水蛭30 g	木香90 g
薏苡仁根90 g	景天三七90 g	脱力草300 g	楮实子90 g	白僵蚕90 g	旋覆根90 g

沉香30 g	郁金90 g	生楂曲各90 g	西洋参100 g	鳖甲胶100 g	如法收膏。
降香90 g	石韦90 g	炙鸡金90 g	虫草15 g	龟板胶100 g	
玉竹90 g	金钱草300 g	莲心30 g	河车粉冲50 g	白冰糖350 g	
黄精90 g	八月札90 g	莲肉200 g	珍珠粉冲25 g	黄酒150 g	
石菖蒲90 g	石见穿120 g	大枣200 g	羚羊角粉冲6 g		
陈胆星90 g	石打穿120 g	生晒参100 g	陈阿胶350 g	上药一料，	

[就诊时间] **戊子年仲秋，五诊谨拟**（2008年11月3日）。

入冬一料膏滋连已四载皆良，头痛已4年未作，枕项得安，脘安，脑垂体微腺瘤亦见安，年内复查血尿酸两次均正常。或心悸早搏，眉目前额作胀，寐欠酣，神疲乏力，自汗阵阵，恶热。苔薄微腻，脉细小弦滑，左脉尤沉小。目前查见血脂高，血黏度高，三酰甘油2.61 mmol/L，胆固醇6.8 mmol/L。有左肾结石，肝囊肿，乳房小叶增生。治守调和冲任，健脾养胃之法。制膏再进。

仙灵脾90 g	枸杞子90 g	炒川断120 g	木香90 g	石韦90 g	羚羊角粉冲6 g
仙茅90 g	制首乌90 g	灵芝草90 g	补骨脂90 g	金钱草300 g	珍珠粉冲25 g
山萸肉90 g	玉竹90 g	景天三七90 g	骨碎补90 g	石见穿120 g	河车粉冲50 g
巴戟肉90 g	黄精90 g	苦参60 g	姜黄60 g	石打穿120 g	陈阿胶350 g
穞豆衣90 g	生黄芪150 g	生白果90 g	旋覆梗90 g	生楂曲各90 g	龟板胶100 g
生熟地黄各90 g	炒当归90 g	大狼把草120 g	旋覆花包90 g	炙鸡内金90 g	鳖甲胶100 g
砂蔻仁各30 g	炒党参90 g	猪茯苓90 g	八月札90 g	大枣200 g	白冰糖350 g
桑椹子90 g	炒苍白术各90 g	水蛭30 g	沉香30 g	莲心30 g	黄酒150 g
女贞子90 g	脱力草300 g	全蝎30 g	降香60 g	莲肉200 g	
墨旱莲90 g	功劳叶90 g	白僵蚕90 g	郁金90 g	生晒参100 g	上药一料，
楮实子90 g	葛根90 g	地龙90 g	石菖蒲90 g	西洋参100 g	如法收膏。
薏苡仁根90 g	炒川芎90 g	地鳖虫60 g	陈胆星90 g	虫草10 g	

三、孕育调理

病例1 陈某，男，31岁。

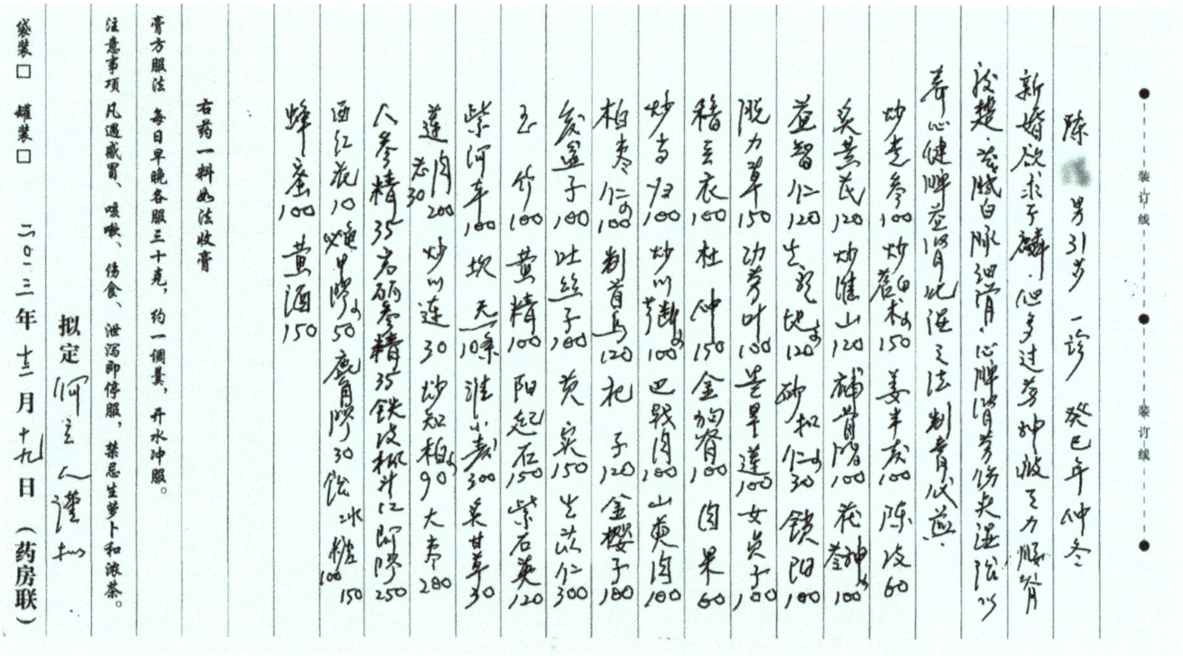
陈[redacted] 男31岁 一诊 癸巳年仲冬
新婚欲求子麟，但多过劳，神疲乏力，腰脊
酸楚。苔腻白，脉细滑。心脾肾劳伤夹湿，治以
养心健脾益肾化湿之法，制膏代煎。
炒党参100 炒苍白术各150 姜半夏100 陈皮60
炙黄芪120 炒淮山120 补骨脂100 茯苓神各100
益智仁120 生熟地各120 砂扣仁各30 锁阳100
脱力草150 功劳叶100 墨旱莲100 女贞子100
穞豆衣100 杜仲150 金狗脊100 白果60
炒当归100 炒川断100 巴戟肉100 山萸肉100
柏枣仁各100 制首乌120 杞子120 金樱子100
覆盆子100 菟丝子100 芡实150 生苡仁300
玉竹100 黄精100 阳起石150 紫石英120
紫河车100 坎炁10条 淮小麦300 炙甘草30
莲肉200 炒川连30 炒知柏各90 大枣280 志30
人参精35 西洋参精35 铁皮枫斗12 阿胶250
西红花10 鳖甲胶50 鹿角胶30 饴糖100 冰糖150
蜂蜜100 黄酒150
右药一料如法收膏
膏方服法 每日早晚各服三十克，约一调羹，开水冲服。
注意事项 凡遇感冒、咳嗽、伤食、泄泻即停服，禁忌生萝卜和浓茶。
袋装□ 罐装□
拟定 何立人谨拟
二〇一三年十二月十九日 （药房联）

[就诊时间] 癸巳年仲冬，一诊谨拟（2013年12月19日）。

·新婚欲求子麟，但多过劳，神疲乏力，腰脊酸楚。苔腻白，脉细滑。心脾肾劳伤夹湿，治以养心健脾、益肾化湿之法，制膏代煎。

病例2 朱某，女，28岁。

[就诊时间] 乙未年孟冬，一诊谨拟（2015年11月19日）。

·素多畏寒，头昏耳鸣，口干喜饮，泛恶脘痞，经行多愆期5～10日，且多血块，脉小弦滑，苔薄腻。新婚一载，欲得子嗣，胞宫虚寒有瘀，治拟暖宫养血之法，制膏代煎。

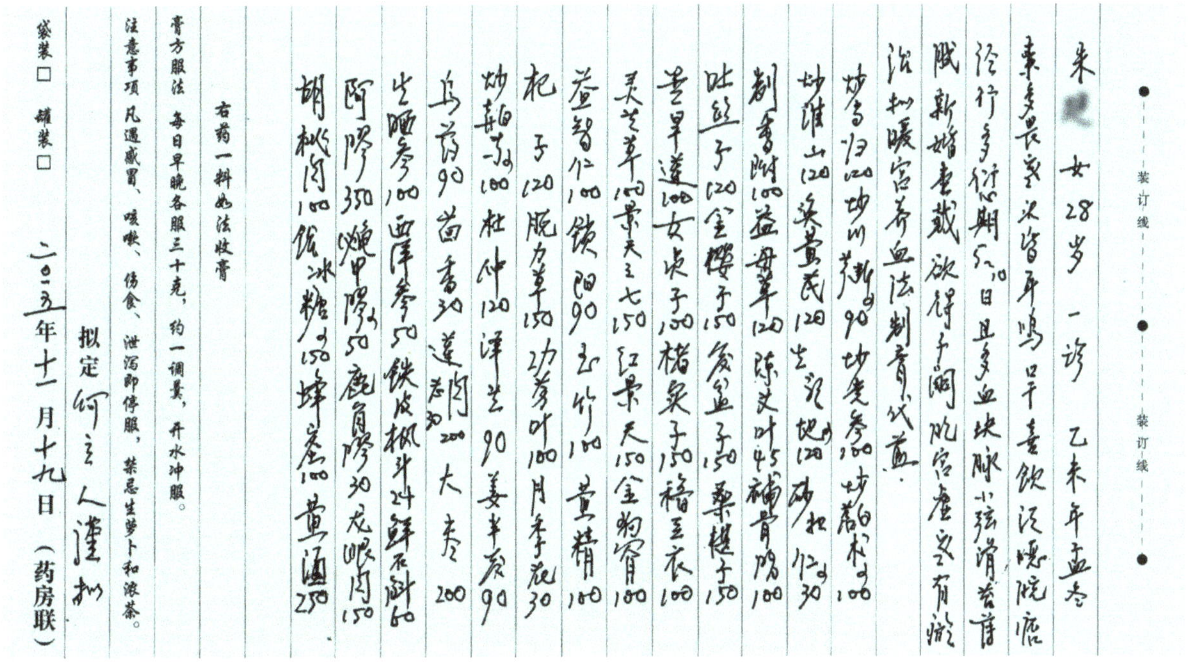
朱 女 28岁 一诊 乙未年孟冬
素多畏寒 头昏耳鸣 口干喜饮 泛恶脘痞
经行多愆期5～10日 且多血块 脉小弦滑 苔薄
腻 新婚一载 欲得子嗣 胞宫虚寒有瘀
治拟暖宫养血法 制膏代煎
炒当归120 炒川芎90 炒党参200 炒白术100
炒淮山120 炙黄芪120 生熟地各120 炒桃仁30
制香附100 益母草120 陈艾叶45 补骨脂100
菟丝子120 金樱子150 覆盆子150 桑椹子150
旱莲草100 女贞子100 枸杞子150 穞豆衣100
灵芝草100 景天三七150 红景天150 金狗脊100
益智仁100 锁阳90 玉竹100 黄精100
杞子120 脱力草150 功劳叶100 月季花30
炒枳壳100 杜仲120 泽兰90 姜半夏90
乌药90 茴香30 莲肉200 大枣200
生晒参100 西洋参50 铁皮枫斗24 鲜石斛60
阿胶350 鳖甲胶50 鹿角胶30 龙眼肉150
胡桃肉100 饴糖、冰糖各150 蜂蜜100 黄酒250

右药一料如法收膏

膏方服法 每日早晚各服三十克，约一调羹，开水冲服。

注意事项 凡遇感冒、咳嗽、伤食、泄泻即停服，禁忌生萝卜和浓茶。

拟定 何立人谨拟

袋装□ 罐装□

二〇一五年十一月十九日（药房联）

装订线

病例3 冯某，女，43岁。

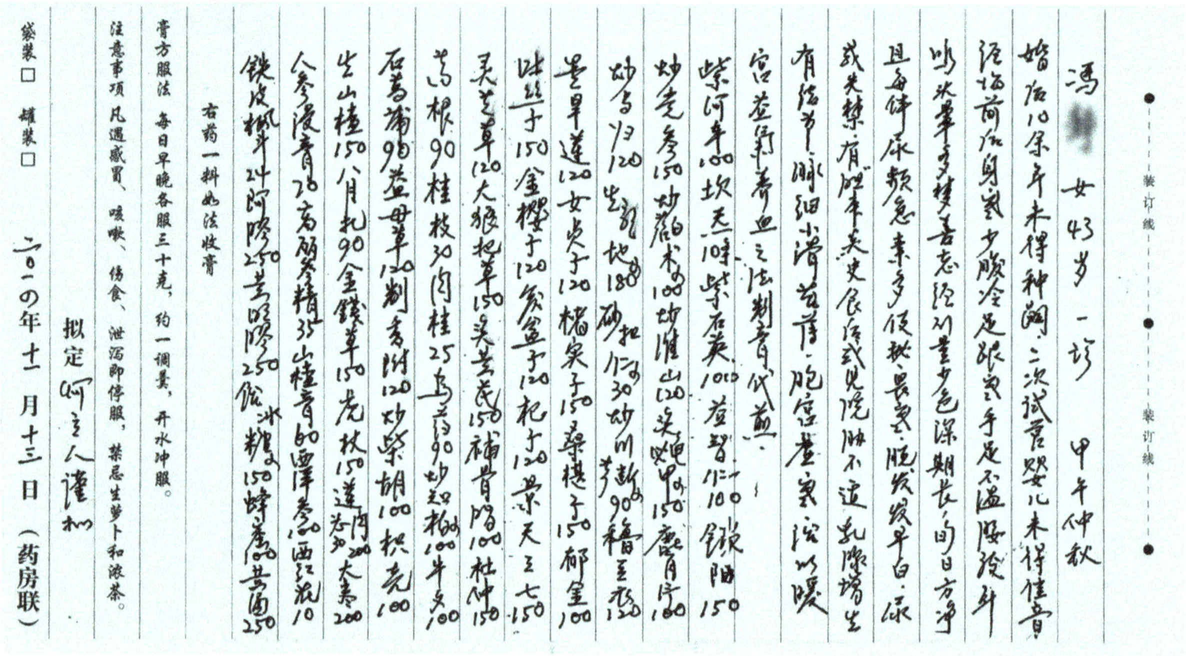
冯[illegible] 女 43岁 一诊 甲午仲秋
婚后10余年未得种嗣，二次试管婴儿未得佳音
经临前后身寒，少腹冷，足跟寒，手足不温，腰酸耳
鸣头晕，多梦善忘，经行量少色深期长，旬日方净
且每伴尿频急。素多便秘，畏寒，脱发发早白，尿
或失禁。有胆囊炎史，食后或见脘胁不适，乳腺增生
有结节。脉细小滑，苔薄。胞宫虚寒，治以暖
宫益气养血之法，制膏代煎。
紫河车100 坎炁10条 紫石英100 益智仁100 锁阳150
炒党参150 炒苍白术各100 炒淮山120 炙龟鳖甲各150 鹿角片100
炒当归120 生熟地各180 砂蔻仁各30 炒川芎断各90 穞豆衣120
墨旱莲120 女贞子120 楮实子150 桑椹子150 郁金100
菟丝子150 金樱子120 覆盆子120 杞子120 景天三七150
炙甘草120 大狼把草150 炙黄芪150 补骨脂100 杜仲150
葛根90 桂枝30 肉桂25 乌药90 炒知柏各100 牛膝100
石菖蒲90 益母草120 制香附120 炒柴胡100 枳壳100
生山楂150 八月札90 金钱草150 虎杖150 莲肉200 太子参30 大枣200
人参浸膏20 高丽参精35 山楂膏60 西洋参120 西红花10
铁皮枫斗24 阿胶250 黄明胶250 饴冰糖各150 蜂蜜100 黄酒250
右药一料如法收膏
膏方服法 每日早晚各服三十克，约一调羹，开水冲服。
注意事项 凡遇感冒、咳嗽、伤食、泄泻即停服，禁忌生萝卜和浓茶。
拟定 何立人谨拟
二〇一四年 十一 月 十三 日 （药房联）
线装□ 罐装□

[就诊时间] 甲午年仲秋，一诊谨拟（2014年11月13日）。

· 婚后10余年未得种嗣，两次试管婴儿未得佳音。经临前后身寒，少腹冷，足跟寒，手足不温，腰酸耳鸣头晕，多梦善忘，经行量少色深期长，旬日方净，且每伴尿频急。素多便秘，畏寒，脱发发早白，尿或失禁。有胆囊炎史，食后或见脘胁不适，乳腺增生有结节。脉细小滑，苔薄。胞宫虚寒，治以暖宫益气养血之法，制膏代煎。

病例4 高某，男，45岁。

[就诊时间] **甲午年仲秋，一诊谨拟**（2014年11月13日）。

· 联姻十载余未得子嗣，一年来血压初见增高130/90 mmHg。酒后多吞酸，食甘甜亦然。低密度脂蛋白微高于正常，脉细弦，苔薄。肝脾肾不足，虚阳渐有僭越之势。治以柔肝健脾益肾，潜镇虚阳之法。制膏代煎。

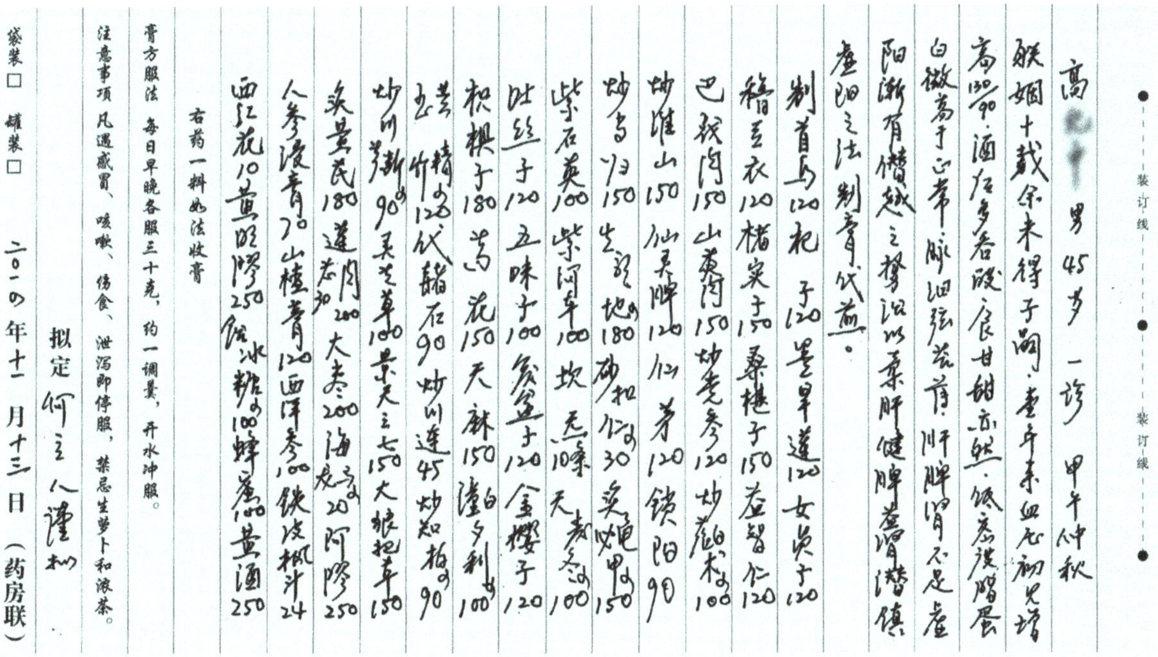
高[redacted] 男 45岁 一诊 甲午仲秋
联姻十载余未得子嗣，一年来血压初见增高130/90，酒后多吞酸，食甘甜亦然，低密度脂蛋白微高于正常，脉细弦，苔薄，肝脾肾不足，虚阳渐有僭越之势，治以柔肝健脾益肾潜镇虚阳之法，制膏代煎。
制首乌120 杞子120 墨旱莲120 女贞子120
穞豆衣120 楮实子150 桑椹子150 益智仁120
巴戟肉150 山萸肉150 炒党参120 炒白术100
炒淮山150 仙灵脾120 仙茅120 锁阳90
炒当归150 生熟地各180 砂仁 蔻仁各30 炙龟甲 炙鳖甲各150
紫石英100 紫河车100 坎炁10条 天冬 麦冬各100
菟丝子120 五味子100 覆盆子120 金樱子120
枳椇子180 葛花150 天麻150 潼白蒺藜各100
黄精 玉竹各120 代赭石90 炒川连45 炒知柏各90
炒川芎 续断各90 炙甘草100 景天三七150 大狼把草150
炙黄芪180 莲肉200 大枣200 海龙20 阿胶250
人参浸膏70 山楂膏120 西洋参100 铁皮枫斗24
西红花10 黄明胶250 饴糖 冰糖各100 蜂蜜100 黄酒250
右药一料如法收膏
膏方服法 每日早晚各服三十克，约一调羹，开水冲服。
注意事项 凡遇感冒、咳嗽、伤食、泄泻即停服，禁忌生萝卜和浓茶。
拟定 何立人谨拟
二〇一四年十一月十三日 （药房联）
袋装□ 罐装□
装订线 装订线

四、产后病调治

病例 1 俞某，女，37岁。

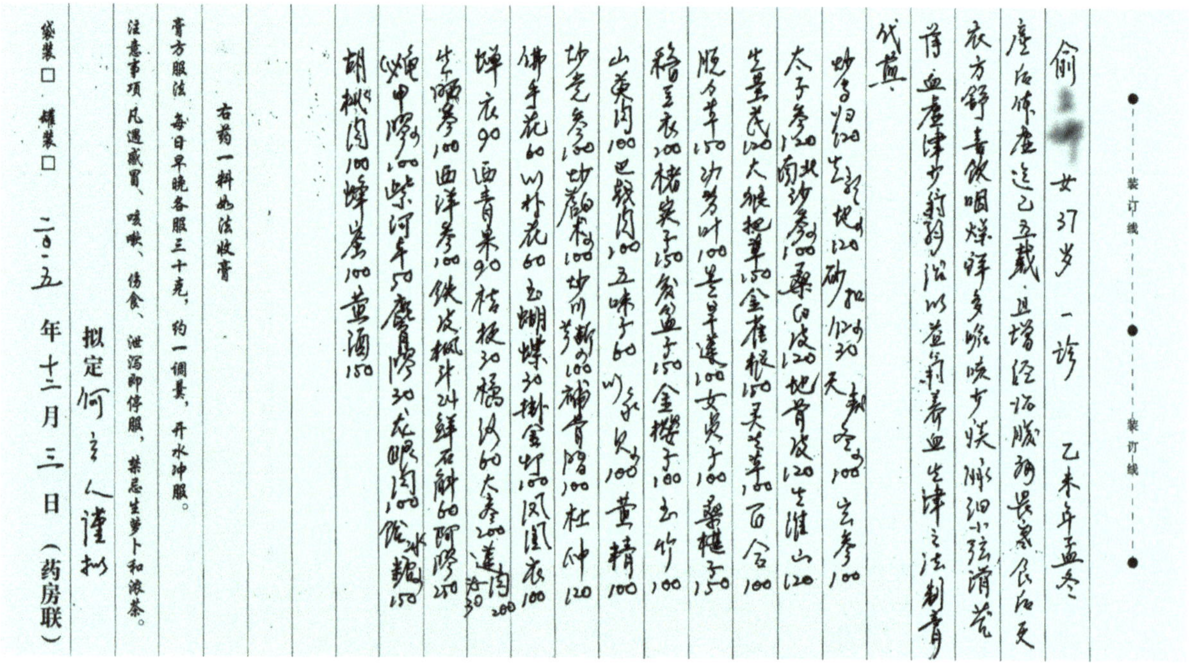

[就诊时间] 乙未年孟冬，一诊谨拟（2015年12月3日）。

· 产后体虚迄今已五载，且增经临腹痛，畏寒，食后更衣方舒，喜饮，咽燥痒多呛咳，少痰。脉细小弦滑，苔薄。血虚津少气弱，治以益气养血生津之法，制膏代煎。

病例2 叶某，女，57岁。

[就诊时间] 壬辰年孟冬，二诊谨拟（2012年11月23日）。

・岁前膏滋良，产后临风面头痛，迄今依然，天寒阴雨之时作，晴天乃安，鼻燥，痰涕滞喉，咳呛剧甚，见溲溢，渴饮，寐艰短。腰脊酸沉，目干涩则见改善，大便不实，血压偏低。脉小，苔薄。有"鼻炎"史，肺脾肾气血不足，治以益气养血之法，制膏代煎。

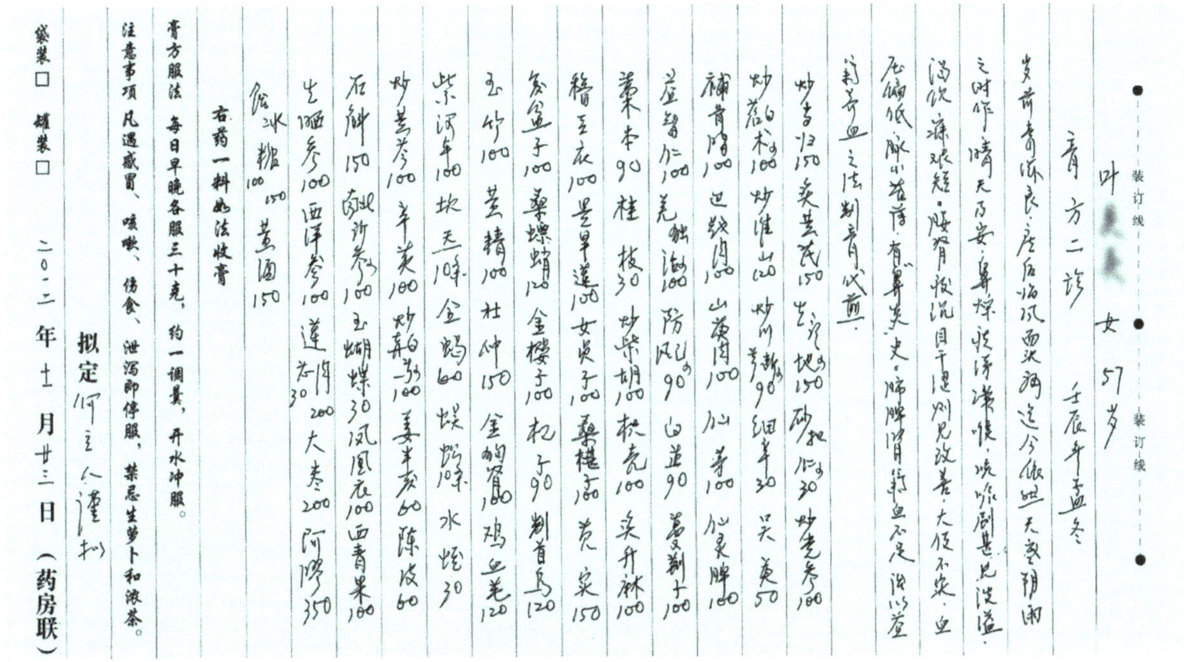

叶[redacted] 女 57岁

膏方二诊 壬辰年孟冬

岁前膏滋良，产后临风面头痛，迄今依然，天寒阴雨之时作，晴天乃安，鼻燥，痰涕滞喉，咳呛剧甚，见溲溢，渴饮，寐艰短，腰脊酸沉，目干涩则见改善，大便不实，血压偏低，脉小，苔薄，有"鼻炎"史，肺脾肾气血不足，治以益气养血之法，制膏代煎。

炒当归150 炙黄芪150 生熟地各150 砂仁30 炒党参100

炒苍白术各100 炒淮山120 炒川芎90 细辛30 吴萸50

补骨脂100 巴戟肉100 山萸肉100 仙茅100 仙灵脾100

益智仁100 羌独活各100 防风90 白芷90 蔓荆子100

藁本90 桂枝30 炒柴胡100 枳壳100 炙升麻100

穞豆衣100 旱莲草100 女贞子100 桑椹子100 芡实150

覆盆子100 桑螵蛸120 金樱子100 杞子90 制首乌120

玉竹100 黄精100 杜仲150 金狗脊100 鸡血藤120

紫河车100 坎炁10条 全蝎60 蜈蚣10条 水蛭30

炒黄芩100 辛荑100 炒苍耳子100 姜半夏60 陈皮60

石斛150 南北沙参各100 玉蝴蝶30 凤凰衣100 西青果100

生晒参100 西洋参100 莲肉200 大枣200 阿胶350

饴糖100 冰糖150 黄酒150

右药一料如法收膏

膏方服法 每日早晚各服三十克，约一调羹，开水冲服。

注意事项 凡遇感冒、咳嗽、伤食、泄泻即停服，禁忌生萝卜和浓茶。

拟定 何立人谨拟

二〇一二年十一月二十三日（药房联）

袋装□ 罐装□

装订线

五、儿科病调治

病例1 陈某，女，10岁。

［就诊时间］戊子年仲秋，一诊谨拟（2008年11月3日）。

稚女素多感冒咳嗽咽痒痛，咳痰已多黄，乳蛾易见肿痛，大便畅但隔日一行。脉细沉小，苔薄。肺虚营卫不固，邪易上凌，治拟清养之法，制膏日服。

太子参180 g	生白果90 g	玉蝴蝶30 g	白僵蚕90 g	大枣200 g	白冰糖250 g
南北沙参各120 g	桑白皮150 g	挂金灯90 g	地龙90 g	莲心30 g	饴糖100 g
玄参180 g	地骨皮120 g	马勃45 g	蝉衣90 g	莲肉200 g	蜂蜜50 g
生熟地黄各150 g	天麦冬各90 g	连翘60 g	姜黄60 g	生晒参60 g	黄酒50 g
玉竹150 g	生淮山药120 g	炒黄芩60 g	生黄芪90 g	西洋参60 g	
黄精90 g	炒防风60 g	辛夷60 g	穞豆衣90 g	虫草5 g	上药一料，
桂枝15 g	生栀子90 g	鱼腥草90 g	山萸肉90 g	河车粉冲30 g	如法收膏。
炒赤白芍各90 g	大豆卷90 g	桔梗30 g	巴戟肉45 g	珍珠粉冲10 g	
炒苍白术各90 g	茯苓90 g	生炙甘草各60 g	炒柴胡90 g	羚羊角粉冲1.8 g	
苦参60 g	川象贝母各60 g	青黛30 g	炙蒌仁60 g	陈阿胶300 g	

［就诊时间］乙丑年孟冬，二诊谨拟（2009年11月30日）。

岁前膏滋尽剂良。童女年内初潮已应，全年感冒咽痛及口疳皆有1次。夜尿多，便已调，胃纳馨，口不渴。脉细小，舌红苔少。治守清养之法，制膏日服。

太子参180 g	玉竹150 g	白僵蚕100 g	生炙甘草各60 g	大枣200 g	饴糖100 g
南北沙参各150 g	黄精150 g	地龙100 g	青黛30 g	莲肉200 g	蜂蜜50 g
砂蔻仁各30 g	玄参180 g	挂金灯100 g	鱼腥草90 g	生晒参100 g	黄酒50 g
生熟地黄各180 g	天麦冬各100 g	玉蝴蝶30 g	炒柴胡90 g	西洋参100 g	香附60 g
桂枝15 g	生白果90 g	川象贝母各100 g	炙蒌仁90 g	虫草5 g	
炒赤芍90 g	苦参60 g	炒黄芩60 g	益智仁60 g	紫河车45 g	上药一料，
炒白芍120 g	炒防风90 g	辛夷60 g	蝉衣90 g	珍珠粉冲10 g	如法收膏。
生淮山药150 g	生炙黄芪各150 g	桔梗30 g	马勃50 g	羚羊角粉冲1.8 g	
桑叶皮各100 g	山萸肉100 g	生栀子90 g	连翘90 g	陈阿胶300 g	
地骨皮120 g	巴戟肉100 g	大毛卷90 g	益母草60 g	白冰糖250 g	

病例2　冯某，女，7岁。

[就诊时间] 乙丑年孟冬，一诊谨拟（2009年11月16日）。

稚女形寒体冷，手足不温，易汗，汗多湿衣，大便艰秘难下，目圈暗青。苔薄，脉小滑。稚阴稚阳之体，治拟和调之法，益气养阴，制膏代煎。

玉米须300 g	麦冬60 g	玉竹120 g	炒柴胡60 g	五倍子45 g	冰糖350 g
山萸肉150 g	生黄芪150 g	黄精120 g	甜苁蓉90 g	莲心30 g	蜂蜜150 g
巴戟肉150 g	生淮山药120 g	脱力草300 g	麻仁300 g	莲肉200 g	西红花3 g
脱力草300 g	茯苓120 g	功劳叶90 g	桃仁90 g	生晒参30 g	黄酒100 g
炒当归120 g	桂枝30 g	穞豆衣100 g	杏仁60 g	西洋参50 g	
生熟地黄各120 g	炒赤芍各90 g	枸杞子120 g	炙蒌仁90 g	胡桃肉200 g	上药一料，
砂蔻仁各30 g	淮小麦300 g	女贞子90 g	郁李仁90 g	紫河车粉冲50 g	如法收膏。
玄参100 g	炙甘草30 g	墨旱莲90 g	月季花50 g	陈阿胶250 g	
太子参150 g	大枣300 g	制首乌90 g	陈皮60 g	鳖龟甲胶60 g	
炒党参120 g	柏枣仁各90 g	糯稻根300 g	枳实90 g	鹿角胶30 g	
炒苍白术各90 g	五味子45 g	炒防风90 g	乌药60 g	饴糖200 g	

病例3 郑某，女，9岁。

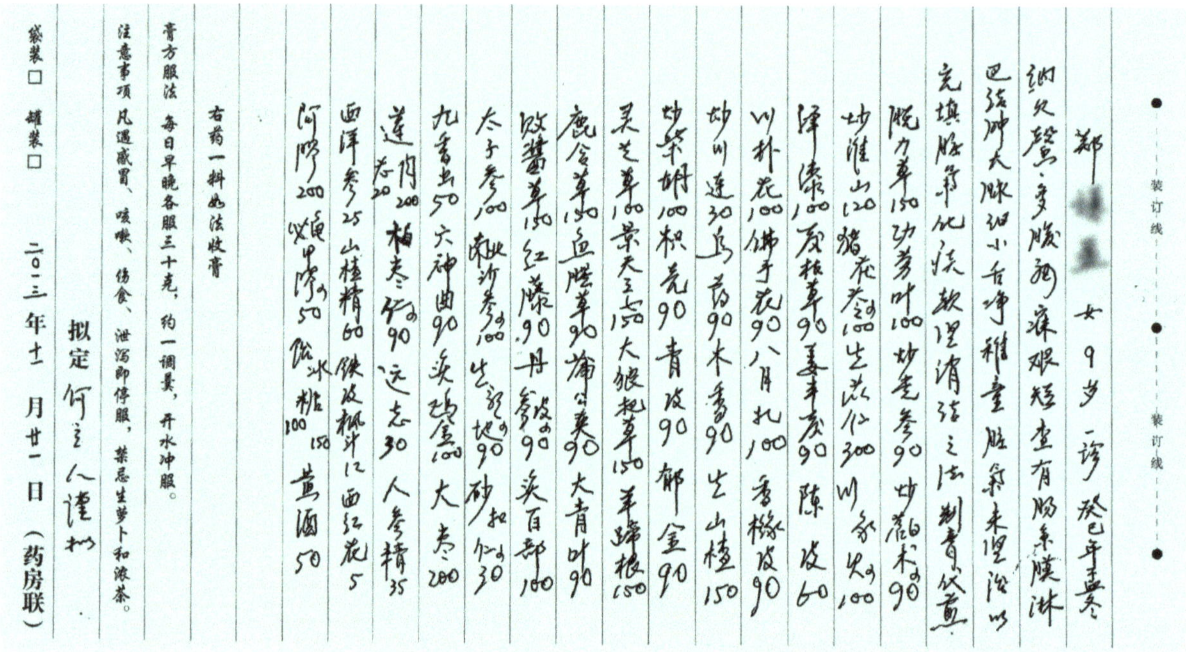
郑[redacted] 女 9岁 一诊 癸巳年孟冬

纳欠馨，多腹痛，寐艰短，查有肠系膜淋巴结肿大，脉细小，舌净。稚童脏气未坚，治以充填脏气、化痰软坚消结之法，制膏代煎。

脱力草150 功劳叶100 炒党参90 炒苍白术各90

炒淮山120 猪茯苓各100 生苡仁300 川象贝各100

泽漆100 茜根草90 姜半夏90 陈皮60

川朴花100 佛手花90 八月札100 香橼皮90

炒川连30 乌药90 木香90 生山楂150

炒柴胡100 枳壳90 青皮90 郁金90

灵芝草100 景天三七150 大狼把草150 羊蹄根150

鹿含草150 鱼腥草90 蒲公英90 大青叶90

败酱草150 红藤90 丹参皮各90 炙百部100

太子参100 南北沙参各100 生熟地各90 砂扣仁各30

九香虫50 六神曲90 炙鸡内金100 大枣200

莲肉200 芡20 柏枣仁各90 远志30 人参精35

西洋参25 山楂精60 铁皮枫斗12 西红花5

阿胶200 龟鳖甲胶各50 饴糖100 冰糖150 黄酒50

右药一料如法收膏

膏方服法 每日早晚各服三十克，约一调羹，开水冲服。

注意事项 凡遇感冒、咳嗽、伤食、泄泻即停服，禁忌生萝卜和浓茶。

拟定 何立人谨拟

袋装☐ 罐装☐ 二〇一三年十一月廿一日 （药房联）

〔就诊时间〕 癸巳年孟冬，一诊谨拟（2013年11月21日）。

· 纳欠馨，多腹痛，寐艰短。查有肠系膜淋巴结肿大，脉细小，舌净。稚童脏气未坚，治以充填脏气、化痰软坚消结之法，制膏代煎。

[就诊时间] **甲午年秋季，二诊谨拟（2014年11月20日）。**

· 肠系膜淋巴结肿大，年内两次复查其大者已有缩小，3个月前为17 mm×8 mm，半个月前为14 mm×6 mm。腹痛数月一作，痛势不甚，寐艰，纳少。脉细小，舌净。守原膏滋之意，充填脏气，化痰软坚消结，制膏续服。

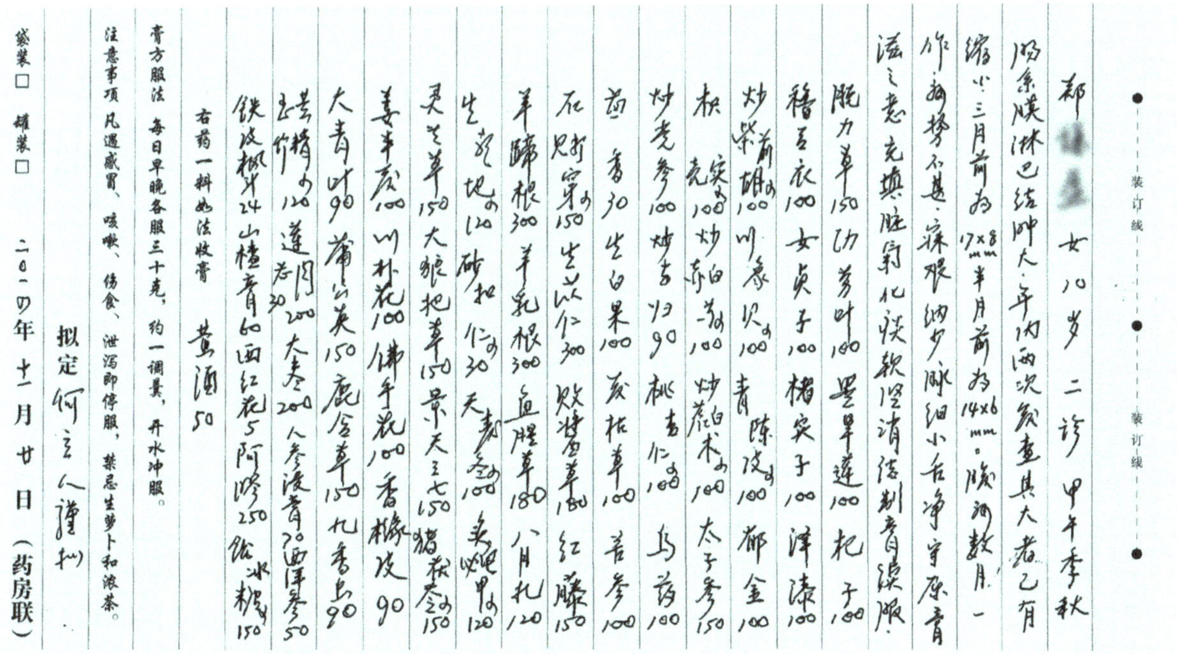
郁[redacted] 女 10岁 二诊 甲午季秋
肠系膜淋巴结肿大，年内两次复查其大者已有
缩小，三月前为17×8mm，半月前为14×6mm。腹痛数月一
作，痛势不甚，寐艰，纳少，脉细小，舌净，守原膏
滋之意，充填脏气，化痰软坚消结，制膏续服。
仙鹤草150 功劳叶100 墨旱莲100 枸杞子100
穞豆衣100 女贞子100 楮实子100 泽泻100
炒柴前胡各100 川象贝各100 青陈皮各100 郁金100
枳实壳各100 炒赤白芍各100 炒苍白术各100 太子参150
炒党参100 炒当归90 桃杏仁各100 山药100
茴香30 生白果100 夏枯草100 苦参100
石见穿各150 生苡仁300 败酱草180 红藤150
羊蹄根300 羊乳根300 鱼腥草180 八月札120
生熟地各120 砂蔻仁各30 天麦冬各100 炙鳖甲120
灵芝草150 大狼把草150 景天三七150 猪茯苓各150
姜半夏100 川朴花100 佛手花100 香橼皮90
大青叶90 蒲公英150 鹿含草150 九香虫90
黄精 玉竹各120 莲[illegible]200 [illegible]30 大枣200 人参浸膏70 西洋参50
铁皮枫斗24 山楂膏60 西红花5 阿胶250 饴冰糖各150
右药一料如法收膏 黄酒50
膏方服法 每日早晚各服三十克，约一调羹，开水冲服。
注意事项 凡遇感冒、咳嗽、伤食、泄泻即停服，禁忌生萝卜和浓茶。
拟定 何立人谨拟
袋装□ 罐装□ 二〇一四年十一月廿日（药房联）

第十五讲 瘥后调理膏滋病脉证并治

对于重病复瘥、术后患者的处方调理，以大补元气为总纲。然而处方时，除了需仔细斟酌补益的程度之外，还兼顾原发疾病、现有的主要不适与补益的矛盾、脾胃的接纳程度，以及相对于手术或重病诱发的危险因素。例如，本有高血压，中风复瘥后，除了益气通络之外，也要注意平肝祛风；如有便秘的，应当考虑其补益剂的用量及理气润肠剂的使用，避免补益剂加重便秘；对于术后脾胃弱，难以消食的，膏方因其吸收程度高是一种很好的恢复用药，但也要注意用药不要过于孟浪碍脾；对于手术后，或有出血倾向的患者，应当注意活血药的使用。

一、重疾瘥后调理

病例1 倪某，女，47岁。

[就诊时间] 壬午年仲冬，一诊谨拟（2002年12月18日）。

罹患病毒性心肌炎，浅表性胃炎及肠化生，Hp（+），早搏心悸，咳嗽多白痰，又染感染性休克、败血症，经抢救乃得化险为夷，转危为安，步入坦途。乏力神疲，入暮为甚，喜善太息，进食油腻引脘胁胀痛，嗳气为舒，口干咽燥痒欲饮。苔薄，脉沉细弦小。病多顽疾、重症，精气元神受损，治拟大补元精之剂，制膏代煎。

炒党参150 g	砂蔻仁各30 g	石见穿100 g	生楂曲各100 g	凤凰衣90 g	陈阿胶250 g
炙黄芪150 g	枸杞子120 g	石打穿100 g	炙鸡金90 g	玉蝴蝶30 g	胡桃肉切小块180 g
制熟地黄150 g	制首乌150 g	龙葵100 g	制川军90 g	丹参150 g	益母草90 g
肥玉竹120 g	脱力草150 g	炒柴前胡各100 g	生栀子90 g	灵芝草100 g	制香附90 g
制黄精120 g	天麦冬各150 g	八月札90 g	桃杏仁各90 g	大枣200 g	白冰糖500 g
柏枣仁各100 g	川象贝母各90 g	金钱草300 g	苦参90 g	莲肉150 g	饴糖200 g
淮小麦300 g	炙蒌皮90 g	炒川连30 g	连翘90 g	莲心30 g	黄酒300 g
炒淮药150 g	山萸肉150 g	虎杖100 g	青黛末包30 g	生晒参100 g	
炒白术芍各150 g	巴戟肉90 g	郁金90 g	青陈皮各50 g	西洋参100 g	上药一料，
云茯苓150 g	白花蛇舌草100 g	玄参90 g	马勃30 g	虫草15 g	如法收膏。

[就诊时间] **癸未年孟冬，二诊谨拟**（2003年11月27日）。

岁前冬令进服膏滋一料，颇良。心悸胆怯之症已得改善，心电图检查提示“正常心电图，偶或见心肌缺血”。胸闷气窒喜太息，夜甚，且多呛咳，寐中乱梦纷纭。中脘不适欲作恶，夜多吞酸，得食可安，有浅表性胃炎及肠化生，Hp（+），有过敏性鼻炎多嚏。一年来经水已见紊乱，2个月一行。苔薄腻，舌红，脉细弦。年已七七，天癸竭将至，冲任脉虚少。治拟守原膏滋意，补益冲任之虚。制膏代煎。

山萸肉100 g	仙茅90 g	生薏苡仁300 g	天麦冬各90 g	海桑螵蛸各120 g	胡桃肉切小块200 g
巴戟肉100 g	炒柴胡30 g	砂蔻仁各30 g	五味子30 g	灵芝草100 g	陈阿胶250 g
炒当归120 g	制香附90 g	青皮90 g	合欢皮90 g	景天三七100 g	龟板胶50 g
炒白术芍各120 g	益母草180 g	陈皮45 g	柏枣仁各300 g	淮小麦300 g	鹿角胶25 g
炒淮山药150 g	生熟地黄各120 g	辛夷花90 g	玉竹90 g	大枣200 g	白冰糖500 g
炒党参120 g	茯神300 g	炒条芩60 g	黄精90 g	莲肉200 g	黄酒300 g
炙黄芪180 g	丹参120 g	远志30 g	炒川连15 g	白及30 g	
枸杞子120 g	龙葵90 g	川象贝母各100 g	炒知柏各60 g	生晒参100 g	上药一料，
制首乌120 g	白花蛇舌草100 g	炙百部90 g	苦参50 g	西洋参100 g	如法收膏。
仙灵脾100 g	石见穿90 g	炙蒌皮60 g	生白果90 g	虫草15 g	

[就诊时间] **甲申年孟冬，三诊谨拟**（2004年11月18日）。

冬令一料膏滋连已两载皆良。年内多感心惊动悸，或缓或速，胸闷咽梗，咽痒干咳，夜多作。且有吞酸中脘烧灼或痛，大便干结2日一行，寐多梦扰，手足冷，经水紊乱已3个月未至，有心肌炎、浅表性胃炎、感染性休克等病史。脉细弦，苔薄，冲任脉虚，心肾不足，肝脾失调。治拟益冲任之脉，补心肾之虚，调肝脾之气。制膏代煎。

仙茅60 g	八月札100 g	龙葵90 g	制首乌100 g	莲肉200 g	鹿角胶25 g
仙灵脾60 g	玫瑰花60 g	白花蛇舌草90 g	天麦冬各100 g	大枣200 g	黄酒200 g
山萸肉90 g	制甘松60 g	生薏苡仁180 g	生炙黄芪各90 g	苦参30 g	白冰糖350 g
巴戟肉50 g	炒柴胡60 g	川象贝母各100 g	全瓜蒌切90 g	生白果60 g	蜂蜜150 g
太子参100 g	仙鹤草100 g	淮小麦300 g	郁李仁100 g	生晒参100 g	
炒党参90 g	功劳叶90 g	柏枣仁各90 g	麻仁100 g	西洋参100 g	上药一料，
炒苍白术各50 g	穞豆衣90 g	炙百部90 g	丹参皮各90 g	虫草15 g	如法收膏。
炒淮山药90 g	墨旱莲90 g	玉竹100 g	益母草90 g	陈阿胶250 g	
生熟地黄各90 g	女贞子90 g	黄精100 g	制香附90 g	龟板胶60 g	
砂蔻仁各25 g	桑椹子90 g	枸杞子100 g	郁金90 g	鳖甲胶60 g	

按 本例患者因病毒性心肌炎并发感染性休克抢救复瘥后来诊，气血耗伤、五脏俱虚，为大补元气之适应证，然考虑其邪祛方已，为防余邪未清、闭门留寇之嫌，方中仍加用了连翘、青黛、马勃等清热解毒之品，同时患者本有胃疾，方中健脾消导、理气和中之药并用，以助其药效。一剂服完效果颇验，续进培补之品，然非时之病虽可用药愈，但终不可逆天时而为，患者女性正值七七之际，天癸将竭，诸冲任不调之象显，亦可扰心神，碍气血，故三诊加重滋肾之品，患者至今常年于我处膏滋调理，以御邪健体延年为盼。

病例2 郑某，女，42岁。

[就诊时间] 甲申年仲冬，一诊谨拟（2002年12月4日）。

患功能性子宫出血之后，形体日渐肥胖已八载，急躁善怒，经受寒凉、进食生冷或遇饥饿则脘腹痛胀。颈椎病6年，寒邪入侵则头晕痛旋转每作，兼见心悸耳鸣、胸闷息粗，寐短多梦，夜尿频频，及或呕恶。左脉细小弦滑带数，右脉沉细小，苔薄腻，舌胖红，边有齿痕。用心烦劳，肝失条达，血虚气耗，神不安守，清空失养。治拟益气养血，调肝温脾。制膏代煎。

炒党参100 g	川断90 g	益智仁90 g	淮小麦300 g	桑螵蛸120 g	虫草15 g
炒白术芍各100 g	山萸肉90 g	炒知柏各50 g	炙蒌皮60 g	蚕茧壳100 g	炒柴胡90 g
炒淮山药100 g	巴戟肉60 g	生栀子60 g	灵芝草60 g	合欢花90 g	八月札100 g
炒当归100 g	枸杞子90 g	吴茱萸30 g	景天三七120 g	玉竹90 g	郁金90 g
生炙黄芪各120 g	制首乌120 g	青防风60 g	蔓荆子90 g	制黄精90 g	陈阿胶250 g
生熟地各90 g	补骨脂90 g	脱力草150 g	白芷90 g	大枣200 g	白冰糖500 g
砂蔻仁各30 g	菟丝子90 g	穞豆衣90 g	生炙甘草各30 g	莲肉150 g	黄酒500 g
葛根90 g	丹参120 g	女贞子90 g	猪茯苓各90 g	胡桃仁150 g	
威灵仙90 g	仙茅60 g	墨旱莲90 g	泽泻50 g	生晒参90 g	上药一料，
川芎60 g	仙灵脾60 g	桑椹子90 g	覆盆子100 g	西洋参90 g	如法收膏。

[就诊时间] 癸未年仲冬，二诊谨拟（2003年12月18日）。

岁前冬令进服膏滋一料，半年得安，下半年操劳过甚，见乏力神疲，稍有心悸早搏且伴尿频，带下清稀色白，阴痒，经前多急躁，性事淡冷。家族有糖尿病史，近测血糖增高，三酰甘油增高。今血压130/100 mmHg，头晕痛，或见呕恶心，饥则脘痛。脉细小，苔薄微腻。劳伤心脾，肾亏肝旺，木失调达，肝脾失和。治拟补益心脾，滋肾平肝。制膏代煎。

炒党参100 g	炒当归100 g	玉米须90 g	远志30 g	南北沙参各90 g	山萸肉180 g
炒白术芍各100 g	炒淮山药90 g	猪苓300 g	五味子30 g	石斛90 g	芡实90 g
丹参100 g	生炙黄芪各60 g	茯神300 g	大生地300 g	天麦冬各120 g	覆盆子90 g

金樱子90 g	穞豆衣100 g	玉竹90 g	蛇床子150 g	西洋参60 g
石楠叶90 g	女贞子90 g	黄精90 g	海桑螵蛸[各]120 g	虫草15 g
锁阳150 g	墨旱莲90 g	仙茅90 g	川象贝母[各]100 g	陈阿胶250 g
生白果100 g	炒柴胡60 g	仙灵脾90 g	莲须50 g	河车粉[冲]50 g
苦参60 g	八月札90 g	枸杞子100 g	莲肉200 g	胡桃肉[切小块]200 g
炒知柏[各]60 g	益母草300	葛根90 g	大枣200 g	黄酒300 g
脱力草300 g	制香附90 g	白鲜皮60 g	生晒参100 g	

上药一料，不入糖类，如法收膏。

按 女子先天以肝为养，以血为本，本例患者罹患功能性子宫出血之后，肝无所藏，阴亏无以制阳，故肝阳亢而急躁善怒，加之血虚生风，易动风，易犯头晕痛；又气随血脱，气血亏耗，气之温煦功能失司，故形寒而易泻；心主血，血虚而不能濡养心脉，故发为不寐心悸之证；脾统血，脾虚不运，痰湿内泛留于皮肤而见形体肥胖，其以血虚为根，以动风、脾虚、心神失守为表现，故治疗当以养血为主，然养血者不可仅以四物之类，血是构成人体和维持生命活动的基本物质之一。《灵枢·决气》曰："中焦受气取汁，变化而赤，是谓血。"《诸病源候论·虚劳病诸候》曰："肾藏精，精者血之所成也。"可见，水谷精微化血和肾精化血是血生成的两条主要途径。而水谷精微化血除了脾胃作用之外，还需要肺之输布、心之化精为赤的作用；肾精化血亦需要"归精于肝而化清血"之用，因此可以说，血的生成有赖于多脏腑功能的协同作用。故健脾益肾以助血生化，益气补血同用，清虚热且避免气余化火之弊，佐以平肝疏肝。二诊守前法，增益养心温脾之药，以助药力。

病例3 吴某，女，89岁。

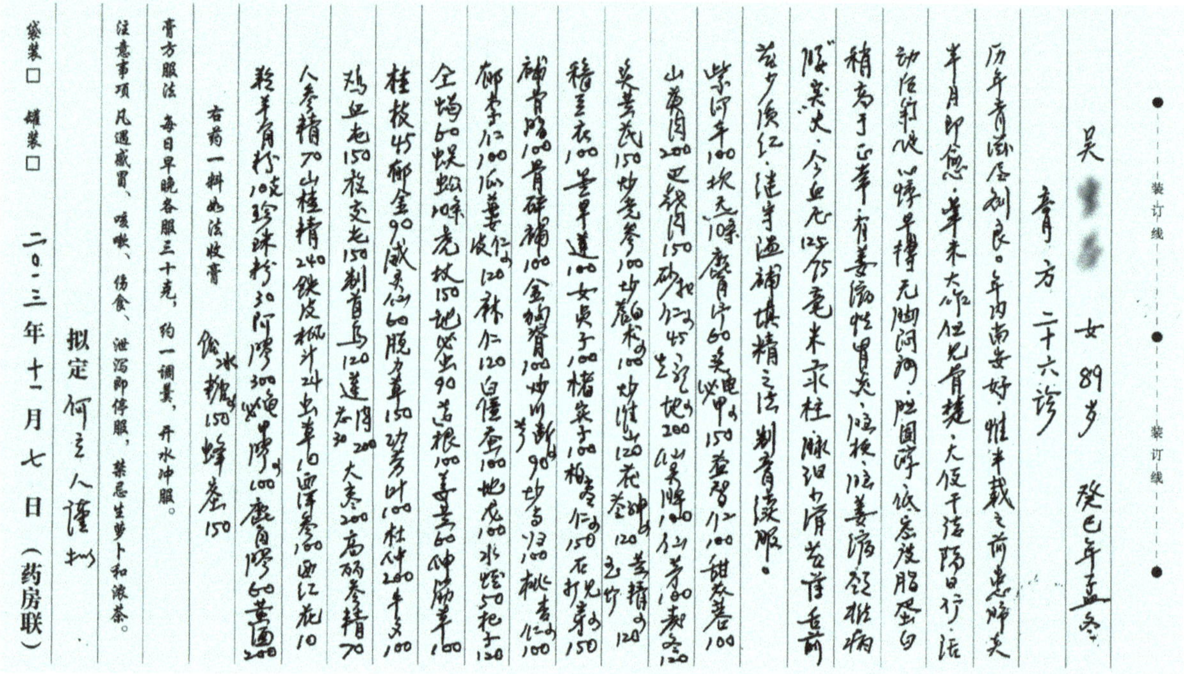

吴[redacted] 女 89岁 膏方 二十六诊 癸巳年孟冬

历年膏滋尽剂良。年内尚安好，唯半载之前患肺炎，半月即愈，晕未大作但见胸骨楚，大便干结隔日行，活动后气促心悸早搏，无胸闷痛。胆固醇、低密度脂蛋白稍高于正常，有萎缩性胃炎、脑梗、脑萎缩、颈椎病、腰椎间盘突出史。今血压125/75毫米汞柱，脉细小滑，苔薄，舌前苔少质红。继守温补填精之法，制膏续服。

紫河车100 坎炁10条 鹿角片60 炙鳖甲150 益智仁100 甜苁蓉100
山萸肉200 巴戟肉150 砂仁45 生熟地各200 仙灵脾100 仙茅100 枸杞子120
炙黄芪150 炒党参100 炒白术100 炒怀山120 茯苓神各120 黄精120 玉竹
稽豆衣100 墨旱莲100 女贞子100 楮实子100 柏枣仁各150 石见穿150
补骨脂100 骨碎补100 金狗脊100 炒川断90 川芎 炒当归100 桃杏仁各100
郁李仁100 瓜蒌皮仁各120 麻仁120 白僵蚕100 地龙100 水蛭50 杞子120
全蝎60 蜈蚣10条 虎杖150 地鳖虫90 葛根100 姜黄60 伸筋草100
桂枝45 广郁金90 威灵仙60 脱力草150 功劳叶100 杜仲200 牛膝100
鸡血藤150 夜交藤150 制首乌120 莲肉200 芡实30 大枣200 高丽参精70
人参精70 山楂精240 铁皮枫斗24 虫草10 西洋参100 西红花10
羚羊角粉10克 珍珠粉30 阿胶300 龟甲胶100 鹿角胶60 黄酒200
右药一料如法收膏 饴冰糖各150 蜂蜜150

膏方服法 每日早晚各服三十克，约一调羹，开水冲服。

注意事项 凡遇感冒、咳嗽、伤食、泄泻即停服，禁忌生萝卜和浓茶。

拟定 何立人谨拟

袋装□ 罐装□ 二〇一三年十一月七日（药房联）

[就诊时间] 癸巳年孟冬，二十六诊谨拟（2013年11月7日）。

· 历年膏滋尽剂良。年内尚安好，唯半载之前患肺炎，半个月即愈，晕未大作但见骨楚，大便干结隔日行，活动后气促心悸早搏，无胸闷痛。胆固醇、低密度脂蛋白稍高于正常，有萎缩性胃炎、脑梗死、脑萎缩、颈椎病、腰椎间盘突出史。今血压125/75 mmHg，脉细小滑，苔薄，舌前苔少质红。继守温补填精之法，制膏续服。

[就诊时间] **甲午年仲秋，二十七诊谨拟**（2014年11月13日）。

・头昏，平卧即安，年内两次。入秋后大便干结为粟，来春可调，腰酸。双侧甲状腺结节，胆固醇5.5 mmol/L↑，低密度脂蛋白3.89 mmol/L↑。脉细滑有结象，苔少。宗温补填精法，制膏再续。

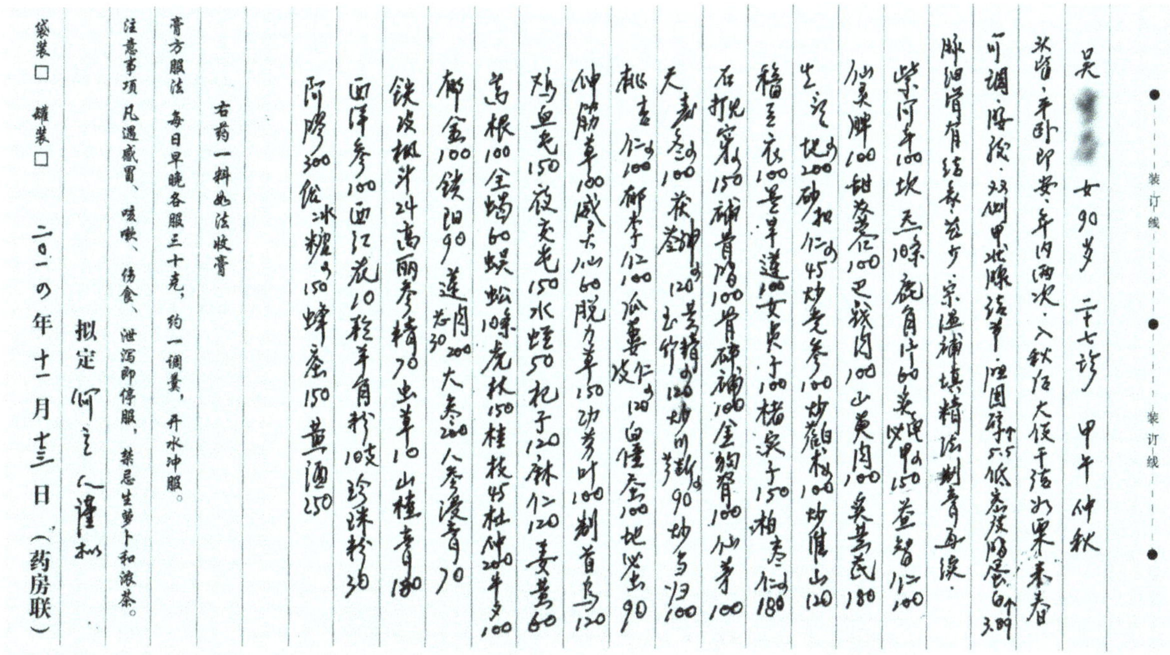
吴[redacted] 女 90岁 二十七诊 甲午仲秋
头昏，平卧即安，年内两次，入秋后大便干结如栗，来春
可调，腰酸，双侧甲状腺结节，胆固醇5.5↑ 低密度脂蛋白3.89↑
脉细滑有结象，苔少，宗温补填精法制膏再续。
紫河车100 坎炁10条 鹿角片60 炙龟甲150 益智仁100
仙灵脾100 甜苁蓉100 巴戟肉100 山萸肉100 炙黄芪180
生熟地各200 砂仁45 炒党参100 炒白术100 炒怀山120
穞豆衣100 旱莲草100 女贞子100 楮实子150 柏子仁180
石打穿150 补骨脂100 骨碎补100 金狗脊100 仙茅100
天麦冬各100 茯苓神各120 黄精120 玉竹120 炒川断90 炒当归100
桃杏仁各100 郁李仁100 瓜蒌仁120 白僵蚕100 地鳖虫90
伸筋草100 威灵仙60 脱力草150 功劳叶100 制首乌120
鸡血藤150 夜交藤150 水蛭50 杞子120 麻仁120 姜黄60
葛根100 全蝎60 蜈蚣10条 虎杖150 桂枝45 杜仲200 牛膝100
郁金100 锁阳90 莲肉200 龙齿30 大枣200 人参浸膏70
铁皮枫斗24 高丽参精70 虫草10 山楂膏180
西洋参100 西红花10 羚羊角粉10支 珍珠粉30
阿胶300 饴冰糖各150 蜂蜜150 黄酒250
右药一料如法收膏
膏方服法 每日早晚各服三十克，约一调羹，开水冲服。
注意事项 凡遇感冒、咳嗽、伤食、泄泻即停服，禁忌生萝卜和浓茶。
拟定 何立人谨拟
袋装☐ 罐装☐ 二〇一四年十一月十三日（药房联）
装订线
装订线

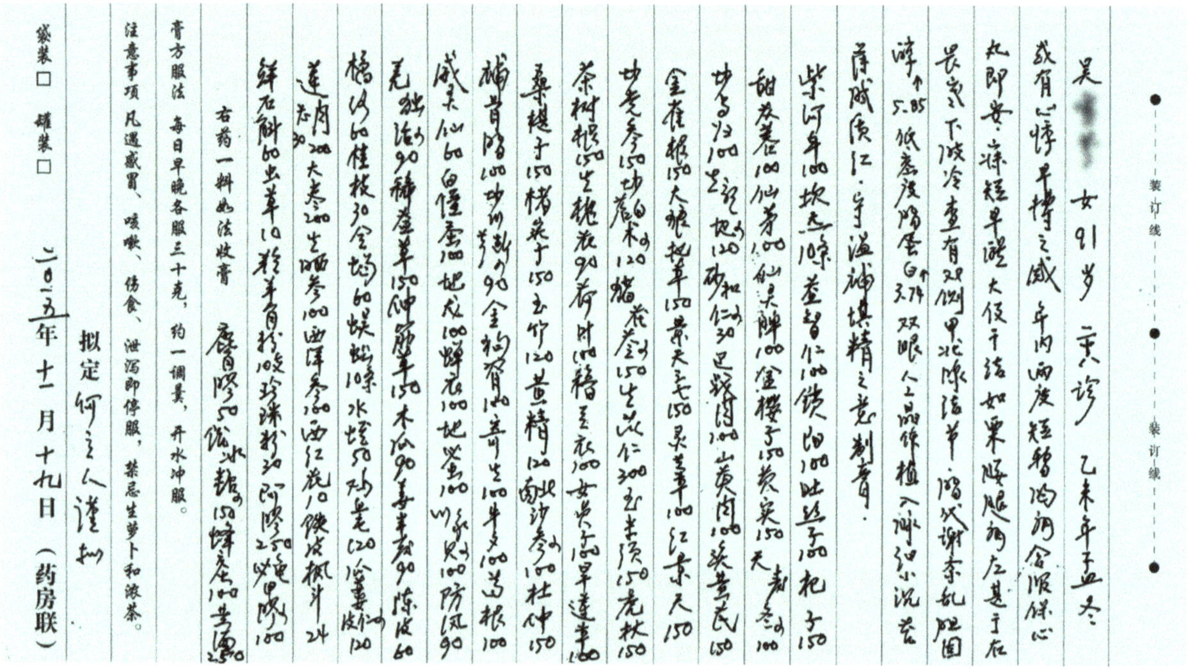

[就诊时间] 乙未年孟冬，二十八诊谨拟（2015年11月19日）。

· 或有心悸早搏之感，年内两度短暂胸痛，含服保心丸即安。寐短早醒，大便干结如粟，腰腿痛，左侧甚于右侧，畏寒，下肢冷。查有双侧甲状腺结节，脂代谢紊乱，胆固醇5.85 mmol/L↑，低密度脂蛋白3.74 mmol/L↑，双眼人工晶体植入。脉细小沉，苔薄腻质红。守稳补填精之意制膏。

病例4 朱某，女，28岁。

[就诊时间] **甲午年孟冬，一诊谨拟**（2014年12月12日）。

· 感染性心内膜炎后4个月，二尖瓣已置换，右枕叶脑梗死，左髂总动脉假性动脉瘤伴右髂外动脉栓塞。经水已半年多未应，大便不实，日行2～3次。或脘痛得矢气及衣则缓，形寒肢冷。脉细小沉，苔薄润。邪犯心经伤及肾气，治以心脾肾兼补之法，制膏代煎。

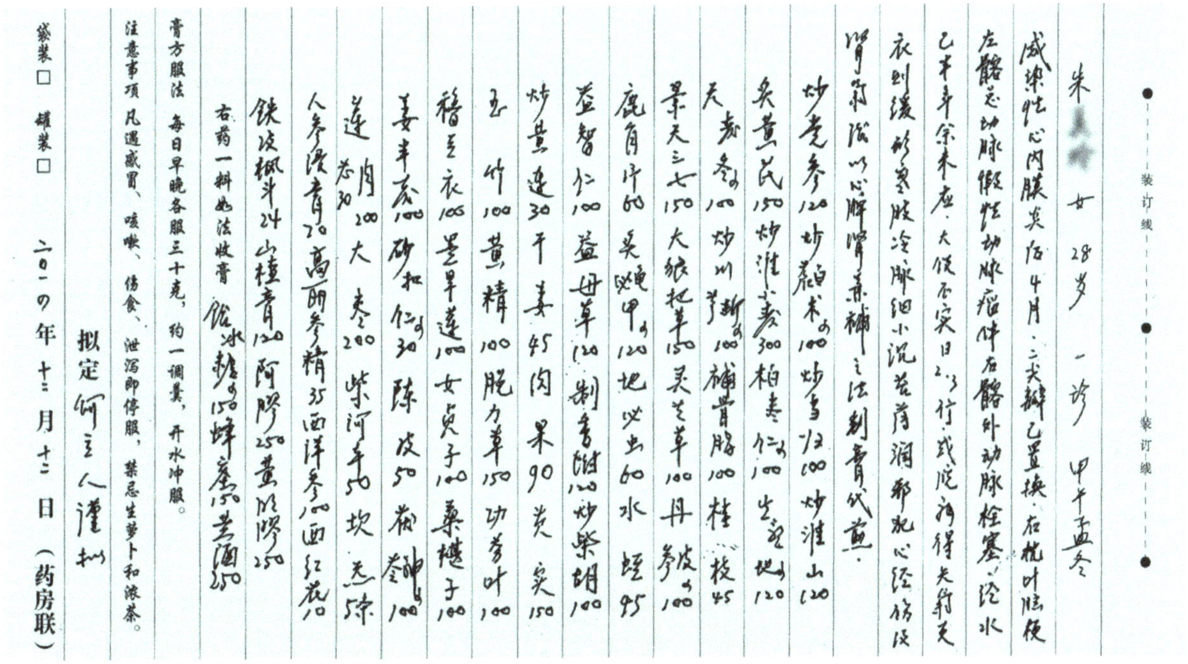
朱[redacted] 女 28岁 一诊 甲午孟冬
感染性心内膜炎后4月，二尖瓣已置换，右枕叶脑梗
左髂总动脉假性动脉瘤伴右髂外动脉栓塞，经水
已半年余未应，大便不实，日2.3行，或脘痛得矢气及
衣则缓，形寒肢冷，脉细小沉，苔薄润。邪犯心经伤及
肾气，治以心脾肾兼补之法，制膏代煎。
炒党参120 炒白术各100 炒当归100 炒淮山120
炙黄芪150 炒淮小麦300 柏枣仁各100 生熟地各120
天麦冬各100 炒川芎断各100 补骨脂100 桂枝45
景天三七150 大狼把草150 灵芝草100 丹参皮各100
鹿角片60 炙鳖甲各120 地鳖虫60 水蛭45
益智仁100 益母草120 制香附120 炒柴胡100
炒黄连30 干姜45 肉果90 芡实150
玉竹100 黄精100 鹿衔草150 功劳叶100
穞豆衣100 墨旱莲100 女贞子100 桑椹子100
姜半夏100 砂扣仁各30 陈皮50 茯苓神各100
莲肉200 大枣200 紫河车50 坎炁5条
人参浸膏20 高丽参精35 西洋参100 西红花10
铁皮枫斗24 山楂膏120 阿胶250 黄明胶250
右药一料如法收膏 饴冰糖各150 蜂蜜150 黄酒250
膏方服法 每日早晚各服三十克，约一调羹，开水冲服。
注意事项 凡遇感冒、咳嗽、伤食、泄泻即停服，禁忌生萝卜和浓茶。
拟定 何立人谨拟
袋装□ 罐装□ 二〇一四年十二月十二日（药房联）

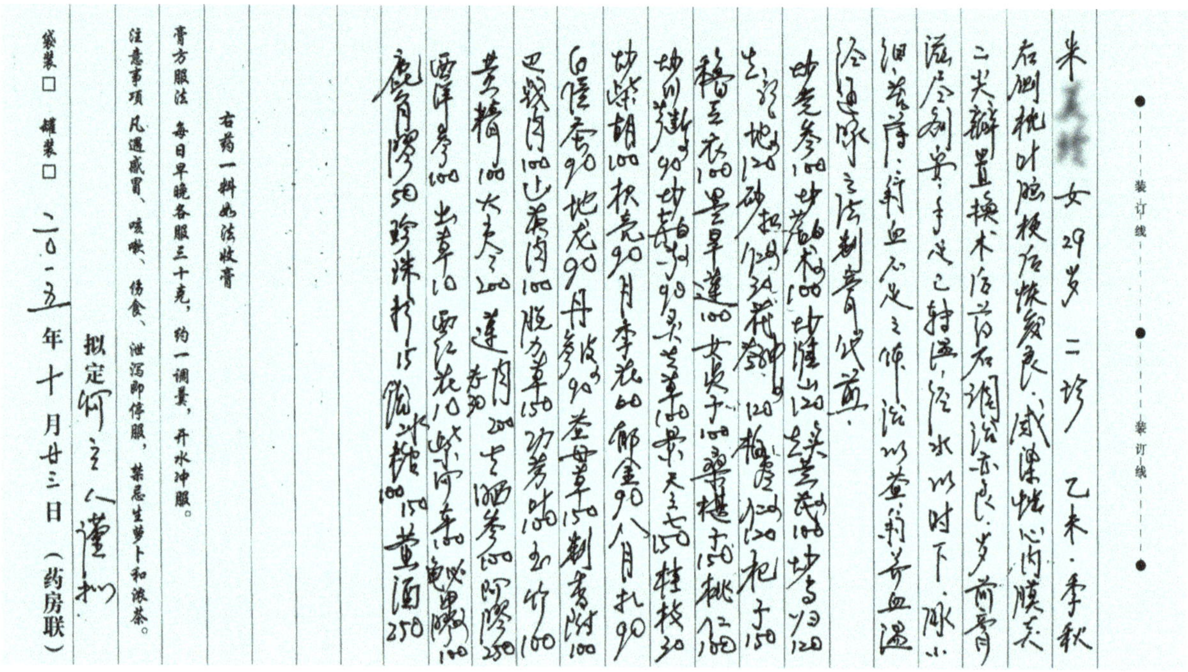
米[illegible] 女 29岁 二诊 乙未·季秋
右侧枕叶脑梗后恢复良，感染性心内膜炎
二尖瓣置换术后药后调治亦良，岁前膏
滋尽剂安，手足已转温，经水以时下，脉小
细苔薄，气血不足之体，治以益气养血温
经通脉之法，制膏代煎。
炒党参120 炒苍白术各100 炒淮山120 [illegible]各100 炒当归120
生熟地各120 砂仁30 茯苓神各120 杜仲120 杞子150
穞豆衣100 墨旱莲100 女贞子100 鸡血藤150 桃仁100
炒川芎各90 炒赤白芍各90 炙甘草150 景天三七150 桂枝30
炒柴胡100 枳壳90 月季花60 郁金90 八月札90
白僵蚕90 地龙90 丹参皮各90 益母草150 制香附100
巴戟肉100 山萸肉100 鹿衔草150 功劳叶100 玉竹100
黄精100 大麦冬200 莲肉 芡实各200 生晒参150 阿胶250
西洋参100 生草10 西红花10 紫河车粉100 龟鹿胶100
鹿角胶50 珍珠粉15 冰糖100 饴糖150 黄酒250
右药一料如法收膏
膏方服法 每日早晚各服三十克，约一调羹，开水冲服。
注意事项 凡遇感冒、咳嗽、伤食、泄泻即停服，禁忌生萝卜和浓茶。
袋装□ 罐装□
二〇一五年十月廿三日 拟定 何立人谨拟 （药房联）
装订线

[就诊时间] 乙未年季秋，二诊谨拟（2015年10月23日）。

· 右侧枕叶脑梗死后恢复良，感染性心内膜炎、二尖瓣置换术后，药后调治亦良。岁前膏滋尽剂安，手足已转温，经水以时下。脉小细，苔薄。气血不足之体，治以益气养血、温经通脉之法，制膏代煎。

二、术后调理

病例1 杨某，男，65岁。

[就诊时间] 丁亥年孟冬，一诊谨拟（2007年11月15日）。

弱冠之年迄今历经手术4次，胆囊、阑尾、大隐静脉、痔疮分别手术医治。又罹患冠心病史10年，糖尿病史5年，高血压史1年，房颤史半年余，支架置于冠脉一枚方半载。寐短，寐中口干，排尿乏力，夜多饮则夜尿多，甚达六七次，指尖遇冷则色转苍白且木。有高脂血症，三酰甘油最高达20 mmol/L，今为4 mmol/L，胆固醇正常。脉细有歇止不匀，苔薄腻舌红。年逾花甲，饱经病苦之害，气血亏耗，精血之损已不言而喻，际兹冬令，拟益气养血填精为治，制膏代煎。

炙鳖甲120 g	炒赤白芍各90 g	大狼把草300 g	伸筋草60 g	莲心30 g	黄酒100 g
炙龟板 g	炙黄芪90 g	苦参90 g	猪茯苓各150 g	莲肉200 g	
灵芝草120 g	枸杞子90 g	虎杖90 g	玉米须300 g	补骨脂90 g	上药一料，
景天三七120 g	制首乌90 g	生白果90 g	天麦冬各120 g	天麻180 g	不入参、
生熟地黄各120 g	山萸肉90 g	葛根90 g	天花粉150 g	生石决明300 g	糖之类细料，
玉竹120 g	巴戟肉90 g	威灵仙90 g	覆盆子120 g	虫草10 g	如法收膏。
黄精120 g	炒淮山药90 g	桃仁90 g	金樱子120 g	珍珠粉冲15 g	
砂蔻仁各30 g	益智仁90 g	西红花10 g	炒知柏各60 g	羚羊角粉冲6 g	
丹参皮各90 g	锁阳90 g	穞豆衣90 g	炒川连30 g	陈阿胶300 g	
炒党参90 g	生蒲黄包120 g	楮实子90 g	脱力草300 g	鳖甲胶100 g	
炒苍白术各90 g	水蛭60 g	桃树胶300 g	功劳叶100 g	龟板胶100 g	

[就诊时间] **戊子年孟冬，二诊谨拟**（2008年11月13日）。

岁前膏滋一料尽剂良。高血压、房颤史2年。岁间血压在（110～150）/（70～108）mmHg，头晕目胀睛痛，遇寒指趾苍白木痛，夜尿频多。年内查三酰甘油5 mmol/L，血糖7～8 mmol/L。脉细小结代，苔薄白腻。心肝肾不足，治拟益肾柔肝养心之法，制膏代煎。

制首乌120 g	桃树胶300 g	益智仁90 g	玳瑁90 g	桑螵蛸120 g	鳖甲胶100 g
枸杞子120 g	茯神300 g	锁阳90 g	炙鳖甲100 g	蚕茧壳120 g	龟板胶100 g
玉竹150 g	夏枯草90 g	穞豆衣90 g	炙龟板100 g	脱力草300 g	珍珠粉冲25 g
玉米须300 g	防风己各90 g	女贞子90 g	生蒲黄包90 g	功劳叶90 g	羚羊角粉冲6 g
丹参皮各90 g	独活90 g	墨旱莲90 g	五灵脂90 g	莲心30 g	黄酒100 g
山萸肉120 g	桑寄生90 g	楮实子90 g	猪茯苓各90 g	莲肉200 g	
巴戟肉120 g	灵芝草90 g	决明子90 g	陈皮60 g	生熟地黄各100 g	上药一料，
生淮山药120 g	景天三七90 g	炒党参150 g	姜半夏90 g	砂蔻仁各30 g	不入参、
生黄芪150 g	生白果90 g	炒苍白术各90 g	白僵蚕90 g	虫草10 g	糖之类细料，
天麦冬各120 g	苦参90 g	天麻300 g	地龙90 g	西红花10 g	如法收膏。
桃仁100 g	大狼把草300 g	生石决明300 g	水蛭45 g	陈阿胶300 g	

病例2　戴某，女，40岁。

[就诊时间] **辛卯年孟冬，五诊谨拟**（2011年11月17日）。

胆囊切除20年余，人流术后4个月。头胀指胀，多梦早醒，眼干喉燥，餐后每见喉痰。有脂肪肝史，乳腺小叶增生，子宫小肌瘤。幽门螺杆菌呼吸试验（+）。脉小弦，舌净红。不惑之年，阴气自丰，兼受手术刀伤使气血益损。治以益气养血之法，制膏代煎。

炒党参120 g	旱墨莲120 g	生薏苡仁300 g	凤凰衣100 g	杭菊花90 g	西洋参100 g
炒苍白术各90 g	桑椹子120 g	石斛120 g	炙鳖龟甲各100 g	川朴花60 g	铁皮枫斗24 g
炒淮山药120 g	玉米须150 g	合欢皮90 g	葛根90 g	茯苓神各100 g	山楂精120 g
炒当归120 g	楮实子150 g	夜交藤90 g	橘叶90 g	炙百部90 g	阿胶300 g
生熟地黄各150 g	平地木150 g	柏枣仁各90 g	橘络30 g	炙远志45 g	鳖甲胶各100 g
砂蔻仁各45 g	制首乌120 g	炒川芎断各90 g	丹参皮各90 g	百合90 g	冰糖250 g
炙黄芪180 g	枸杞子120 g	玄参90 g	西青果90 g	淮小麦300 g	黄酒150 g
脱力草150 g	天麦冬各100 g	玉竹120 g	川象贝母各100 g	莲心30 g	
功劳叶100 g	南北沙参各100 g	黄精120 g	紫河车100 g	莲肉200 g	上药一料，
穞豆衣100 g	石打见穿各150 g	玉蝴蝶30 g	坎炁10根	大枣200 g	如法收膏。
女贞子120 g	白花蛇舌草150 g	挂金灯90 g	桑叶90 g	生晒参100 g	

病例3 黄某，男，64岁。

[就诊时间] 辛卯年仲冬，一诊谨拟（2011年12月8日）。

左上肺小细胞癌已3年，经过2次化疗。夜多口干，饮少，夜尿频多，天寒登高见气短，有怯冷之象，寐或梦扰。苔腻干，中薄腻，脉弦细滑。邪正相持，治当扶正宗气、益气养阴、化浊祛邪之法。际兹冬令，制膏相辅。

脱力草300 g	大狼把草300 g	砂蔻仁各45 g	生白果100 g	墨旱莲100 g	饴糖200 g
功劳叶100 g	灵芝草100 g	石斛90 g	川象贝母各100 g	女贞子100 g	冰糖300 g
生淮山药300 g	生黄芪120 g	南北沙参各100 g	紫河车100 g	玉竹90 g	黄酒200 g
炒苍白术各120 g	太子参300 g	山萸肉120 g	坎炁10根	黄精90 g	胡桃肉150 g
猪茯苓各150 g	合欢皮90 g	泽漆100 g	地鳖虫100 g	铁皮枫斗36 g	
生薏苡仁450 g	炙远志50 g	大青叶90 g	全蝎60 g	山楂精180 g	上药一料，
桑白皮120 g	鱼腥草150 g	贯众90 g	蜈蚣10条	西洋参100 g	如法收膏。
地骨皮120 g	天麦冬各100 g	蒲公英150 g	白僵蚕90 g	虫草10 g	
姜半夏90 g	玄参100 g	皂角针50 g	穞豆衣100 g	陈阿胶300 g	
陈皮50 g	生熟地各120 g	苦参100 g	桑椹子100 g	龟鳖甲胶各150 g	

病例4 董某，女，55岁。

[就诊时间] 癸巳年孟冬，一诊谨拟（2013年11月8日）。

·右肱骨软骨肉瘤手术后2年，半年前查见胸腔少量积液，右臂疼痛，伸屈不利。有心肌炎20年载，阵发性房颤史5年，或有室性早搏，甲状腺双叶结节，双乳小叶增生，胆固醇结晶。今血白细胞减少，厌闻声响，喜饮，寐艰，便或秘，脉细小苔薄。年逾五旬，邪毒伤正，气血亏损，心神失养。治以益气扶正，养血安神，软坚化痰之法。制膏代煎。

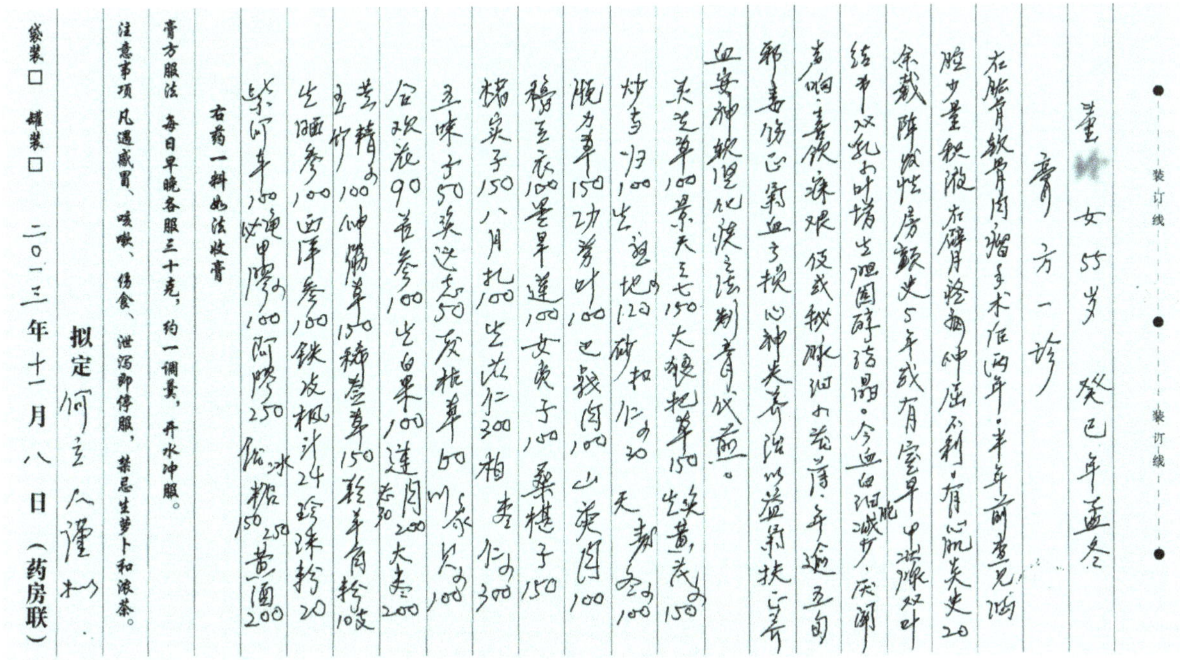

病例5 黄某，女，62岁。

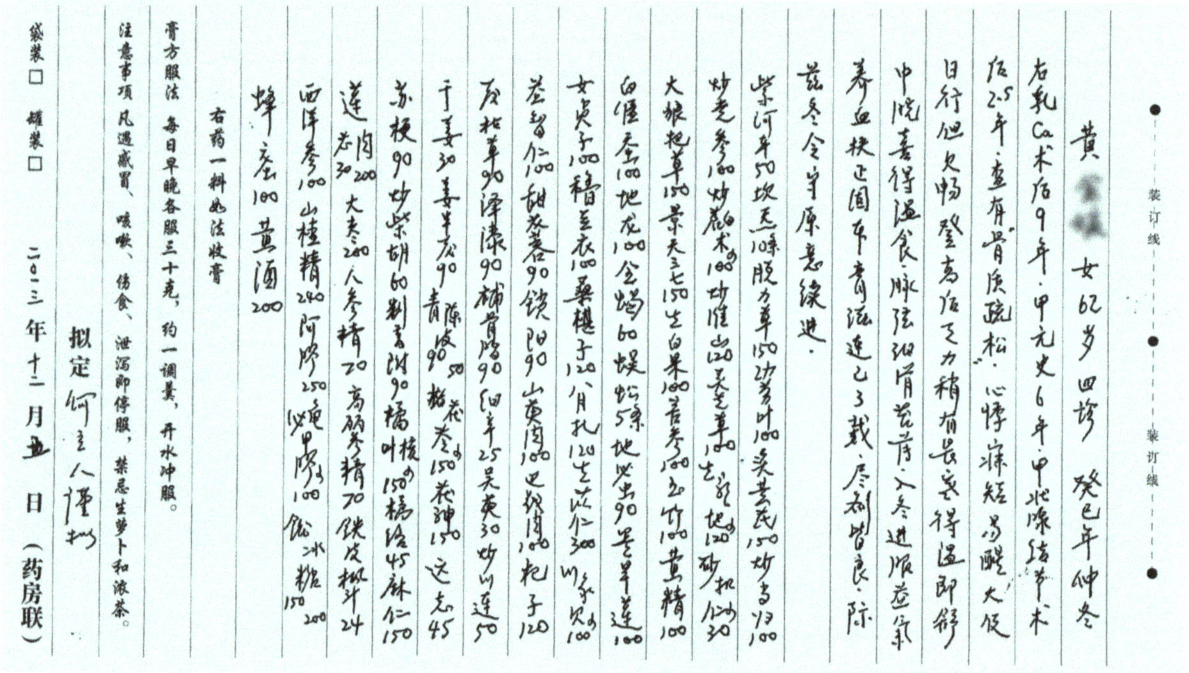
黄[illegible] 女 62岁 四诊 癸巳年仲冬
右乳Ca术后9年，甲亢史6年，甲状腺结节术后2.5年，查有骨质疏松。心悸寐短易醒，大便日行但欠畅，登高后乏力，稍有畏寒，得温即舒，中脘喜得温食，脉弦细滑，苔薄。入冬进服益气养血扶正固本膏滋连已3载，尽剂皆良。际兹冬令守原意续进。
紫河车50 坎炁10条 脱力草150 功劳叶100 炙黄芪150 炒当归100
炒党参100 炒白术100 炒淮山120 灵芝草100 生熟地各120 砂扣仁各30
大狼把草150 景天三七150 生白果100 苦参100 玉竹100 黄精100
白僵蚕100 地龙100 全蝎60 蜈蚣5条 地鳖虫90 墨旱莲100
女贞子100 穞豆衣100 桑椹子120 八月札120 生苡仁300 川浙贝各100
益智仁100 甜苁蓉90 锁阳90 山萸肉100 巴戟肉100 杞子120
仙鹤草90 泽漆90 补骨脂90 细辛25 吴萸30 炒川连50
干姜30 姜半夏90 青陈皮各50 猪茯苓各150 茯神150 远志45
苏梗90 炒柴胡60 制香附90 橘叶核各150 橘络45 麻仁150
莲肉200 莲芯30 大枣200 人参精20 高丽参精70 铁皮枫斗24
西洋参100 山楂精240 阿胶250 龟甲胶200 鳖甲胶100 饴糖150 冰糖200
蜂蜜100 黄酒200
右药一料如法收膏
膏方服法 每日早晚各服三十克，约一调羹，开水冲服。
注意事项 凡遇感冒、咳嗽、伤食、泄泻即停服，禁忌生萝卜和浓茶。
拟定 何立人谨拟
袋装□ 罐装□ 二〇一三年十二月五日（药房联）
装订线

[就诊时间] 癸巳年仲冬，四诊谨拟（2013年12月5日）。

· 左乳癌术后9年，甲状腺亢进症史6年，甲状腺结节术后两年半，查有骨质疏松。心悸寐短易醒，大便日行，但欠畅，登高后乏力，稍有畏寒，得温即舒，中脘喜得温食。脉弦细滑，苔薄。入冬进服益气养血、扶正固本膏滋连已三载，尽剂皆良，际兹冬令守原意续进。

[就诊时间] **甲午年仲秋，五诊谨拟**（2014年11月13日）。

· 左乳癌术后10年，甲状腺亢进症7年，甲状腺术后3年余。临风见涕，劳后作悸，咽痛，前庭多胀，查有眼压正常型青光眼，中脘喜温，受冷易痛，夜寐与畏寒已改善，大便渐转调畅。脉细小弦，苔薄。治守益气养血、扶正固本之法，制膏再续。

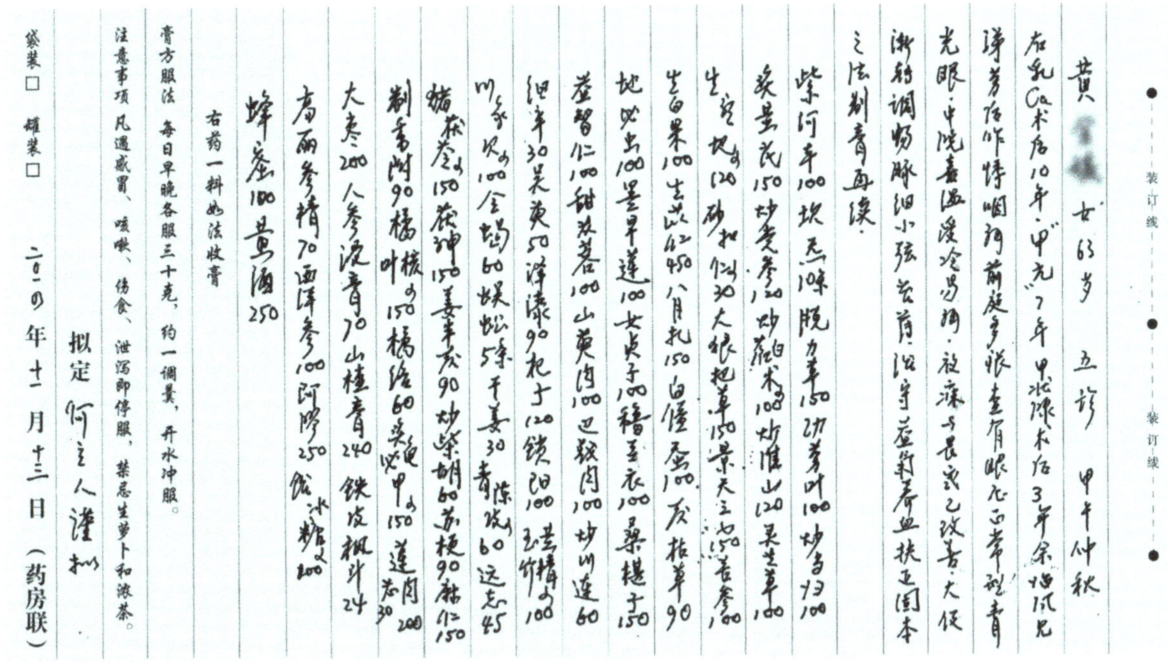
黄[redacted] 女 63岁 五诊 甲午仲秋
左乳Ca术后10年，甲亢7年，甲状腺术后3年余。临风见
涕，劳后作悸，咽痛，前庭多胀，查有眼压正常型青
光眼，中脘喜温，受冷易痛，夜寐与畏寒已改善，大便
渐转调畅。脉细小弦，苔薄。治守益气养血、扶正固本
之法，制膏再续。
紫河车100 坎炁10条 脱力草150 功劳叶100 炒当归100
炙黄芪150 炒党参120 炒白术100 炒淮山120 炙甘草100
生熟地各120 砂蔻仁各30 大狼把草150 景天三七150 苦参100
生白果100 生苡仁450 八月札150 白僵蚕100 夏枯草90
地鳖虫100 墨旱莲100 女贞子100 穞豆衣100 桑椹子150
益智仁100 甜苁蓉100 山萸肉100 巴戟肉100 炒川连60
细辛30 吴萸50 淫羊藿90 杞子120 锁阳100 玉竹 黄精各100
川[illegible]各100 全蝎60 蜈蚣5条 干姜30 青陈皮各60 远志45
猪茯苓各150 茯神150 姜半夏90 炒柴胡60 苏梗90 酸枣仁150
制香附90 橘叶核各150 橘络60 炙龟鳖甲各150 莲肉200 志30
大枣200 人参液膏70 山楂膏240 铁皮枫斗24
高丽参精70 西洋参100 阿胶250 饴冰糖各200
蜂蜜100 黄酒250
右药一料如法收膏
膏方服法 每日早晚各服三十克，约一调羹，开水冲服。
注意事项 凡遇感冒、咳嗽、伤食、泄泻即停服，禁忌生萝卜和浓茶。
袋装□ 罐装□
拟定 何立人谨拟
二〇一四年十一月十三日（药房联）

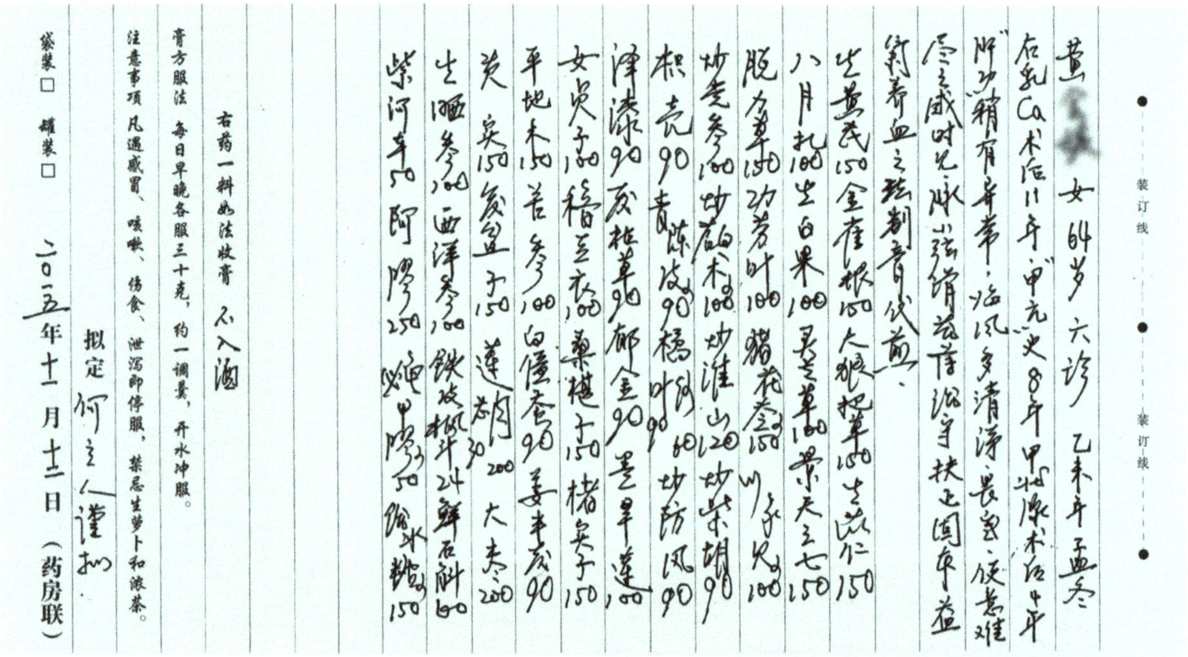
黄 女 64岁 六诊 乙未年孟冬
左乳Ca术后11年，甲亢史8年，甲状腺术后4年
肝功稍有异常。临风多清涕，畏寒，便意难
尽之感时见。脉小弦滑，苔薄。治守扶正固本、益
气养血之法，制膏代煎。
生黄芪150 金雀根150 大狼把草150 生苡仁150
八月札100 生白果100 灵芝草100 景天三七150
脱力草150 功劳叶100 猪苓150 川石斛100
炒党参100 炒白术100 炒淮山120 炒柴胡90
枳壳90 青陈皮各90 橘叶60 炒防风90
泽漆90 炙枇杷叶90 郁金90 墨旱莲100
女贞子150 稽豆衣100 桑椹子150 楮实子150
平地木150 苦参100 白鲜皮90 姜半夏90
芡实150 覆盆子150 莲肉200 大枣200
生晒参100 西洋参100 铁皮枫斗24 鲜石斛60
紫河车50 阿胶250 龟甲胶50 饴糖150
右药一料如法收膏 不入酒
膏方服法 每日早晚各服三十克，约一调羹，开水冲服。
注意事项 凡遇感冒、咳嗽、伤食、泄泻即停服，禁忌生萝卜和浓茶。
拟定 何立人谨拟
二〇一五年十一月十二日（药房联）
袋装□ 罐装□
装订线

［就诊时间］乙未年孟冬，六诊谨拟（2015年11月12日）。

· 左乳癌术后11年，甲状腺亢进症史8年，甲状腺术后4年，肝功能稍有异常。临风多清涕，畏寒，便意难尽之感时见。脉小弦滑，苔薄。治守扶正固本、益气养血之法，制膏滋代煎。

病例6　史某，男，60岁。

[就诊时间] **甲午孟秋，一诊谨拟（2014年10月30日）。**

· 主动脉置换瓣术后3个月，高血压20年，痛风史10年，岁初发作1次，急性白血病史20余年。“胰腺坏死”2年中6次手术，迄今24年，胆囊手术史14年，有“牛皮癣”史。头昏乏力，腰酸隐隐，夜尿频，寐短易醒，恶热易汗，渴饮，日有更衣5～6次。脉细小滑，苔薄腻白。花甲之年，迭经病痛刀割之伤，真元耗损，治以补益真元之法，制膏代煎。

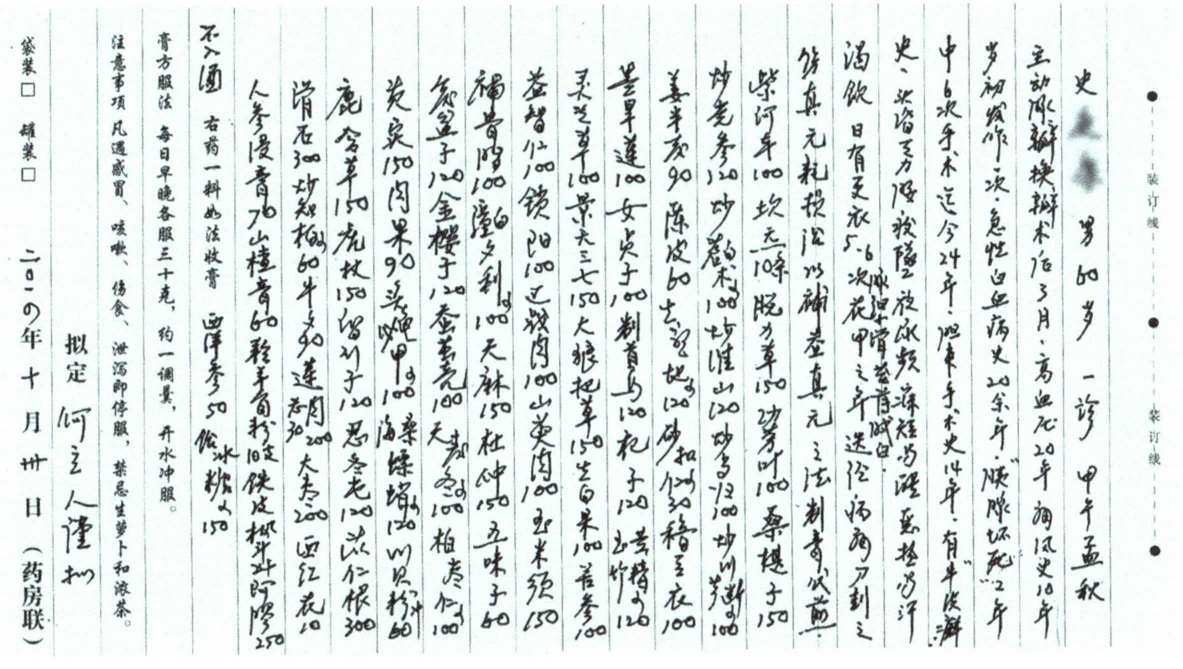
史[redacted]　男　60岁　一诊　甲午孟秋
主动脉瓣换瓣术后3月，高血压20年，痛风史10年
岁初发作一次，急性白血病史20余年，胰腺坏死2年
中6次手术，迄今24年，胆囊手术史14年，有“牛皮癣”
史，头昏乏力，腰酸隐隐，夜尿频，寐短易醒，恶热易汗
渴饮，日有更衣5-6次，脉细小滑，苔薄腻白。花甲之年，迭经病痛刀割之
伤，真元耗损，治以补益真元之法，制膏代煎。
紫河车100　坎炁10条　炙甘草150　桑椹子150
炒党参120　炒白术100　炒淮山120　炒当归100　炒川断100
姜半夏90　陈皮60　大熟地120　砂仁30拌　穞豆衣100
旱莲草100　女贞子100　制首乌120　杞子120　玉竹、黄精各120
灵芝草100　景天三七150　大狼把草150　生白术100　苦参100
益智仁100　锁阳100　巴戟肉100　山萸肉100　玉米须150
补骨脂100　潼白蒺藜各100　天麻150　杜仲150　五味子60
菟丝子120　金樱子120　蚕茧壳100　天麦冬各100　柏子仁100
芡实150　肉果90　炙鳖甲100　海桑螵蛸各120　川贝粉60
鹿衔草150　虎杖150　留行子120　忍冬藤120　苡仁根300
赭石300　炒知柏各60　牛夕90　莲肉200　苍术30　大枣200　西红花10
人参浸膏70　山楂膏60　羚羊角粉10支　铁皮枫斗粉　阿胶250
不入酒　右药一料如法收膏　西洋参50　饴糖、冰糖各150
膏方服法　每日早晚各服三十克，约一调羹，开水冲服。
注意事项　凡遇感冒、咳嗽、伤食、泄泻即停服，禁忌生萝卜和浓茶。
拟定　何立人谨拟
袋装□　罐装□　二〇一四年十月卅日（药房联）
装订线

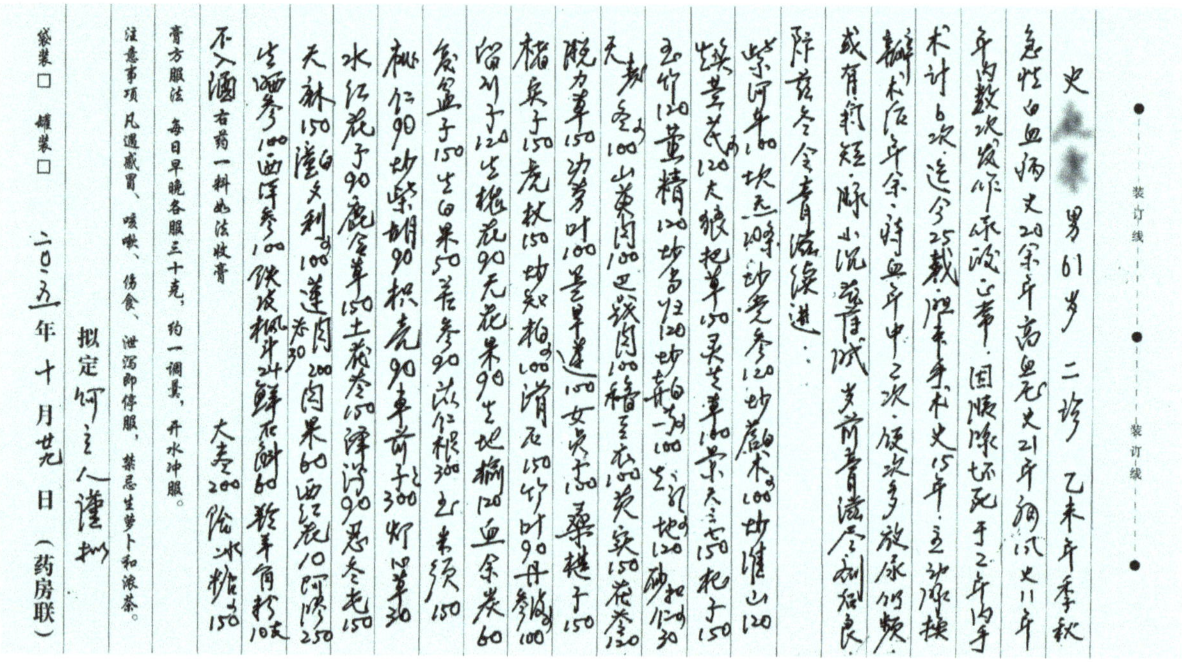
史[redacted] 男 61岁 二诊 乙未年季秋
急性白血病史20余年 高血压史21年 痛风史11年
年内数次发作，尿酸正常。因胰腺坏死于2年内手
术计6次，迄今25载，胆囊手术史15年，主动脉换
瓣术后1年余，痔血年中2次，便次多，夜尿仍频，
或有气短，脉小沉，苔薄腻，岁前膏滋尽剂后良，
际兹冬令膏滋续进：
紫河车100 炒远志120 炒党参120 炒白术100 炒淮山120
[illegible]花120 大狼把草150 灵芝草100 [illegible]150 枸杞子150
玉竹120 黄精120 炒当归120 炒赤白芍各100 生熟地各120 砂仁后下30
天麦冬各100 山萸肉100 巴戟肉100 穞豆衣100 芡实150 茯苓120
脱力草150 功劳叶100 墨旱莲100 女贞子150 桑椹子150
楮实子150 虎杖150 炒知柏各100 猬皮150 竹叶90 丹参100
留行子120 生槐花90 无花果90 生地榆120 血余炭60
覆盆子150 生白果50 苦参90 薏仁根300 玉米须150
桃仁90 炒柴胡90 枳壳90 车前子包300 灯心草30
水红花子90 鹿衔草150 土茯苓150 泽泻90 忍冬藤150
天麻150 潼白蒺藜各100 莲肉200 参30 肉果60 西红花10 阿胶250
生晒参100 西洋参100 铁皮枫斗24 鲜石斛60 羚羊角粉10支
不入酒 右药一料如法收膏 大枣200 饴冰糖各150
膏方服法 每日早晚各服三十克，约一调羹，开水冲服。
注意事项 凡遇感冒、咳嗽、伤食、泄泻即停服，禁忌生萝卜和浓茶。
拟定 何立人谨拟
袋装□ 罐装□ 二〇一五年十月廿九日（药房联）

装订线

[就诊时间] 乙未年季秋，二诊谨拟（2015年10月29日）。

· 急性白血病史20余年，高血压史21年，痛风史11年，年内数次发作，尿酸正常。因胰腺坏死于2年内手术计6次，迄今二十五载，胆囊手术史15年，主动脉换瓣术后1年余。痔血年中2次，便次多，夜尿仍频，或有气短。脉小沉，苔薄腻。岁前膏滋尽剂后良，际滋冬令膏滋续进。

病例7 郑某，男，70岁。

[就诊时间] **壬辰年仲冬，九诊谨拟**（2012年12月14日）。

・辛卯年秋因前列腺癌手术，入冬未及膏滋煎服，相隔一载再续，亦已第九诊矣。高血压史10年，近以170/90 mmHg为甚，150/80 mmHg为常，或有头痛胀，中脘或痛，有早搏史，近安，余无所苦。脉细小，苔薄。古稀之年，经受刀创之伤，治以益气养血、扶正培元兼佐驱邪之法，制膏代煎。

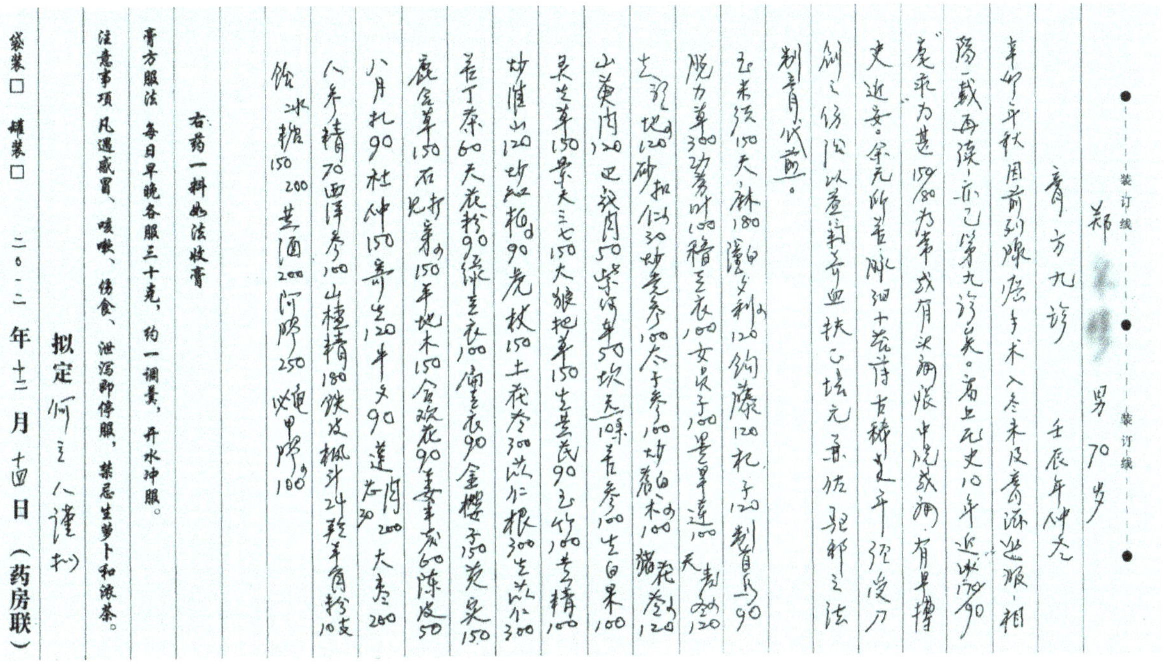
膏方九诊
郑[illegible] 男 70岁 壬辰年仲冬
辛卯年秋因前列腺癌手术，入冬未及膏滋煎服，相隔一载再续，亦已第九诊矣。高血压史10年，近以170/90为甚，150/80为常，或有头痛胀，中脘或痛，有早搏史，近安。余无所苦。脉细小，苔薄。古稀之年，经受刀创之伤，治以益气养血扶正培元兼佐驱邪之法，制膏代煎。
生白术150 天麻180 潼白蒺藜各120 钩藤120 杞子120 制首乌90
仙鹤草300 功劳叶100 穞豆衣100 女贞子100 墨旱莲100 天麦冬各120
生熟地各120 砂蔻仁各30 炒党参100 太子参100 炒苍白术各100 猪茯苓各120
山萸肉120 巴戟肉50 紫河车50 坎炁10条 苦参100 生白果100
灵芝草150 景天三七150 大狼把草150 生黄芪90 玉竹100 黄精100
炒淮山120 炒[illegible]90 虎杖150 土茯苓300 苡仁根300 生苡仁300
苦丁茶60 天花粉90 绿豆衣100 扁豆衣90 金樱子150 芡实150
鹿含草150 石见穿150 平地木150 合欢花90 姜半夏60 陈皮50
八月札90 杜仲150 寄生120 牛膝90 莲肉200 苁蓉30 大枣200
人参精70 西洋参100 山楂精180 铁皮枫斗24 羚羊角粉10支
饴糖150 冰糖200 黄酒200 阿胶250 龟甲胶100
右药一料如法收膏
膏方服法 每日早晚各服三十克，约一调羹，开水冲服。
注意事项 凡遇感冒、咳嗽、伤食、泄泻即停服，禁忌生萝卜和浓茶。
拟定 何立人谨拟
袋装□ 罐装□ 二〇一二年十二月十四日（药房联）

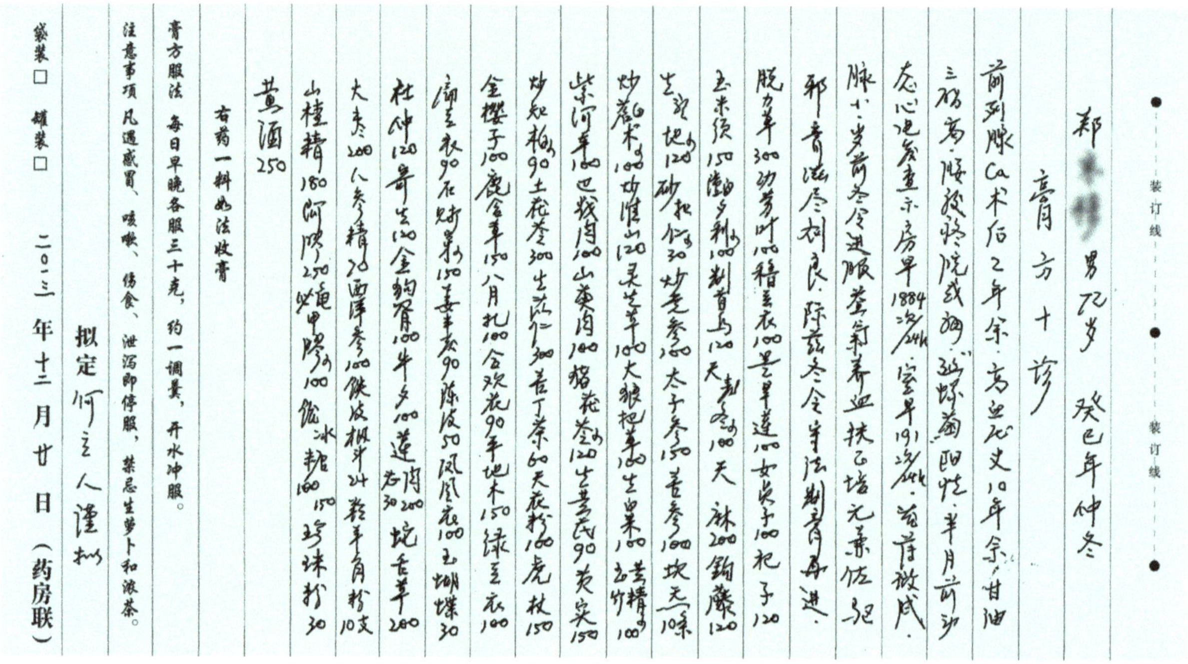
郑[illegible] 男72岁 癸巳年仲冬
膏方十诊
前列腺Ca术后2年余，高血压史10年余，甘油
三酯高，腰酸疼，脘或痛，"幽螺菌"阳性，半月前动
态心电复查示房早1884次/24h，室早191次/24h。苔薄微腻，
脉小。岁前冬令进服益气养血扶正培元兼佐驱
邪膏滋尽剂良，际兹冬令，守法制膏再进。
脱力草300 功劳叶100 穞豆衣100 墨旱莲100 女贞子100 杞子120
玉米须150 潼沙苑各100 制首乌120 天麦冬各100 天麻200 钩藤120
生熟地各120 砂仁各30 炒党参100 太子参150 苦参100 玫瑰10朵
炒苍白术各100 炒淮山120 灵芝草100 大狼把草100 生苡米100 黄精 玉竹各100
紫河车100 巴戟肉100 山萸肉100 猪茯苓各120 生黄芪90 芡实150
炒知柏各90 土茯苓300 生苡仁300 苦丁茶60 天花粉100 虎杖150
金樱子100 鹿含草150 八月札100 合欢花90 平地木150 绿豆衣100
扁豆衣90 石斛各150 姜半夏90 陈皮50 凤凰衣100 玉蝴蝶30
杜仲120 寄生120 金狗脊100 牛膝100 莲肉200 [illegible]30 蛇舌草200
大枣200 人参精20 西洋参100 铁皮枫斗24 羚羊角粉10支
山楂精180 阿胶250 炒龟甲胶100 饴糖 冰糖100 150 珍珠粉30
黄酒250
右药一料如法收膏
膏方服法 每日早晚各服三十克，约一调羹，开水冲服。
注意事项 凡遇感冒、咳嗽、伤食、泄泻即停服，禁忌生萝卜和浓茶。
拟定 何立人谨拟
二〇一三年十二月廿日（药房联）
散装□ 罐装□
装订线 装订线

[就诊时间] 癸巳年仲冬，十诊谨拟（2013年12月20日）。

· 前列腺癌术后2年余，高血压史10年余，三酰甘油高，腰酸疼，脘或痛，“幽螺菌”阳性，半年前动态心电复查示房性早搏1 884次/24小时，室性早搏191次/24小时。苔薄微腻，脉小。岁前冬令进服益气养血、扶正培元兼佐驱邪膏滋尽剂良，际兹冬令，守法制膏再进。

www.ingramcontent.com/pod-product-compliance
Lightning Source LLC
Chambersburg PA
CBHW041830110726
48006CB00020B/2574
* 9 7 8 7 5 4 7 8 3 8 2 4 2 *